환자를 의사로 만들기

환자를 의사로 만들기

2021년 3월 30일 초판 1쇄 펴냄

지은이 주서영
편집 김도언
펴낸이 신길순

펴낸곳 (주)도서출판 **삼인**
전화 02-322-1845
팩스 02-322-1846
이메일 saminbooks@naver.com
등록 1996년 9월 16일 제25100-2012-000046호
주소 (03716) 서울시 서대문구 성산로 312 북산빌딩 1층

표지, 본문 디자인 끄레디자인
인쇄 수이북스
제책 은정

ⓒ주서영, 2021
ISBN 978-89-6436-193-1 13510

값 22,000원

환자를 의사로 만들기

주서영

삼인

파릇했던 대학시절은 온통 사랑이었다. 돌이켜보면 무중력 공간에 붕붕 떠다니는 듯 행복했던 청춘의 요람, 그 시절 한의과대학에서 만난 전통 한의학과 선배, 스승들의 사랑의 퇴비 덕분에 그토록 지난했던 쑥뜸 임상과 아무도 걸어간 적 없는 '복원력'으로의 대탐험을 홀로 감행할 수 있었던 것 같다.

졸업 후 22년이 흐른 지금에서야 비로소 그 청춘 시절, 의기意氣로 가득했던 선후배 동기들에게 이 한 권의 책을 송신하며 그들의 응답을 기다린다. 나아가, 모든 의료인들과 환자들과 평범한 대중들에게까지 '복원력'이라는 내가 꼽은 이 중요한 키워드가 살포시 가닿을 수 있기를 바라본다.

질병으로 인한 여러 고통을 줄여주는 것도 의학이 맡아야 하는 역할임에 분명하나, 궁극의 만병통치약은 건전하고 행복한 삶과 올바른 섭생에 기초한 내 몸에 내재한 '복원력'이며, 이것이 제대로 작동할 수 있도록 최대한 자연스레 돕는 것이 의료의 최선이라는 신념은 임상 초년 시절부터 지금까지도 변함이 없다. 복원력을 일깨우는 다양한 치료 방법 중에서도 특별히 쑥뜸이 내 임상의 역사에 늘 같이했기에 가능했던 신념이었다.

몸과 마음은 하나이며, 죽을 때까지 살아 꿈틀거리는 복원력이 있기에 죽을 때까지 몸도 마음도 아프게 되어 있다. 아픔은 질병의 신호인 동시에 치유의 매개이기도 하다. 때로는 극렬히 아프면서 치유시키는 세계 최고의 의사인 복원력을 거스르지 않고 가면 최소한 면역단련이 남아 다음이라도 기약할 수 있게 되지만, 당장 입에 달다고 아픈 증상만 없애는 데 주력하면 언젠가는 재발, 악화, 다른 병으로 변이를 거치면서 그 사이 복원력도 망가지기 쉽다. 복원력이 망가지면 근본적인 자연치유는 요원해진다.

안타깝게도 현대사회는 치유의 매개이기도 한 통증과 염증을 없애는 치료에 혈안이 되어 있고, 이것은 고통을 싫어하고 회피하려는 다수 대중의 성급한 정서에 정확히 복무한다. 통증과 염증을 통해 인체를 정상으로 되돌리는 복원력에 대한 이 뿌리 깊은 무지와 오해……

그러나 무리한 대중요법의 결과로 억눌린 복원력은 어떻게든 다시금 꿈틀거리게 마련이고, 통증도 염증도 언젠가는 리바운드된다. 그러면 더욱 강력한 대중요법으로 억누르고, 다른 형태로 또다시 리바운드되고. 가벼웠던 질환이 점차 깊게 고착되어가는 과정에 이른다. 이른바 '병주고 약주고'의 악순환이 시작되는 것이다.

통증이 아니라 불통不通이 적폐인 것을 모르고 오히려 더 막히는 치료를 남용하니, 기어이 몸도 마음도 굳어져가는 사람들이 만들어가는 세상은 소통부재, 단절과 고립, 이기주의, 물질만능, 자연파괴로 이어지고 악순환은 되풀이된다.

극강한 복원력을 지닌 쑥뜸을 위주로 임상가의 길을 걸어오는 동안, 치유의 매개이기도 한 통증과 염증을 그저 억누르기에만 급급한 근시안적 대증요법들의 근본치유로서의 한계와 부작용 및 후유증을 목도해오며, 순리를 거스르지 않는 올바른 식섭생 및 치료가 인체의 복원력과 만나 얼마나 다양한 질환들이 얼마나 자연스럽게 치유되어질 수 있으며 나아가 복원에까지 이를 수 있는지를 힘겹게 증험한 것들을 절실한 목소리로 세상에 외치고 싶었다. 그 과정에서 필연적으로 일어날 수밖에 없는 호전반응과 리바운드에 대해서도.

살아간다는 것은 죽어간다는 것이다. 살아가다 보면 아프게 되어 있다. 아픈 증상을 다스리는 것을 '대증요법'이라 하고 아픈 원인을 다스리고 나아가 기능과 형태까지 바르게 회복시키는 것을 '치유'와 '복원'이라고 이 책은 명명할 것이다.

질병疾病이란, 문자 그대로 아프고 열나는 것이다. 그것은 잘못된 것을 바로잡기 위한 고통이다. 질병이자 치유인 이 '통증'과 '염증'을 억지로 잠재우면 당장에는 사라진 듯 보이지만 언젠가 변이된 형태로 되살아난다. 제대로 치유되고 복원되려면 '아프고' '열나는' 호전반응을 억지로 죽여서는 안 된다. 통증과 염증, 그리고 호전반응과 리바운드를 있는 그대로 직관하고 수용하면서 리스크를 침, 쑥뜸, 사혈, 한약 등으로 관리하며 최대한 자연에 가깝게 치유하고 나아가 복원시키는 임상의 길은 가시밭길을 걷는 것 같은 시련의 연속이었다.

환자를 의사로 만들기, 세계 최고의 의사인 각자의 복원력 깨우기, 그 굳은 결심으로 흘러온 22년 세월 동안 나는 염좌, 식체 같은 경증에서부터 여드름, 아토피, 습진, 건선, 알러지 등의 만성피부질환, 불면, 우울증, 공황장애 같은 정신과질환, 대상포진, 후두염, 폐렴, 천식, 담낭염, 협심증, 장염, 방광염, 신우신염, 급성요추추간판탈출증 같은 응급질환, 이명, 이석, 알러지비염, 과민성대장, 대장궤양, 갑상선질환, 난임, 각종자궁질환, 고혈압, 고지혈증, 당뇨, 류머티스관절염, 척추협착증, 만성통풍 같은 고질병, 치매, 파킨슨, 전이암 같은 각종 난치질환에 이르기까지 꽤나 다양한 질환들에서 증상을 억누르는 대증요법들을 지양하고 쑥뜸으로 복원력을 일깨워 일정 호전반응과 리바운드를 거쳐 자연스럽게 치유되고 복원되는 과정들을 지켜보아 왔다. 특별한 인내와 끈기를 요구하는 이런 고집과 원칙이 세상 모든 임상의들과 환우들에게 동일하게 적용되진 못한다 하더라도 무분별한 대증요법으로 병을 고착시키고 복원력을 망가뜨리는 현실에 자그마한 비상등 정도는 되었으면 한다.

뼈를 깎는 고통, 환우분들이 겪어내야 했던 개별적인 다양한 호전반응과 특수한 대증요법 리바운드, 그 고통들의 대부분은 나 또한 몸소 체험한 것이었으며 그 이후에 겪은 치유 및 복원, 그리고 면역단련과 영혼의 성장, 남은 삶의 질적 향상 등은 고통을 감내한 것 이상의 가치가 있었음을 자부한다.

이와 함께 한의학의 주요 치료병기 중 하나인 쑥뜸이 임상에서 현실적으로 어려운 부분(돈 안 되면서 고생)과, 그러함에도 그것을 전승, 발전시켜 나가야 하는 당위를 동료한의사들에게 토로하고 싶기도 했다.

이 시대를 살아가는 한의사로서, 현대 문명사회의 인체가 감당키 힘든 각종 화학독소의 유입과 드러난 증상만을 억누르는 무분별한 대증요법으로 무기력해진 인체의 복원력을 어떻게 회복시킬 것인가에 청춘을 바쳤고, 그 결과물을 의료인들과 환우들을 포함한 다수 대중들과 공유할 책무를 느꼈다.

자연을 닮은 글을 쓰고 싶었다. 눈을 부릅뜨고 머리를 쥐어짜야 하는 어려운 의학서가 아닌, 누구나 쉽고 편안하게 이해되어 자신도 모르게 스며들어 생명이 되는 글을 쓰고 싶었다. 한 방에 고통을 없애는 성급한 대증요법이 아니라, 한 걸음 한 걸음 정직한 인고로 너도 깨어지고 나도 깨어지고 환골탈태가 되어지고마는 그런 지난하고 지긋한 치유 여정 그대로를.

이 땅의 토종의학 한의학, 그 역시 시대의 흐름 따라 지속적으로 변화해감이 마땅하겠으나, 그러함에도 변함없는 가치를 지닌 근본 뼈대 위에 현대의 각종 고질병과 난치병에 도전할 수 있는 현실적이고도 합리적인 임상 툴의 개발, 그것이 가능할까를 끊임없이 고민하며 연구했고, 그 몸부림의 결과를 부족하나마 이 책에 담았다.

그러하기에 대중을 위한 건강지침서이자, 한편 한의사들을 위한 쑥뜸 임상 개요서로서 이 책을 기다려온 동료들에게 진 오랜 마음의 빛을 조금이나마 덜게 되었다. 인체와 쑥뜸의 복원력을 깨달아 의사, 환자 너나 할 것 없이 각자 안에 잠든 세계 최고의 의사를 깨우게 되기를 바란다.

한의학은 결국 '속도'를 다스리는 의학인데 그에 속한 의료진으로서, '과속'으로 망가져가는 지구별 인간 문명에 급브레이크를 걸고 싶은 마음이 간절하다. '복원'이란 키워드로 궁극의 회복은 올바른 마음, 호흡, 섭생, 결국 자연환경과 직결됨을 깨우쳐 사랑하는 지구별 사람들과 아름다운 지구가 진정으로 행복해지는 데에 일조하고 싶다. 인간이 바로 서야 지구별이 행복하다. 모두가 상생할 수 있는 의학의 지평을 다함께 열어나가길 간절한 마음으로 희망한다.

차례

차례

1부

세계
최고의
의사,

복원력은
살아
있다

통증은 질병의 결과일 뿐 질병의 원인이 아니다. 이 간단한 차이를 자꾸만 헷갈려서 일시적으로 통증이 경감되는 것에 환자들이 몰두하니 할 수 없이 의사들도 그에 맞춰줄 수밖에. 고통은 확실히 두려움과 공포, 회피의 대상이다.

하지만 통증'만'을 없애려는 노력은 대개가 헛발질이다. 통증은 질병의 신호이자, 동시에 치유 및 복원의 매개이기 때문이다. 그러하기에 통증만을 잠재우는 '쇼'는 이상적인 회복을 망치기 십상이다.

왜 아픈가를 먼저 생각해보자. 아픈 것이 두려워 회피하려고만 하지 말고. 이것이 치유와 복원으로의 첫 발걸음이다.

우리 각자 안에서 살아 숨쉬는 복원력은 우리를 때론 아프게도 하고 한동안 드러눕게도 하지만 이를 통해 회복시키기도 한다는 진실 하나. 들을 만한 귀가 있고 실천할 수 있는 가슴이 열린 이들에게 이 진실이 가 닿기를. 그 복원력을 함부로 망가뜨리는 것은 곧 인성도, 삶도 동시에 망가뜨릴 수 있다는 진실과 함께.

쑥뜸은 소통, 해독, 치유, 복원이다. 막힌 것이 뚫어지고 굳은 것이 풀어지고 독이 나가고 망가진 형태와 기능이 회복되는 데엔 다양한 호전반응과 리바운드가 따른다. 이것을 제대로 이해하지 못한다면 의사도 환자도 제대로 된 쑥뜸치료에 입문하지 못할 것이다.

나 역시 쑥뜸을 뜨고 음양화평지인陰陽和平之人의 경계를 느껴보기도 했고, 난치질환 환우분들께 정기를 소진하여 도로 망가져보기도 했으며, 다시 쑥뜸을 떠서 그 망가진 몸과 마음을 서서히 복원도

시켜보았기에, 환우분들이 힘겨운 치유 여정 동안 겪으시는 웬만한 경계들을 온몸과 마음으로 교감한다.

생을 이루는 대부분은 오장육부에 달려 있다. 체질도 품성도 팔자도 거기에서 나온다. 그리고 그것이 다하는 날 생을 떠난다. 오장육부를 잘 돌보지 않으면 온전한 생이 힘들다. 한계만큼 살아간다. 쑥뜸의 양기陽氣와 한약의 기미氣味와 인의예지신仁義禮智信의 연단이 선천의 부족을 보완한다. 올바른 호흡과 식섭생, 사랑의 뒷받침은 기본!

꾸준한 쑥뜸과 한약으로 몸과 마음을 살려가니 체질뿐 아니라 인성, 심지어 삶까지 이상적으로 바뀌는 것을 숱하게 지켜보았다. 몸과 마음은 하나다. 이상적인 체질을 가꾸는 것은 곧 이상적인 인성과 삶을 가꾸는 일에 다름 아니다.

복잡다단한 생명현상을 편협된 시각이나 의론醫論으로 어떻게 감당할까. 과학이든 의학이든 다양한 목소리에 가슴과 귀를 열어둘 필요가 있으며 여기에 쑥뜸으로 소통, 해독, 치유, 복원하는 아주 특별한 여정의 생생한 경험담을 하나의 의론醫論으로 소개할 수 있음에 감사하다.

현실, 현장을 넘어서는 이론은 없다. 자신이 무언가를 새로이 정립했다고 믿는가? 그 믿음에 배신당하기 전에 베어버려야 한다. 나에게 가장 큰 스승은 환우분들과의 매일 매순간의 소통, 교감, 도전, 깨달음이었다. 그리고 거기엔 각자의 살아 꿈틀대는 복원력이 있었다.

1장   쑥뜸 뜨는 한의사의 길로

마산 어시장의 운명

석곡 이규준 선생님의 수제자이신 무위당 이원세 선생님을 뵙고 부양론扶陽論을 배웠다. 부양론은 증상 위주도 체질 위주도 아닌, 인체를 현장에서 유기적으로 관찰하고 청상통중온하淸上通中溫下시켜서 생명력을 진작하는 그야말로 한의학다운 의론醫論이었다.

기존의 정해진 처방이 아니라 임상에서 그 사람, 그 병태에 맞게 창방(매번 새로운 처방), 이를테면 기성복이 아닌 맞춤복. 다만, 약성이 극강한 부자지류附子之類를 위장도 간장도 지쳐 있는 현대인들에게 적용하기엔 예민한 부분이 있었다.

"졸업하면 서영이는 쑥뜸 연구를 많이 하거라. 부양론이 거듭나려면 쑥뜸이 필요하다." 무위당 선생님의 제자이자, 한의과대학 교수님이셨던 우소 선생님의 말씀에 나는 가만히 고개를 끄덕였으나, 당시 쑥뜸은 손은 많이 가면서 보험 적용이 미미했고, 뜨겁고 화상까지 입으니 임상에서는 힘들 것이라 판단했다.

그때까지만 해도 험난하기 짝이 없는 쑥뜸 임상에 청춘을 바치게 되리라고는 꿈에도 생각지 못했다. 난치병을 치료할 생각은 전혀 없었다. 비만 클리닉 같은 것이나 하며 호의호식하고 싶었으나, 첫 개원지였던 마산 어시장 할머니들의 기질과 병태가 너무도 극강했다. 운명이었고 숙명이었고 지금 이 순간도 나를 울리는 그 무엇이었다.

마산 어시장의 도소매상인들, 특히 할머니들은 겨울철이 되면 적어도 예닐곱 겹의 하의를 껴입고 장사를 했다. 그러함에도 바닷바람이 뼛속 깊이 스미니 대부분 초강력 진통제로 버티며 돈을 벌었다.

하필 한의원 바로 옆에 정형외과가 있었고, 나의 환우분들은 주로 그곳에서 주사를 맞다가 맞다가 안 되어서 오시는 분들이었다. 스테로이드 부작용 파동으로 전국 정형외과가 허덕일 때, 오히려 스테로이드를 훨씬 강력하게 써서 '신의 손'으로 소문나며 하루에 수백 명씩 환자가 몰리게 된 그 의원의 내력을 인근 영상의학과 의사 선생님이 귀띔해주셨다.

출산으로 허약해진 몸을 되살리기 위해 단전에 뜸을 뜬 후 힘이 넘치던 나는 근본치료를 위해 무료 교정까지 일일이 해주었다. 그러면서 서서히 침에도 통증제어 목적의 침술이 있고 소통과 복원 목적의 침술이 있다는 것과 통증전류를 차단하는 각종 물리치료 또한 대증요법이라는 것, 그리고 오장육부가 튼튼해지지 않으면 힘들여 한 교정도 되돌아온다는 것을 깨달았다.

수월하고 돈 되는 길로 갈 것인가, 적당히 타협하며, 아니면……, 고민할 새도 없이 내 기질 상 전면승부로 바로 뛰어들고야 말았고 그 결과는 참담했다. 침만 갖고는 뼛속 깊이 배인 냉기와 화학독소를 도저히 감당할 길 없어 쑥뜸과 온침(침에 쑥뜸 결합)까지 일찍이 병용하게 되었고, 복원력이 강한 쑥뜸은 다 죽어가던 인체의 복원력과 만나 호전반응과 리바운드가 일어나기에 이르렀다.

쑥뜸 임상 한의사가 거의 없던 시절, 극심한 호전반응과 리바운드

세계 최고의 의사, 복원력은 살아 있다

에 직면했던 임상초보는 매순간 간이 콩알만 해졌다. "치료 받고 나서 왜 더 아프노!" 지금 돌이켜보면 다혈질 환자들 때문에 쓸 데 없는 마음고생도 많이 한 것이었다. 소수의 온유하신 분들은 "아프고 나니 낫네." 하며 음식 금기도 지키고 한약도 지어 드셨지만 다혈질인 분들이 월등히 많았고 분노와 원망 섞인 소릴 들어가며 진료하다 보니 나의 어투도 점점 거칠어져만 갔다. 그 사실도 오랜만에 만난 향우회 선배가 "목소리가 왜 이리 드세졌노." 했을 때에야 알았다.

게다가 연기 풀풀 나는 미니뜸(담배처럼 생긴 간접구)에다 더 열심을 내어 오공구 및 쑥좌훈 등등, 환풍기가 감당이 안 될 정도의 연기를 매일매일 마시다 보니 담배 한 개비 안 먹는 나의 호흡기도 서서히 망가져갔다.

좌충우돌 쑥뜸임상

어느 날 류머티스 관절염으로 무릎 변형이 심하게 진행된 한 아주머니가 소문 듣고 찾아와서 직접구直接灸를 떠달라고 했다. 근기를 보니 감당은 하겠는데 많이 고통스러울 것이란 얘기에도 끝까지 고집하는지라 영구적인 흉터가 있을 수 있음을 상기시키고 둥 그렇게 부어오른 무릎에 5분 이상 타들어가는 쑥뭉치를 한 장 한 장 뜨기 시작했다.

문제는 고함소리였다. 악 악 으악 아. 한의원이 떠나갈 듯한 고함소리가 연일 이어지자 환자가 줄기 시작했다. 그리고 결국 고통의 한계치에서 그녀도 치료를 그만두었다. 한동안 고름이 나오고 염증은 싹 나아서 계단을 뛰어서 오르내리게 되셨지만 내겐 상처뿐인 영광이었던 셈.

두 번 다시 직접구는 안 하리라 다짐 후 간접구間接灸 연기로 혼탁한 너구리굴 속에서 견디고 또 견디기를 반복, "쑥뜸 그거 돈도 안 되고 인테리어 버리는데 뭣 하러 하노." 동료 한의사들의 무심한 비아냥거림은 또 다른 상처로 다가왔다.

그 시절에 나를 보조했던 직원들은 신기에 가까운 점화실력을 보여줬는데, 미니뜸을 수백 개씩 일렬로 세워서 신속하게 점화한 후 내가 미리 표시해둔 환자들의 등과 배와 사지 요혈 부위들에 넘어지지 않게 다다닥 붙였고 뜨겁다고 하면 핀셋으로 떼어주고 다시 붙여주는 등 참 고생들이 많았다.

한번은 인도네시아에서 가구를 만드는 사업가가 갑상선암이 너무 크게 자라서 숨을 못 쉬어 왔는데, 수술하라는 나의 권유에도, 절친 외과의가 수술 안 해도 오래 산다고 해서 발병 이후 10년이 흘렀다면서 "우리 가족 먹고 살게만 해놓고 죽으면 여한 없으니 당분간 사업할 수 있도록 숨통만 트여달라."고 하기에 마지못해 불룩 튀어나온 암종에다가 직접구를 떠주었는데, 꾸준히 떠주자 혹이 다 녹아서 숨을 쉬게 되었고 다시 일하러 가면서 그 답례로 가구들을 주었다.

인근 약국에서 어머니를 보내어 고혈압을 치료해드린 적도 있었다. "우리 아들이 혈압은 약보다는 침이 낫다고 해서 왔어요." 하셔서 몇 번 침을 놓으니 초기라 바로 안정되었다.

서울YS병원에서 원인불명 치료불가로 진단내린 상세불명의 전신

신경질환자의 전신요혈에 온침을 해준 후 형언 못할 전신 통증이 씻은 듯 사라지기도 했고, 난소암 진단 후 항암치료 도중 도저히 체력이 안 되어 포기한 분에게 쑥뜸과 한약과 아로마테라피로 혼신의 힘을 다해 치료해드렸더니 다행히 더 이상 항암을 받지 않고도 검사결과가 정상으로 나오기도 했다. 그분은 그 후로 오히려 더 건강해지셨다.

무엇보다도 쑥뜸으로 기혈氣血을 소통疏通시켜 독소를 배출시키니 뱃살이 잘 빠진다는 소문이 나서 외부홍보를 일절 한 적이 없는데도 비만 환자들이 쉬지 않고 몰려들었다.

세무 실사와 A형간염

한의원이 조금 된다 싶어질 무렵 세무 실사가 나왔다. 3일 동안 한의원에 틀어박혀서 심지어 택배까지 일일이 대조하더니 안 맞는다는 것이다.

"아 그것들은 돈 없는 분들한테 무료로 지어드린 거예요."

당시 임상에서 쑥뜸을 주력병기로 잡기엔 심각한 리스크가 있었는데 도무지 돈이 안 된다는 것. 한 사람 당 그렇게 많은 자리를 떠주고 그만큼 인건비도 더 드는데 보험적용이 미미했고 본인부담금이 1천 원 정도였으니.

쑥뜸 임상은 쑥뜸으로 복원시키는 과정 가운데 일어나는 각종 호전반응과 리바운드, 그리고 쑥뜸연기랑 냄새 등과 더불어 정신적으로나 육체적으로나 이중 삼중고였다. 남는 돈이 없어 늘 쩔쩔매는 나에게 남편은 당최 이해를 못하겠다며 벌컥벌컥 화를 내었다. 누가 봐도 쑥뜸에 미치지 않고서야 그 길을 계속 고집할 수는 없는 상황이었다. 오죽했으면 실사팀이 손 털고 가며 한마디 했다. "그동안 세금 많이 내셨네요."

세무 실사 3일 간의 긴장 속에 몸도 마음도 무너져 내렸고, 내 평생에 길이 잊히지 않는 잠시도 숨을 쉬기 힘들 정도의 지독한 몸살을 앓았는데, 사시나무 떨듯이 한동안 앓았고 혈액검사를 해보니 A형 간염 항체가 보이는 것이다. 대체 어떤 경로로 감염된 것인지 지금까지도 알 길이 없는데 나도 모르게 한약을 먹으면서 그 급성 A형 간염을 이겨내고 항체까지 생겼던 것이다.

어머니의 위암 선고

나는 나대로 뼈 빠지게 고생하는 동안, 두 집 살림에 아이들 육아까지(4년 터울로 둘째를 가졌고 산후 18일 만에 한의원으로 복귀) 뒷바라지해주신 친정어머니는 과로와 스트레스가 겹친 탓인지 소화가 계속 안 되던 어느 날 병원에서 위내시경검사 후 청천벽력 같은 위암 선고를 받으셨다.

딸내미 공부시키려고 그렇게 쉬지 않고 일하다 50대 초반에 할머니가 되고 손녀들까지 키우셔야 했던 어머니는 그렇게 자신의 청춘을 이 못난 딸을 위해 다 쓰신 것이다. 살기에 급급해서 그런 어머니의 노고를 덜어드리지 못했던 못난 나는 어머니의 위암 선고를 받고서야 통곡하고 주저앉았다.

세계 최고의 의사, 복원력은 살아 있다

수술 전에 심산유곡에 한 달 간 모셔서 치료해드린 보람인지 수술도 잘 되고 일체 약도 안 드시고 잘 회복되셨지만 지금도 배에 길게 패인 수술자국을 보면 참 아프다.

그 모든 과거지사에 한마디 원망도 않으시는 어머니. "수술 하고 살이 빠지니 심장도 관절도 다 좋아졌잖아." 초긍정의 어머니는 괄괄하던 기질마저 부드러워지셨다.

칠순 기념으로 아버지와 스위스여행을 가셨다가 갑자기 실신하셨는데 마침 지나가던 스위스 의사가 입에 넣어준 알약 덕에 정신을 차리고 나머지 일정을 소화할 수 있으셨을 만큼 이젠 먼 나라 여행이 쉽지만은 않으시다. 더 잘해드려야지 하면서도 아직도 이 못난 딸은 어머니 가슴에 크고 작은 못들을 박는다.

어머니의 암 투병 이후 7년 간의 모진 트레이닝을 받았던 마산 어시장을 떠나 나는 산도 바다도 아름다운 진해로 오게 되었다.

2장 불통이 적폐

진해 석동의 쑥뜸여왕들

순발력은 100미터를 15초대에 끊은 적도 있는 나였건만 지구력은 철봉에 올라갔다가 몇 초를 못 견디고 스르륵 내려오고 마는 나였다. 딱 한 번, 모든 종목이 실격이라 체력장시험을 통과 못할 위기였던 한 급우를 구제한답시고 체육 선생님이 이름표를 바꿔 달게 시켰는데, 그 친구 입시가 달린 일이니 죽을 힘을 다해 매달려 통과를 한 적이 있다. 하늘이 노래졌었다, 아이를 낳을 때처럼.

이렇듯 사람은 어쩔 수 없이 내몰리면 초능력이란 것이 나오나 보다. 죽을 똥 살 똥 한의원을 해오는 동안 때려치우고 싶은 순간이 수도 없었지만, 남편이 워낙 근검절약이 몸에 배어 있어 매번 돈 갖고 실랑이하는 게 치사해서 아이들 양육비 및 학비, 양가 부모님 용돈, 그리고 계절마다 먹는 양가 가족들 보약 등을 모두 내가 번 돈으로 쓰다 보니 쉬지 않고 일해도 돈이 모이질 않아 쉬고 싶어도 쉴 수가 없었다. 남편은 자신이 번 돈을 차곡차곡 모으며 그저 아끼라는 소리만 하고.

마산에서 진해로 넘어오면서 좀 쉬고 싶었다. 건강검진을 해보진 않았지만 오랜 과로와 스트레스에다 쑥뜸연기로 계속 나가다간 필경 문제가 있을 것 같았다.

당시 통장잔고는 마이너스 5천만 원. "그 5천만 원 남편한테 맡기고 그만 쉬어라. 그럴 자격 있다." 어머니는 걱정하셨지만 남편은 펄쩍 뛰며 다 갚고 쉬라 하였다.

진해는 같은 경남권이지만 마산과 분위기가 사뭇 달랐다. 아니, 정확히 말하면 마산 어시장과 진해 석동의 분위기가. 세월이 흐른 탓도 있겠지만 어시장에서는 술, 담배, 커피, 육류, 밀가루 등을 주의시키면 "뭘 먹고 살란 말이냐."며 고함지르던 이들이 대부분이었는데, 진해로 오니 "당연히 지켜야지요."라며 순순히 잘 따라주었고 작은 도시지만 유기농센터가 곳곳에 있고 성업 중이었다. 쑥뜸으로 인한 몸살도 이해하고 잘 따라주었다.

등과 배와 사지를 모두 치료하다 보니 반바지만 걸치고 드러눕기에 여자방, 남자방을 따로 만들었는데 목욕탕에서 만난 친구들마냥 여자방에서는 항상 수다랑 웃음소리가 끊이질 않았다. 가끔 진짜 목욕탕으로 착각(?)했는지 팬티까지 다 벗고 드러눕는 사람도 있었다. 격의 없고 호탕하며 소통이 원활했던 석동 사람들, 그리운 그 시절. 그들은 정말이지 몸도 마음도 '쑥뜸여왕'들이었다. 그 아우라 속으로 새로 온 환우들마저 금세 친구가 되었고 내가 해줄 설명조차 선배 환우들로부터 대신 들었다는 것이다. "그렇게 몸살을 하고 나면 좋아져요." "음식 안 지키면 원장님이 귀신같이 알아보시죠." 등등.

소통이 곧 사랑이고 치유이다. 무의식 가운데 쌓인 소외감, 미움, 원망, 한들이 유형의 병을 만들기에 마음이 맞는 사람들과의 가슴을 연 소통은 실질적인 치유에 큰 도움이 된다. 거기에 쑥뜸의 뜨거움이 기혈氣血을 소통시키니 좋아지지 않을 수가 없다. 쑥뜸의 소통,

해독, 치유, 복원과 사람들 사이의 소통, 해독, 치유, 복원은 사실상 일맥상통한다.

지장보살의 마음
"일 그만두던 날 맥이 형편없더니만 이젠 조금 낫네요."

"놀아야 되는 체질인가 봅니다."

식당 주방일로 하도 칼질을 많이 해서 목어깨와 등이 거북이 같던 50대 여환. 얼굴도 맑지 않고 우락부락했다.

"쉴 때 작심하고 몸 관리 좀 합시다."

"살 뺄라꼬 친구들 모임에도 안 나갈 거라고 얘기해뒀심더."

"화딱지 안 납니까? 데리고 온 친구들은 벼락치기로 쭉쭉 날씬해지고 정작 오래 다닌 자신은 아직도 요 모양 요 꼴인데."

그동안 안팎으로 많이 좋아졌다는 걸 서로가 시인하는 터이지만 워낙 몸도 마음도 고단했던 인생이라 아직도 갈 길이 멀기에.

"아이고 원장님, 원장님이 저더러 지장보살이라 해놓고는예. 하하."

지옥이 텅텅 비기 전까지는 성불成佛 안 한다는 지장보살.

"괜찮심더. 모두 다 구제해놓고 젤 나중에 예뻐져도 됩니더!"

농담이 아니라, 그녀의 질박한 평소 삶이 정말 때 묻지 않은 성자의 향기를 풍기기까지 한다. 사촌이 땅을 사면 배가 아픈 법이건만, 수년 간을 데려오려고 그렇게 꾀어도 외형적으로 이렇다 할 변화가 없는 그녀의 말을 안 들으며 약을 올리던 친구들이 이제야 오기 시작했는데 별 고생 없는 부자 친구들인지라 일신우일신 너무 쉽게 예뼈지는 모습에도 조금의 속상한 기색이라곤 찾아볼 수가 없으니 그녀는 정말이지 살아 있는 지장보살이다. 어릴 적부터의 배꼽친구들끼리 아직도 삼삼오오로 몰려다니며 네 것 내 것 없이 하나로 위해주는 모습들이 참 보기 좋았다.

불통이 적폐

불통不通이 곧 병이다. 세포도(세포 간의 커뮤니케이션 단절은 비정상세포들을 양산하며 정상으로 복원되지 못하게 한다), **사람도**(사람 간의 소통 및 사랑 결핍은 고립, 반목과 변질된 욕망들을 낳는다), **정치도**(정치인들이 국민들과 소통하는 심부름꾼이 되지 못하면 권력의 노예가 된다), **환경도**(미세먼지, 미세플라스틱, 각종 화학독소들, 이것들이 분해가 안 되어 환경도 오염시키고 인체 내에서 해독이 어려워 병들게 한다) **다 그렇다.**

이 불통을 소통시키려니 진통이 따른다(不通~痛~通) 통증의 원인인 불통을 침이나 쑥뜸, 그리고 사혈요법은 직접적이고도 신속하게 뚫는다. 많은 경우 아플 만큼 아파야 제대로 낫는다. 그 과정에서 힘들면 탕약으로 정기를 돕는다. 그 사람의 근기와 병증에 따라 어쩔 수 없는 경우도 있겠지만, 무분별한 대증요법은 인위고 억지고 무력이고 부작용과 후유증을 낳는다. 그리고 맞이하는 게 리바운드다.

미래와 다음 세대를 배려치 않는 근시안적인 문명은 양초의 양 끝을 태워 들어가고 있으며, 미래와 다음 세대를 생각지 않는 근시안적인 의술 또한 언젠가는 터질 속수무책의 리바운드를 담보로 한다. 평균수명이 나날이 증가하는 시대에서 과연 무엇이 진정한 삶의 질을 높이는 참 의료인지 생각해보아야 한다.

우리는 살아가면서 끊임없이 아프고 복원된다. 그것이 자연스러운 것 같아도, 일정의 기력을 요하기에 '쉼'이 필요하건만, 몸과 마음이 보내는 신호들을 무시하고 달리기 일쑤이다. 커피 같은 각성제나 술 같은 망각제, 순리적인 치유와 복원을 거스르는 각종 대증요법들로 그때그때 누르고 잊어가며 달리고 또 달리다가 누적된 피로와 병독이 어느 날 고통스럽게 튀어 오르면 원망부터 한다. 그사이 복원력도 약해져 있으니 자연치유에 영 자신이 없다. 더 강력한 대증요법을 찾지만 근본이 해결되지 않고 악순환이다.

언제까지 아플 때마다 누르고 또 누를 것인가. 죄 없는 복원력을 망가뜨려가면서. 죽을 때까지 살아 꿈틀대는 이 복원력 때문에 통증 또한 숙명인 것을. 병의 증이 아닌 근본 원인을 환자와 의사가 하나되어 해결해야 뒤탈이 없다. 통증이 적폐가 아니라 불통이 적폐인 것이다.

소통과 해독

불통을 소통시키는 과정에서 필연적으로 배출되는 독소로 인한 고통이 있다.

침이나 각종 물리치료나 파스 등으로 증상만 가볍게 컨트롤해준다면 호전반응 및 리바운드로 고생할 일 크게 없지만, 침으로 '요혈' 들을 '제대로' 소통시키거나 쑥뜸으로 '해독'에 '복원'까지 유도할라치면 독소가 범람하는 시대적 환경 속에 살고 있는 평범한 이들 대부

분이 피로 및 수면 증가, 대소변 가스 증가, 피부발진, 몸살 등의 호전
반응이 나타난다.

더욱이 각종 수술력자나 화학약품 및 정체불명 건기식 과다복용
자, 오랜 식섭생 부주의자, 각종 환경공해에 장기간 노출된 분들은
독소들로 부분부분 심각하게 막혀 있기에 각자에 상응하는 특수한
리바운드가 나타나기 마련이다.

불통을 소통시키려니 독소와의 전쟁이다. 특히 피부로 올라오는
발진이나 종기 등은 적극적인 사혈요법을 통해 독소를 뽑아낼 수 있
는 매우 중요한 기회이다.

예를 들어, 감기에 무분별한 대증요법으로 부작용이나 후유증(감기
가 지속되거나 무기력, 소화불량 등)이 생겨서 온 사람들의 경우, 쑥뜸치
료에 한약까지 먹어서 뿌리 뽑고 정기를 회복시켜도 남는 독소는 피
부로 몰려나오는 경우가 있다. 이때 사혈을 해서 적극적으로 체외로
배출시키는 것이 좋다. 그것을 놓치면 그 후로 잔여독소가 신진대사
를 방해하는 걸림돌로 남아서 다시금 불통을 야기하게 된다.

대부분의 피부의 가려움이나 발진 초기에는 바로 연고로 덮고 대
증약으로 진정시키기보다는 음식 주의하면서 쉬어주면서 해독시키
는 것이 순리적이며 발진이나 가려움의 정도가 심할 경우, 적극적인
사혈이 유용한 경우가 많다.

최초 발진 때의 대처

최초의 선홍색의 단순 피부 발진, 이런 류는 대개 독소 배출

의 자연적인 현상이기에 최대한 손을 대지 않고 가만 두면 절로 낫거나 음식 주의하며 해독시키면 쉬이 낫는다. 그런데 이것을 억제하는 연고나 약을 상습하다 변이된 형태로 튀어 오르면, 그땐 더 이상 단순 발진이 아닌 피부염 내지 피부병으로 전화轉化하는 수가 많다. 그것을 원래대로 회복시키려면 많은 수고가 든다.

왜 그리도 못 눌러서 안달일까. 누를수록 강하게 튀어 오르는 인체의 해독기능과 복원력을 정녕 모른단 말인가. 최악으로 변이된 피부병마저도 독소와의 사투 중이라는 본질을.

어떤 충격이나 독소 등 다양한 원인에 의해 일시적으로 멍울이나 피부발진이 돌출되었을 경우, 부정적인 신경을 쓰거나 걱정에 만지작거리면 오히려 긁어 부스럼 되는 경우가 많다. 더 커지거나 고착되거나 변이되거나.

"절대 만지지도 말고 그 부위에 대해 신경을 끄고 음식 조심하고 쉬어주면서 치료 받으세요."(복원에 필요한 만큼만 신호자극 주는 것이 최상의 치료이다)

멍울이나 발진도 알고 보면 결국은 좋아지자고 하는 일이기에 그에 대한 복원 또한 일단은 믿고 맡겨볼 필요가 있는 것이다. 다만, 그 어떤 방해도 받지 않고 자연스레 복원될 수 있도록 부담스런 음식 주의하며 충분히 쉬어주며 마음 편히 해주는 것이 뒷받침되어야 한다.

채식과 피부복원
30대 여환, 다년간 컴퓨터 프로그래머로 일하다가 건강이 심각하게 악화되었고 불규칙식, 속식速食, 과식이 누적되면서 체중도 심각하게 늘고 급기야는 작년 초에 안면피부에 발진 시작, 대중약 복용시엔 괜찮았다가 재발 반복. 처음 내원 당시 대중약마저 더 이상 듣지 않고 안면피부 전체에 검붉은 발진이 심해져서 못봐줄 정도, 오래된 알러지 비염도 갖고 있었다.

물론 수승화강水昇火降과 해독복원을 위해 쑥뜸을 언젠가는 시술해주겠지만, 폭발적인 대중약 리바운드가 우려되어 독맥과 임맥에 침만 시술하고 안면부위는 태양혈과 지창혈 네 군데에 조심스레 자침하는 정도로 4회 시술 후 호전을 보이기 시작, 이후 우려했던 대중약 리바운드 없이 계속 호전되었고 간간이 명문혈, 하완혈, 슬안혈 등에 직접구를 병행하며 체중감량 및 해독복원에 들어갔다.

나와의 대면 첫날 상담 이후 곧바로 100프로 채식에 들어간 그녀는 너무도 빠른 시간 안에 피부가 잘 복원되었고 재발 없이 지금은 두 아이의 엄마로 잘 살고 있다.

쑥뜸은 양기가 강한 녀석이기에 적정한 타이밍과 혈위에 조심스레 들어가 주지 않으면 염증을 지나치게 조장해서 증상이 악화될 수도 있음을 주의하여야 한다. 이러한 쑥뜸의 성격상 일시적인 대중치료라면 모를까 제대로 된 복원치료에는 주도면밀한 한의학적인 관과 섬세한 진단 및 취혈을 요한다.

독소를 뿜어내는 피부

　70대 여환, 무릎 타박상이란 경증 외상으로 오셨지만 맹장, 담낭, 자궁, 무릎, 머리, 코 등등 다양한 수술병력과 오래된 화병을 가진 분이셨다.

　침 맞는 것도 무서워 벌벌 떠시던 분이 무릎 타박상에 차도가 있자 전신쑥뜸에 도전, 2~3일 되었을까. 몸이 가벼워진다 하더니 별안간 전신이 그야말로 홍당무가 되도록 새빨간 발진으로 덮이셨다. 금기음식 섭취로 인한 최근의 독소라 보기엔 중증 피부염으로 발전할 가능성이 짙어 보이는 잠복된 강한 독소가 짐작되는 전신 발진이었다.

　오래된 화병에다 각종 수술과 대증약 복용, 염색약에 옻올라 대증 치료한 과거력 등등이 그제서야 나왔다.

　사혈침으로 전신을 자락하고 아로마오일로 케어하며 한약을 복용시켰다. 주말엔 오죽 심하게 가려웠던지 가족들과 친구들 앞에선 울지도 못하고 혼자 속으로 피눈물을 삼키셨다는 것이다. 급기야 ○○○씨가 청와대 나오며 웃는 모습을 보면서 "너도 겉으로는 웃지만 속으로는 얼마나 울고 있겠누." 하고 본인의 감정이입을 하시는 것이다.

　가족도 친구도 미쳤냐며 당장 피부과 가라고 난리였지만, 자신의 몸의 역사를 누구보다 잘 아는지라 그 모든 내적 외적 갈등을 이겨내고 오로지 침뜸 사혈에만 의지하시다가 꼭 1주일 경과했을 즈음 발진과 소양증이 자연스레 가라앉았다.

　피부 본연의 호흡과 분비 기능을 방해하지 않는 선에서의 응급처

　세계 최고의 의사, 복원력은 살아 있다

치와 해독, 그리고 면역 개선으로 제아무리 중증 염증도 본래대로 회복시키는 놀라운 복원력을 우리네 피부가 가지고 있음을 이분의 예후는 여실히 보여준다.

당장 먹기에 좋으나 배변이 힘들어지는 곶감처럼, 외견상의 수치심을 못 참고 강한 대증요법으로 억눌러버리는 치료는 독소정체와 면역혼란을 야기하기에 그 효과가 오래 가지 못하고 더 심하거나 변이된 형태로 리바운드되기 십상인데 다행히도 결단력과 인내심으로 그 덫에 걸리지 않고 벗어난 것이다.

어느 날은 이미 그 덫에 빠져서 얼굴이 점진적으로 더 붉게 뒤집어지며 변이마저 진행 중인 친구분을 데려오셨다. 날더러 어쩌라고. 만성 중증 피부염은 사혈요법이 필수이기에 그즈음 들어 유난히 많은 피를 보았다. 장기간 써온 대증약을 중단하면 리바운드로 얼굴에서 피고름 흐를 텐데 각오하겠느냐고 했더니(난 안 보고 싶은 케이스) 각오하겠다는 신환. 꽃피는 춘삼월에 이게 무슨 팔자인가 싶었다. 환우분들 몸에 피었다 지는 꽃들 보며 그해 봄은 그렇게 흘러갔다. 그 신환 역시 순리적인 해독 후 새로운 피부를 얻었다.

독소, 밖으로 나오는 것은 죄가 아닌데

피부는 독소를 배출하는 창이다. 발진을 임시방편 대증요법으로 덮어버리면 피부 밖으로 배출되지 못하고 잠복된 독소가 그나마 다른 경로(가령 대소변 등)로도 나오지 못하면 결국은 더욱 심하게 변이되어 피부로 리바운드되게 마련이다.

69세 여환, 고혈압약을 복용한 지 10년이 넘어가면 바로 끊기는 위험하다. 그렇다고 화학독소가 체내에 누적되면서 부작용들이 서서히 나타나는 것을 두고만 볼 수도 없다.

맹장과 치질 수술력, 소화기 문제가 만성적이다. 제대로 소화흡수 못 시키니 안색이 어둡고 기운이라곤 하나 없다, 주소증은 불면. 이런저런 대증요법으로 일시적으로 잠이 온다 할지라도, 소화기의 대표혈인 상완上脘, 중완中脘, 하완下脘이 제대로 열리기 전까진 제대로 된 불면치료는 안 되었다 보는 것이 맞다. 불면 치료 역시 소통이 관건이다.

쑥뜸으로 정면돌파해 가던 중, 생각지 못한 리바운드가 일어났다. 우측눈꺼풀 부위 피부염이 재발될 때마다 상습적으로 스테로이드 연고를 발랐었단다. 그것이 충혈과 더불어 리바운드되기 시작했을 때, 스테로이드를 내복하진 않았고 연고만 발라주었다고 해서 대수롭지 않게 여겼는데, 하필 해운대로 직원단합대회 간 날에 그녀의 얼굴에 피부염이 싹 번져 퉁퉁 부어오르고 말았다.

전화로 진찰하기에 어려움이 있었고 그녀는 결국 가려움증과 통증을 견디다 못해 피부과를 찾고 말았다. 다음 날 피부과 치료에도 불구하고 빨갛게 퉁퉁 부어오른 그녀 얼굴에 한숨이 흘러나왔다. 리바운드의 고점에서 다시 스테로이드로 눌러버린 것이 못내 아쉬웠으나, 그것이 다시 리바운드될 땐 되더라도 쑥뜸과 사혈요법을 계속 해나갔다. 쑥뜸으로 기혈소통하고 피부로 번져 나오는 리바운드는 사혈시키는 치료를 반복했다. 차츰 부은 것이 가라앉자 진물이 흐르면

세계 최고의 의사, 복원력은 살아 있다

서 가렵더니 각질이 일어났다. 그녀의 69세 6월은 그렇게 우울하게 흘러갔다.

그래도 안면피부는 특히나 복원력이 좋은 편이라 응급상황에 대처를 제대로 해주면 전혀 흉터를 남기지 않는다. 오히려 적절한 사혈요법으로 치료 후 그녀의 혈색과 피부색은 아름다운 생기를 회복했다. 그 과정에서 점차 위장도 좋아지고 불면증도 좋아지더니 드디어 하루 8시간씩이나 숙면케 되었다.

어느 날은 그 모든 과정을 묵묵히 견뎌낸 그녀가 손수 수확한 자두를 들고 왔다. 자두는 새큼하다가 단 것은 잠시, 다시 새큼하게 끝나는 우리네 인생 같아서 어릴 적부터 자두를 먹을 때면 인생무상이라는 말이 떠올랐다.

"아무리 오래된 큰 나무라지만 이렇게 다 주면 드실 게 있나요."

"한의원 말고도 여기저기 많이 나눠줬는 걸요. 마침 이번 해에 자두나무가 잘되었어요. 원장님 드시라고 잘되었다 아입니까. 하하."

나에게도 마지막 남은 소원 있다면, 생전에 우리 진해의 대부분 땅이 푸르름으로 넘실대고, 진해 사람들만이라도 깨끗한 땅의 소산들을 다 함께 먹으면서 행복하게 살아가는 것을 지켜보는 것이다. 몸도 마음도 행복한 진해가 모델이 되어 대한민국 전역이 점차 푸르러지고 제대로 된 먹거리들로 살아가게 되는 것이다.

3장 쑥뜸의 복원력과 인체의 복원력이 만나면

죽은 듯하던 복원력의 부활

내 삶도 저 나무도 더 이상 어찌해볼 도리 없는 한계에 부딪쳤다고 생각한 적이 있었다. 천장까지 닿아버린 나무의 어렵사리 돋아난 가지 끝 새순이 치여 말라죽어버리기까지 미적거리다가 끝내 옮겨주지 못한 나를 탓하며. 그리고, 저 꼴이 내 꼴이구나 하는 허탈감에 더 슬펐다. 자포자기하는 심정으로 지내다가 어느 날 불현듯 지푸라기라도 잡는 심정으로 말라버린 가지 끝을 보며 말을 걸었다.

"이렇게 끝나는 거냐. 새순이 났을 때 스프레이라도 자주 해주었더라면 혹시 살았을지도 모르는데 미안하다. 그런데 정말 이대로 끝나긴 너무 아쉬워. 힘내자, 사랑해."

그러고는 새순에 대한 희망 따위 까마득히 잊고 살았는데 거의 1년이나 올라오지 못하고 있던 새순이 기적같이 나오더니만 저렇게 천장을 기듯 옆으로 쭉쭉 자라나다니.

우리는 종종 세상과 자신이 정해놓은 기준대로만 기대하며 삶을 살아가다가 그 기준대로 삶이 펼쳐지지 않을 때 깊은 절망의 나락으로 떨어지기도 하지만 사실은 삶이란 얼마든지 다채로운 기준, 다양한 모습으로도 존재하며 살아갈 수 있다는 것을 나무의 유연성으로부터 깨닫는 순간이었다. 그리고, 때로는 그러한 변화에, 삶의 이정표에, 생각보다 많은 시간들이 요구되기도 한다는 것. 하지만 스스로 포기하지만 않는다면 삶은 어떠한 형태로든지 다시 시작되어질 수 있다는 것을. 이렇듯 완전히 죽은 듯하던 인체의 복원력도 적절한 치료를 만나기만 하면 부활할 수 있다.

소싯적에 폐결핵약을 장복 후 계속해서 시름시름 앓으며 살아온 한 중년 여환이 수년 간 쑥뜸을 뜨며 숱한 몸살 이후 지긋지긋하던 병증들이 소실되고 얼굴이 도로 젊어지는 것을 보았다.

늘 붉고 피폐했던 안색이 환하게 되살아나는 것을 보며, 아니, 그것보다 늘 화병으로 다소 신경질적이었던 성품이 홀연히 온화해지는 것을 보며 인체와 쑥뜸의 우직한 복원력과, 오랜 시간 잘 견뎌준 그분의 인고에 감사했다. 치료 끝자락에서는 손발 마디마디가 톡톡 불거지고 가렵고 나서야(독소 배출) 딱딱했던 관절이 부드러워지고 손 전체에 따스한 기운이 흘렀다. 나무의 뿌리가 견고해지니 잎사귀에 진액이 돌 듯이 말이다.

그 지난했던 치유 여정 내내 그녀도 나도 쓴 잔의 연속이었건만 아프고 좋아지고 또 아프고 좋아지고 한 가닥 희망 부여잡고 이기고 또 이기고…. 곰은 끝까지 가도 호랑이는 끝까지 못가는 게 바로 전신쑥뜸 여정이다.

우직한, 너무도 우직한 복원력

막힌 기혈만 틔워주었을 뿐인데, 힘을 얻은 복원력이 해내는 일들을 눈앞에서 보면 놀라울 따름이다.

원래 복원력은 늘 활동하고 있다. 낮에 뼈 빠지게 일하고, 밤에 끙

끙 아프고, 아침이면 개운한 것도 복원력이 제대로 활동하고 있기에 가능한 기적이지, 그러한 복원력이 점차 떨어지는 중노년기로 접어들면 아픈 시간도, 회복에 걸리는 시간도 점차 늘어난다.

청년이건 중년이건 노년이건 복원력이 떨어질 때에는 무리하지 않고 많이 쉬어주어야 하건만, 일시적으로 증상만 컨트롤하는 대증요법으로 덮어버리면서 계속 무리하면 머잖아 더 큰 고통이 오게 마련이다.

요즘은 젊은이들도 환경공해에 섭생부주의(특히 먹거리 문제)로 복원력이 심하게 망가져 있는 경우가 많다. 80대보다 오히려 복원이 더딘 30대를 보면 마음이 아프면서 기성세대로서의 책임감이 느껴져 미안해진다.

이렇듯 만성 스트레스나 과로, 섭생 부주의, 독소, 그리고 무분별한 대증요법 등으로 억눌리고 약해진 그 복원력이 기혈을 틔워주고 독소를 해결해주고 휴식과 좋은 음식과 좋은 약으로 정기를 도우니 다시금 활발해지는 것이다.

각자의 흐트러진 기능과 형태를 복원시켜 내는 모습 또한 각양각색이다. 특히 무리했던 과거력, 대증치료력, 수술력 등이 하나하나 튀어 오르면서 과속으로 달려오며 아플 때 제대로 아프지 못했던 시간들이 그 보상을 요구한다. 무기력, 수면증가, 몸살 등등.

우리들의 복원력은 기억하고 있는 것이다! 어떻게 억눌리고 약해져왔는지를! 짓밟히고 또 짓밟혀도 완전히 죽지 않고 버둥거리는 그 녀석을 도와주는 쑥뜸과, 제아무리 독소들이 날뛰어도 그것을 클리

닝cleaning, 그리고 손상된 세포, 조직, 기관들을 리페어링repairing 하기 위해 쉼 없이 움직이는 이 우직한 복원력을 나는 사랑한다.

쑥뜸의 소통과 호전반응

경상남도 한의학회지에 게재되어 큰 호응을 얻은 바 있는 쑥뜸에 대한 학술보고 및 임상치험례이다. 지나온 임상에 대한 감회가 깊어 여기에 그 전문을 게재한다. 오래 전에 쓴 글이긴 하지만 쑥뜸의 효과 및 호전반응은 예나 지금이나 동일하기에. 무수히 많았던 임상치험례 중 수개월이나 수년 후 경과 추적해서 확인한 열다섯 케이스를 후반부에 게재했다.

쑥뜸의 소통疏通과 호전반응好轉反應

-클레오파트라 한의원 주서영 원장

진통제 과용으로 소문난 정형외과 바로 옆에 개원하여 진통제에 중독된 노인 환자층을 위주로 진료하면서 침술만의 치료로는 한계를 느끼고 일찍이 쑥뜸과 온침을 병용하게 되었습니다.

부정거사扶正祛邪(정기는 돕고 사기는 몰아냄)의 비율은 각자의 임상의 시중時中이지만 쑥뜸은 부정만도 거사만도 아니며 陽, 火, 熱 이기만 한 것 또한 아닙니다. 쑥뜸으로 난치병 치료와 체질개선까지 도전하기 위해 쑥뜸의 본질, 그리고 개체의 쑥뜸 수용력에 대한 진단법과, 쑥뜸을 올바르게 시술하는 법에 대해 먼저 눈을 떠야 할 것입니다.

직접구와 간접구의 차이는 창구瘡口를 내느냐 안 내느냐, 창구로 고름을 배출시키는 것도 해줄 것이냐, 아니면 피부발진, 대소변, 객담 등으로만 독소를 배출시키느냐에 있지만 둘 다 본질은 결국 '소통'에 있다 할 것입니다.

쑥뜸의 본질을 '소통'으로 보는 이유는 다년간의 임상을 통해 확인한 쑥뜸의 '해독작용과 복원작용' 때문입니다.

불통즉통不通卽痛의 의미는 다들 잘 아실 거라 봅니다. 그런데, 불통즉불통不通卽不痛도 있습니다. 즉, 국소적으로 소통이 안 되는 부위의 감각이 먹먹한 경우도 있으며, 통증 없이 깊숙이 진행되는 은허암질의 경우도 있으며, 각종 대증치료 이후 한동안 통증이 없는 경우도 있습니다.

문제는, 첫 번째 경우엔 쑥뜸치료로 바로 호전을 볼 수 있으나 두 번째, 세 번째의 경우는 엄밀한 의미로선 호전이지만 이른바 호전반응이라 일컬어지는 통증격화, 가려움 등의 증상이 따를 수 있습니다. 즉, 통즉 오히려 통(通卽痛)이라는 것입니다.

아픈 곳을 직접 떠주어 즉시 진통이 되기도 하지만 어떤 경우엔 오히려 더 욱신거리고 쑤시기도 한다는 것입니다. 은허암질이나 대증요법에 찌들어 있는 환자들은 초진 때부터 쑥뜸치료의 본질, 호전반응, 예후, 올바른 음식섭생에 대한 고지를 해주지 않는다면 아프고 열나는 것이 병이라는 증상 중심의 관념에 사로잡힌 그들로부터 오해와 원망을 받기 쉬움입니다.

세계 최고의 의사, 복원력은 살아 있다

더욱이 전신쑥뜸을 통해 부분 부분 기혈이 막힌 환자의 몸을 건드렸을 때 당장 불편한 곳이 더 아파오는 것뿐 아니라 강력한 대증요법들로 억눌러 두었던 수술 부위나 오십견 등의 통증이 새삼 다시 나타나기도 하고, 자신도 모르게 진행되고 있던 은허암질이 돌연 드러나기도 합니다.

부분 부분 아프다 못해 전신몸살을 하지 않나(마치 감기와 유사한 몸살, 고열, 해수, 객담까지의 증상) 결막염, 구순염, 방광염, 질염, 변비, 설사 등등의 증상이 왔다가 가는 경우도 종종 있으며, 전신무기력증이 한동안 지속되기도 합니다. 이것을 임상에서 어떻게 안고 가느냐가 관건인 것 같습니다.

그럼 호전반응이란 무엇인가-1, 어디까지를 호전반응으로 볼 것인가-2, 호전반응이라 하여 그냥 두고 보아도 괜찮은가-3에 대해 논해보도록 하겠습니다.

쑥뜸의 본질이 '소통'일진대, 소통을 가로막는 독소 정체의 원인인 기氣의 문제와 형形의 문제에 대한 본격적인 쑥뜸치료 이후 나타나는 기의 정상화, 형의 정상화에 따르는 각종의 증상들과, 독소 배출(대장, 방광, 자궁, 폐, 피부, 임파, 오관 등을 통한)이 바로 호전반응이라 봅니다.-1

기의 문제-독소를 배출하는 기능의 이상 및 에너지부족. 기의 정상화 반응--피로, 무기력, 다면 등. 형의 문제-기의 문제가 심화된 결과로서의 체형 변질, 외상후유증, 출산후유증, 선천체형의 약점 등. 형의 정상화 반응-국소통증, 전신몸살, 각종 염증 등.

독소 배출 반응-가려움, 발진, 가스, 대소변 증가, 월경량 증가, 대하, 객담 등.

그리고 기와 형이 정상화되고 있음을 확인시켜 주는 각종 근거들이 호전반응을 부작용과 구분시켜 주는 중요한 단서가 되는 것입니다.-2

가령, 하복팽만증세가 호전되며 허리가 날씬해지는 도중에 변비가 생겼다면, 그리고, 돌발적으로 변비가 생길 만한 기타 원인이 없음이 확인된다면 이는 장의 탄력이 회복될 때의 일시적 호전반응일 수가 있습니다. 다만, 하제 복용의 과거력을 문진하여 그 정도가 심할 경우에는 일시적으로 변비가 지나가고 장이 쉽게 회복되긴 힘들다는 점을 환자와 상의할 필요가 있습니다.

진통제에 있어서도 마찬가지인데, 상습적인 진통제 복용 환자의 경우 그의 호전반응이라는 게 더욱 극심해지는 통증일 때도 있으니 환자 스스로의 결단 없이 어떻게 계속 치료해 들어갈 수가 있겠습니

세계 최고의 의사, 복원력은 살아 있다

까. 호전반응의 기간이 길거나 그 강도가 심한 환자의 경우일지라도 버틸 만한 근기라고 판단되어질 땐 낙담하지 않도록 치험례를 소개하며 웅녀의 끈기를 종용하기도 하지만 초진시 망문문절望聞問切을 통한 환자의 근기(精+氣+神) 가늠, 그에 따른 치료의 경중 조절과 치료단계마다 일어나는 호전반응을 한발 앞서 예시함도 중요합니다.

극한 호전반응 기간 동안에는 되도록 푹 쉬는 것이 좋으나, 일상생활에 무리가 가지 않을 정도로 치료의 경중을 조절함과 더불어 환자의 라이프 스타일에 맞게 신경써주어야 합니다. 또 정기를 돕거나 더욱 활발하게 배독시킬 수 있는 약재도 제때에 처방해줘야 합니다.-3

호전반응의 기전에 대해서는 보다 심도 깊은 연구가 필요할 것 같습니다. 임상에서 만난 호전반응들은 우리가 질병이라고 인식하고 있는 증상들의 상당한 부분을 포함하며 이에 대한 해석에 따라 치료의 방향과 그 결과 또한 극과 극일 수 있습니다.

피로, 무기력, 다면증-소통, 해독, 치유, 복원을 위해 인체가 쉴 새 없이 에너지를 소모하므로 일정량의 에너지를 사용하게 되어 있는 인체가 힘들어하며 나타내는 반응.

통증-문제를 알려주는 신호임과 동시에 치유의 신호.(특히 형태의 복원에 해당국소의 집중적인 통증)

피부이상(가려움, 발진, 염증)-독소들이 가열차게 올라오는 반응.

몸살을 비롯한 감기유사 증상-강력한 전신해독.

종양-임파계가 독소 배출을 원활히 할 수 있을 때까지의 독소의
임시보관소.(쑥뜸치료 도중에 편도선이나 임파선이 부었다 나으며 맥립종이
생겼다 사라지기도 합니다)

대증요법의 오남용으로 신경, 순환, 면역계 등에 이상이 생겨 진행
된 만성중증질환들을 쑥뜸으로 치료하는 과정 가운데 다시 대증요
법을 쓰고서야 어찌 신속한 '해독과 복원'을 기대할 수가 있겠습니까.

아프던 곳이 안 아프다고 완전한 치료가 아니라는 것입니다. 아픈
원인을 제거하기 위해 아이러니하게도 더 아파야 한다고 환자에게
역설해야 되는 현실을 누가 만들었나요. 자연치유의학, 예방의학인
한의학이 소외되고 생명 그 자체가 소외되는 현실을.

진통제는 삶의 질을 높여준다고 합니다. 그러나 당장의 고통을
없애기 위해 병인을 더욱 깊게 만들어버리니 가능한한 지양하면서
근본치료로 시각을 돌려주는 일이 바로 한의사의 소임이라 여겨집
니다.

세계 최고의 의사, 복원력은 살아 있다

근본치료를 하기 위해선 형과 기를 두루 살필 줄 알아야 하고 통증 등의 증상보다 그 근원을 살펴 치료해야 합니다.

예를 들어 손목질환의 환자에 있어 대부분은 그 근본원인이 주관절, 더 멀리는 견관절, 궁극적으로는 경추 이상에서 오는 경우가 허다합니다. 형을 살펴보면 주관절과 견관절의 형태가 변형되어 있습니다. 오십견 치료 이후 오십견은 나았는데 통증이 팔로 내려오더니 이제는 손목이 아프다는데 알고 보니 오십견도 제대로 나은 것이 아니라는 것입니다. 급성기의 통증만 개선시켜준 것일 뿐(환자도 나은 것으로 착각) 변형(전굴, 하수 등)이 더욱 진행되어 신경, 혈관, 임파관 등을 압박하니 주관절, 완관절 등 관절 부위에서 그 여파가 먼저 나타나는 것이며 팔 국소의 비증, 마목 등으로 진행되거나, 다른 문제들과 결합되어 현훈, 이명, 고혈압 등으로 진행되기도 하니 경추의 바른 복원이 중요한 까닭입니다.

외상이나 산후 등 특별한 경우를 제외하고는 보통 기의 문제가 선행하고 그것이 누적되어 형의 변질이 발현되고 또한 그 형의 변질이 2차적인 기의 문제를 파생하기에 일단 형의 변질이 있다 하면 단순히 여기고 덤벼들었다간 낭패 보기 쉬울 것입니다.

특히 교정 이전에 척추 및 관절이 틀어지게 된 근본원인(오장육부와 기혈의 약화로 인한 연부조직의 약화)을 고려치 않는다면 심각한 후유증을 낳을 수도 있습니다. 형의 변질을 막기 위해 경결점이 생겼는데 이것을 깨뜨리기 위한 갖가지 테크닉이 치료의 전부인 것 같이 인식되는 경향도 있는 것 같습니다. 봉으로 문지르는 치료까지 있다 하니 이것은 당장의 통증 완화에는 도움이 되어도 결국 다음 단계로 악화(형의 무너짐-기의 소통 방해-제2 경결포인트 발생)시키는 요인이 될 수밖에 없습니다.

요통-슬통-족통으로 이행되는 많은 경우에 있어 근본치료-요근강화-를 해주지 않고 진통치료만 해주며 쉬지 않고 무리하도록 조장함으로써 1차에서 자연스런 회복이 가능한 기회를 놓치고 2차, 3차로 이행시키는 경우가 많습니다. 인체는 몇 차례 통증이란 신호를 통해 경각을 일깨우지만 그에 대한 자연치유를 방해받았을 땐 반드시 후유증이 남으며 형의 변질이 초래됩니다. 그러므로 형의 상태를 면밀히 관찰해서 환자의 과거력을 캐치해낼 수도 있는 것입니다.

쑥뜸치료를 꾸준히 하다 보면 막힌 기혈이 소통되고 독소가 배출되고 나아가서 변질된 체형이 복원되면서 각종의 호전반응이 수반되는 바, 이 모든 흐름에 달통해서 환자를 초연하게 리드할 줄 알아야 합니다.

통증과 더불어 발열에 대해서도 숙고할 부분이 있습니다. 열을 방치하면 뇌까지 올라가서 심각한 상황을 초래할 수가 있습니다. 수화별리水火別離가 된 상태, 화의 난동이 억제가 안 되는 상태입니다.

세계 최고의 의사, 복원력은 살아 있다

정상적인 인체는 조용합니다. 한寒도 열熱도 없습니다. 각자의 처소에서 제 역할을 담당하며 긴밀하게 협조하며 돌아갑니다. 뇌의 지령이 말단까지 통솔함과 심장의 기혈이 말단까지 전달됨이 화강火降입니다. 뇌가 특정 이유로 압박받게 되거나(뇌 국소의 병변이나 정신적 스트레스나 기타 국소의 이상) 심장이 특정 이유로 압박받게 되면(심장 국소의 병변이나 심리적 스트레스나 기타 국소의 이상) 화강이 잘 안 됩니다. 비정상적인 발열로 아깝게 소모되어버리는 것입니다. 반면, 심장의 기혈을 제대로 전달받지 못한 국소는 식어 들어가기 시작합니다. 신정腎精은 오장지정伍腸之精의 근본인데 얼어붙어 수승水昇이 되지 못하면 결국 심장의 동력도 떨어질 수밖에 없게 됩니다.

절대로 식어 들어가서는 안 되는 1순위가 뇌이기에 심장이라는 육체의 모터가 인체 중앙이 아닌 뇌의 가까이 상초上焦에 존재하며 정신의 모터인 뇌와 긴밀하게 공조하지만 이러한 배치로 인해 자칫 염상炎上하기 쉬운 화의 억제장치로서 폐장뿐만 아니라 갑상선, 편도, 임파 등등 몇 겹의 철통방어선이 구축되어 있으며 오관伍官이라는 큰 창들이 열려 있는 것입니다. 낙서洛書에서 금화교역金火交易의 상象은 다름 아닌 이것이며, 정신의 모터인 뇌가 가장 중요한 장기라 볼 수 있겠습니다.

화火의 염열炎熱을 어떻게 다스리느냐 또한 각자 임상의 시중이지만, 청상淸上에 단순히 한랭지제寒冷之劑로 소화消火함만이 능사가 아닌 이유는 인체가 하나의 정기로 연결되어 있음이니 중격中隔으로 상열上熱할 때 통중通中해야 하는 데에도 쑥뜸이 능하며 하랭下冷으로 상열上熱할 때 온하溫下시킴으로 이열치열以熱治熱하는 공능 또한 쑥뜸의 묘미라 할 것입니다.

그러나 주의할 것이 있습니다. 부자附子로서 양기를 도와 이열치열하기엔 현대인의 허약하고 민감한 장부에 무리 가기 십상일 뿐 아니라 자칫하면 회양回陽이 아니라 열독熱毒이 되어 위험해질 수가 있으니 신중하지 않으면 안 되는 것처럼, 쑥뜸 또한 환자의 상태를 고려치 않고 아무 혈이나 잡아 뜨면 화독火毒을 입을 수가 있습니다.

학창시절 사상의학 대가도, 스스로도 저를 소양인少陽人이라 여겼지만 24세에 관원혈關元穴에 5분 이상 타들어가는 쑥뜸을 240장 뜬 후 상초上焦의 화열火熱에 대한 증상들이 죄다 사라지고 노랗던 안색이 희어지고 올챙이 같던 뱃살이 쑥 들어가는 것을 보고 음양표리한열허실陰陽表裏寒熱虛實을 구분區分은 하되 분리分離는 하지 말라는 이치를 온몸으로 체득할 수가 있었습니다.

이처럼, 막힘없이 두루 통하는 기혈소통이 생명의 근본인 것은 분명하나, 문제는 기혈이 막혀 있는 부위를 경계로 하여 음양陰陽, 한열寒熱, 허실虛實이 대립되는 양상을 보이는데 그 중 음, 한, 허의 증에 치중하여 취혈을 해야지 양, 열, 실의 증이 나타나는 부위에서 억지로 취혈하여 쑥뜸을 뜰 때 패증이 생기는 것을 많이 경험했습니다. 열 나거나 막힌 부위보다는 냉하거나 열린 부위가 순리적으로 쑥뜸의 기운을 수용하니까요. 또한 각자의 정기 정도와 그 날 그 시에 맞게 뜨지 않으면 안 됩니다. 다시 말해서 모든 사람에게 쑥뜸 시술이 가능하되, 올바른 진단과 취혈의 능력을 가진 한의사들에 의해서 시술되어져야 옳다는 것입니다.

　금기사항은 체득이 가장 확실합니다. 가령 쑥뜸 기간에 해로운 음식을 먹지 말라고 했는데 깜빡하고 먹고선 급체하거나 복통, 설사 내지는 극심한 가려움, 발진에 고통 받는 경우가 많습니다. 이렇게 금기를 지키지 않아서 오는 고통을 호전반응과 구분할 줄도 알아야 합니다.

　각종 건강보조식품이나 영양제, 그리고 화학요법 수술요법 등은 현대인의 만병의 근원인 기혈정체를 다스리지 못합니다. 꾸준하고 올바른 쑥뜸치료는 전신기혈의 소통을 도모하여 신경, 순환, 소화, 호흡, 면역, 생식, 내분비, 근골 등을 모두 살리어 전신의 질환들이 동시에 치료되는 강점이 있으며, 정형 내지 성형까지 가능케 합니다.

　쑥뜸으로 접근 가능한 다양한 질환들에 대한 치험례들 중 수개월이나 수년 후 경과추적하여 확인한 15례를 간략히 소개하며 마칩니다.

치험례治驗例 소개紹介

치험례 1

ㄱㅅㅇ씨, 여자, 58년생-

혈당 190, 우측발톱괴사(거의 소실),

요추 4,5번 협착증으로 통증 극심,

수십년 간 있어왔던 다발성 경부임파선종

쑥뜸, 약침, 한약복용 2개월 치료 후

혈당 정상화, 발톱재생, 요통소실, 경부임파선종 소실

(임파선종 부위가 극심하게 가렵고 난 후 소실됨)

3개월 경과한 현재까지 꾸준히 내원관리하며

재발하지 않음

치험례 2

ㅅㅁㅎ씨, 남자, 90년생-

만성중증아토피(생후 6개월부터 지속),

과민성대장염

(전신피부가 검은 빛을 띠고 깡마르며 우울증까지 병발)

장복해왔던 스테로이드제를 끊은 후

쑥뜸과 약침, 한약복용, 욕조법, 외용제

2개월 치료 후 피부 정상화

(치료도중 리바운드로 체표의 50%가 뒤집어진 후 다시 온전하게 복원됨),

과민성 대장염도 소실, 1년 경과한 현재까지 재발하지 않음

치험례 3

ㄱㅅㄷ씨, 남자, 79년생-

급성요추추간판탈출증

정형외과 2곳에서 반드시

수술을 요하는 상태로 진단받음

다른 치료 전혀 하지 않고

쑥뜸, 약침 2주 치료 후 직장복귀

(술과 담배를 엄금시킴)

1년 경과한 현재까지 재발하지 않음

치험례 4

ㄱㅅㅅ씨, 여자, 47년생-

불면, 우울증

(3개월 간, 정말 한시도 잠을 못 자다 우울증까지 병발)

항우울제, 수면제, 안정제를 모두 끊고

쑥뜸, 한약복용 1개월 치료 후

불면, 우울증 나음, 1년 경과한 현재까지 재발하지 않음

치험례 5

ㅂㅈㄱ씨, 남자, 65년생-
공황장애

다른 치료 전혀 하지 않고
쑥뜸만 3개월 치료 후 나음,
2년 경과한 현재까지 재발하지 않음

치험례 6

ㅇㅎㅇ씨, 여자, 58년생-
갑상선기능저하증, 고혈압

다른 치료 전혀 하지 않고
쑥뜸, 약침 3개월 치료 후 갑상선 및 혈압 정상화
1년 경과한 현재까지 재발하지 않음

치험례 7

ㅊㄱㅈ씨, 여자, 60년생-
갑상선기능저하증,

다른 치료 전혀 하지 않고
쑥뜸, 한약복용 4개월 치료 후 정상화

치험례 8

ㄱㅁㄱ씨, 여자, 76년생-
난자의 비착상으로 인한 불임

다른 치료 전혀 하지 않고
쑥뜸, 약침, 한약복용 6개월 치료 후
임신 성공

치험례 9

ㅇㅅㅈ씨, 여자, 63년생-
자궁근종, 자궁의 비정상출혈 지속,
정상적인 생활 불가

다른 치료 전혀 하지 않고
쑥뜸, 한약복용 2주 치료 후
출혈 멎음, 근종 축소
9개월 경과한 현재까지 재발하지 않음

치험례 10

ㅈㅇㅁ씨, 여자, 69년생-
난소암 수술 후 항암 12차 계획이었으나
체력이 극도로 허약하여 항암치료 포기

쑥뜸, 한약복용 6개월 치료 후
5년째 재발없이 건강하게 생존 중

치험례 11

ㅈㅇㅂ씨, 여자,
51년생, 뇌하수체선종으로 인한 극심한 두통
(진통제로도 억제가 안 되었음)

쑥뜸, 약침 3회 시술 후 두통 소실,
10개월 경과한 현재까지 꾸준히 내원관리하며
일체 약은 복용치 않고 있음
최근 양방에선 수술하지 않아도 되는 상태로 진단

치험례 12

ㅈㅅㅈ씨, 여자, 53년생-
고혈압, 심방세동, 뇌혈관 막힘

다른 치료 전혀 하지 않고

쑥뜸 6개월 치료 후

혈압/맥박 정상화, 뇌혈관 뚫림

3년 경과한 현재까지 재발하지 않음

치험례 13

ㅅㅈㅅ씨, 여자, 37년생-

고혈압, 협심증, 심근경색, 류머티스관절염

-각종 대증약들을 20여 년 복용

쑥뜸 1년여 치료 후 관절염 치료되어 대증약 끊음,

타 대증약은 병행

4년 경과한 현재까지

심근경색 발작치 않았으며 관절염도 재발 안됨

치험례 14

ㄱㅂㄹ씨, 여자, 37년생-

만성위염, 변비, 불면, 이명, 수전증, 체머리

-각종 대증약들을 20여 년 복용하는 동안

더욱 악화

대증약들 모두 끊고 쑥뜸만 3개월 치료 후 제반증상 나음,

3년 경과한 현재까지 꾸준히 치료받으며 재발하지 않음

치험례 15

ㅂㅅㅇ씨, 남자, 92년생-
학교에서 야구공에 맞아 홍채가 파열됨

수술 앞두고 쑥뜸, 약침 1개월 치료 후
완치되어 수술하지 않음
2년 경과한 현재
출혈자국 하나 없이 깨끗하고
재발 안 됨(안과 확인)

심평원 상대 소송

고된 하루 일과가 끝나고 어딘가엘 들르면 영락없이 주위에
있는 사람들이 어, 이거 무슨 냄새지 하고 코를 잡아 쥐었다. 담배 냄
새? 방귀 냄새? 이러면서. 하루 종일 육체 노동으로 채워야 하는 진
료시스템이라 허름하고 헐렁한 옷차림까지 어디에서도 대접받기 힘
든 행색이었다. 특히 미용실이나 옷가게에서 그랬다.

직원들과 함께 단합대회 겸 목욕탕엘 갈라치면 멀쩡하게 생긴 아
가씨들 등과 배에 아로새겨진 쑥뜸 자국 때문에 이목이 집중되었다.
어떤 이들은 용기 내어 혹시 수술 자국인지 묻기도 했다. 반면, 목욕
탕에서 환우분들의 적나라한 쑥뜸 자국들을 보고 한의원에 찾아오

는 이들도 많았다.

내원환자가 급증하자 심평원의 표적이 되어 대대적인 보험청구 삭감을 당했다. 그것은 30퍼센트에 해당하는 급여로서 그것을 인정한다면 한의원을 하나마나였다. 그만두라는 통보나 다름없었다.

결국 소송까지 제기하게 되었다. 이기면 소신진료를 계속 할 수 있는 거고 지면 한의사로서의 생명이 끝나는 것과 다름 없었다. 이기든 지든 다윗과 골리앗, 피 말리는 전쟁이 불보듯했다. 6개월 예상했던 재판이 1년을 훌쩍 넘겨 진행되는 동안 심평원의 삭감은 계속되었고 주변 한의사들은 격려 반 우려 반의 반응들이었다.

허위청구가 단 한 건도 없었지만, 심평원과 건보공단의 은근한 협박에 주눅이 들기도 했다. 환자들에게 수시로 심문 전화까지 걸어 불신을 조장함에도 쑥뜸을 매일 시술하는 내 진료시스템의 업보라 생각하고 참았다.

"지금이라도 내게 와 사정하면 빠져나갈 방도를 가르쳐주지."

내게 은근한 협박을 했던 심평원 소속 한의사에게 소신을 굽히지 않자, "나랑 끝까지 해보겠다는 거냐." 하며 윽박질렀다.

심장이 뛰었고 가슴이 막혀 왔다. 나를 찌른 이가 동료였다니. 심지어 같은 지역 7인의 한의사들까지 소송에 패하도록 진료의 부당성에 동의하는 서명을 했다는데 그들이 왜 그랬는지는 지금도 알 길이 없어서 그냥 나의 소신을 오해한 것이려니 생각하고 있다.

당시 쑥뜸은 돈 안 되면서 고되기만 해서 한의사들 대부분 기피하던 치료였으니 나의 특수한 진료 스타일을 그들이 납득하기를 기대해서는 안 되었을 것이다. 동료 한의사들조차 등을 돌린 재판에 나의 변호사는 난색을 표명했다. 이 길이 잘못된 것이라면, 그래서 이렇게도 산 넘어 산이라면 이제 그만 깨끗이 받아들이자, 그렇게 마음먹고 판사의 공정한 판결을 기다렸다.

나의 변호사마저 패소 가능성 100퍼센트라며 포기했던 다윗과 골리앗의 싸움에서 기적처럼 판사는 심평원의 삭감 처분이 위법임을 판결했다. 그야말로 천우신조로 가시밭 외길, 복원력을 일깨우는 쑥뜸 임상의 길을 계속 갈 수 있게 된 것이다.

보건복지부 실사

그렇게 가까스로 행정소송에서 승소한 이후 안심하고 진료해오던 중 보건복지부 정기 현지실사가 있을 것임을 통보 받고 이틀 후 실사팀이 들이닥쳤다. 또 다른 무엇이 있기에 자율 시정 통보도 없이 실사가 나오나 걱정되는 게 사실이었다. 허위부당청구가 없으니 어찌 하랴 싶으면서도 또 다른 꼬투리를 잡으면 어쩌나 싶어서.

아니다 다를까. 일일진료부와 수납대장 외에도 기타비급여치료 상세검토, 실재로 뜸쑥이나 피내침 등을 청구분만큼 소비하였는지 파악한 뒤, 환자들에게 직접 전화해서 어떤 시술을 받았는지 본부금은 얼마를 냈는지 조사하고 심지어 간호조무사 면허증 사본까지 요구하였다. 치료실에 들어와서 어떻게 치료하는지도 보고 직원들에게도 이것저것 물었다. 결국 아무런 문제가 없음이 밝혀지자 하루 만에 실사는 종결되었다.

혹시 심평원 상대 소송에 대한 보복 실사냐 물었더니 절대 아니라는 웃음 섞인 대답과 함께 이렇게 자꾸 표적이 되는 이유는 장기내원 때문이니 지혜롭게 하라는 권유를 해왔다. 덕분에 쑥뜸은 자연치유의 과정이니 꾸준하고 장기적인 내원이 필요하다는 소신을 피력할 수는 있었으나 실사의 타격은 한동안 갔다.

　돈도 안 되는 쑥뜸치료를 임상에 체계화하는 동안 나의 몸도 비유하자면 '각골의 고통'이면서 환자들에게도 이 치료의 의미를 이해시키기까지 험난한 여정은 계속되었다. 소송, 실사, 그리고 잊을만 하면 이어지는 건보공단의 환자들 심문 전화로 불신이 조장되는 일도 있어서 한의원 명맥을 유지한 것이 어찌 보면 기적이었다.

4장 고통의 양면성

한 방에 낫는 게 한방인데

아픈 게 싫어서 의사를 찾았는데 아프게 침을 놓고 뜨겁게 지지고 게다가 숨은 병독을 뽑아내기 위한 전신 몸살 등 원래 아프던 것보다 더 아플 수도 있다는 역설을 환우들은 처음엔 제대로 이해하지 못했다. 쑥뜸의 문턱이 너무 높은 것인가. 아니다. 원래 '한 방에 낫는 것이 한방이다.' 아무런 호전반응이나 리바운드 없이도 한방에 낫는 사람들은 지금도 많다.

왼쪽 어깨가 아파 진통제를 맞고 먹고 물리치료 등 대증요법으로 하다하다 안 되어 오신 40대 여환, 그녀의 직업은 선박도장전문가. 낫게만 해주면 남동생이 강원도 심산유곡에서 채취한 말벌집 통째로 담근 약주를 한 통 주겠다고 했다.

"한 방에 낫게 해주면 받겠는데 한 방엔 안 될 거 같아요. 진통제를 안 맞고 왔으면 모를까."

진통제도 하나의 치료라고 생각하는지 그리 맞고도 더 아픈 게 이상해서 여기서 치료해보고도 소용없으면 유방검사 받으러 가보겠다고 난리를 쳤다. 속으로 '당신 복원력이 강해서 진통제에 저항하느라 더 아픈 것.'이라고 말해주고 싶었다.

어깨에서부터 손목까지 침으로 기를 터주면서 부분부분 사혈을 해주고 평균의 2배인 40분 간 유침시킨 후 보냈는데 바로 다음 날

오자마자, "말벌주 드릴게요. 90퍼센트 좋아졌습니다. 오랜만에 제대로 잠을 잤어요."

"아이고 안 받을랍니다. 한 방에 완전히 나은 게 아닌데 어떻게 받아요.(저기요, 리바운드로 오늘밤은 오히려 한잠도 못 주무실 수 있다구요)"

중요한 건, 라포가 형성되었을 때 진통제의 위해성을 주의시키는 것이다.

"통증이 뭔 죈가요. 그동안 무리한 팔 회복시키려고 통증이 온 거잖아요. 우리 치료는 통증 없애는 게 목적 아니에요. 손상된 팔이 완전히 회복될 때까진 아픈 게 정상이죠."

의학만은 아닐 터. 세상살이 갖은 문제도 그 본질과 핵심을 들여다보지 않으면 고치겠다고 하다가 더 큰 병 만든다.

언제까지 억누를 것인가

통증도 염증도 방어 및 치유 기전인 것을. 오래된 고질적 병리 상태의 생리적인 복원에도 또한 각종 통증과 염증이 수반되는 경우가 비일비재하건만 맹독성 대증요법들은 통증과 염증을 가라앉힘과 동시에 자연적인 방어 및 치유, 복원 능력을 철저하게 훼방하기도 하고 끝내는 독소로 정체되기도 한다. 그러니 이러한 화학약품들에 찌든 몸을 제대로 치료하려고 하면 어쩔 수 없는 리바운드를 겪게 마련이라 환자도 의사도 배가된 고통을 겪는다.

언제까지 더욱 강한 약으로 억누를 것인가, 더 이상 통증도 발열도 불능한 먹통 몸이 될 때까지? 악성통풍 발작기처럼 아파서 죽을 것 같을 땐 진통제도 필요하고 응급수술에는 마취제도 필요하지만 어쩔 수 없이 쓰는 양날의 칼인 것을.

통증과 염증에 매달리기보단 그 통증과 염증을 제대로 견뎌내며 제대로 치유될 수 있는 체내 환경을 만들어주는 올바른 섭생지도와 정기를 돕는 처방이 진정 의사들이 할 일이며, 그보다 먼저 통증의 양면성에 대해 대중들이 깨어나야 한다.

통증을 없애지 말고 불통不通을 다스리자

통증에 대한 막연한 두려움을 깨고 통증 그 자체를 느끼며 성찰해보자. 그것은 인체가 어떻게 하나로 연결되어 있는지, 각 지체가 서로 떼어놓을 수 없는 관계에 있음을, 또한 아주 작은 지체라 하더라도 각기 중요성을 지니고 있음을 자연스레 깨닫게 해준다.

통증이 유발되면 그 유발지점을 응시한다. 전신의 긴장을 뺀 채 그 통증이 어떤 양태로 어느 방향으로 뻗어가는지 응시한다. 자연 소실되는 때, 지압으로 소실되는 때, 나아가서 침과 쑥뜸 등의 치료를 필요로 할 때가 있을 것이다. 불통즉통(不通卽痛~소통이 안 되어 아픈 것)이니 통하게 해줄 방법을 쓴다.

통증은 이상신호만이 아니며 동시에 치유의 매개일 수 있기에 세심한 관찰이 요구된다. 호전반응으로서 통증이 희소식일 때가 있다는 뜻이다. 이상신호란 역할도 알고 보면 우호적이지 않은가.

통증을 그저 회피하려고 해서도, 그렇다고 방치해 두어서도 안 된다. 통증은 충격에 대한 견딤의 기력 소진에 의해 본능적으로 회피하

세계 최고의 의사, 복원력은 살아 있다

고 싶게 만든다. 인내심이 강한 이의 경우, 통증을 견뎌내고 치유를 얻기도 하지만 때로는 너무 참다가 죽어가기도 한다. 기력의 한계는 여기서도 중요한 관건이 된다. 따라서 보해주는 것이며 극한 경우 대증요법도 필요한 것이다.

그러나 대증요법은 결국 후유증을 남기기 일쑤이니 견딜 만하면 통증이 심해지더라도 통증의 근본원인인 불통을 치료해야 한다.

통증을 억지로 잠재우면 더 큰 병 된다

불통즉통(不通卽痛:소통이 안 되어 아픈 것)이긴 하나 불통즉불통(不通卽不痛:소통이 안 되어 먹먹한 것)도 있다. 소통되지 않는 부위의 통증 지각이 더디다가 은허암질로서 뒤늦게 발견되는 심각한 질환들이 더욱 문제이다. 불통이 어쨌든 늘 말썽이다.

각종 대증요법의 후유증, 병 주고 약 주고가 되풀이된다. 가령 드세게 마사지를 받으면 당장에는 시원하지만 근막이 처지면서 해당 부위는 소통이 정체되고 감각 상실의 늪으로 빠져들기도 한다. 잠복기를 거쳐 다른 부위의 통증이나 다른 질병으로 전화되는데 환자도 의사도 근본원인을 모른다.

기혈소통이 원활하고 그 밀도가 고르면 기력의 한계가 그때그때 느껴지지만(골골해도 장수하는 체질) 소통이 정체되고 밀도가 편벽되어 있으면 분수를 모르고 국소의 기력을 소진시켜버리는 경우가 많다. 이른바 감각이 무딘 것.

젊을 때 심하게 잘 먹는 이가 일찍 소화기암이 오기도 하듯, 이상적 의료란 결국 양생을 위한 조화와 중용의 관점에서 논의되어야 하고 앞으로의 의학은 결국 그 방향으로 나아가는 것이 바람직하다.

함께 쓴 잔을 마시며

일시적으로 통증을 잊게 하는 것은 쉬우나 통증의 근본을 치료하는 동안 통증을 지켜보는 것은 환자도, 의사도 고통이고 쓴잔을 마시는 것과 같다. 그런데 나는 환우들과 더불어 매일매일 쓴잔들을 마시고 있다. 혹자들은 환우들을 설득한다. '그 한의원 가면 먹을 게 없어. 이것도 먹지 마라, 저것도 먹지 마라.' '안 아프려고 병원 가는 거지 더 아픈데 그곳엘 왜 가.' '어디어디 가면 한 방에 다 나아.'

진통제 한 방, 소염제 한 방, 항생제 한 방, 소화제 한 방. 원래 한방에 낫는 게 한방이다. 각종 공해와 유독한 먹거리와 후유증을 남기는 치료에 찌들 대로 찌든 몸들을 한의학적 관―원래대로의 회복―으로 치료하자니 한 방은 커녕 10방, 100방, 1000방도 모자랄 지경이다.

그런데 치료하면 할수록 병만 낫는 게 아니라 온몸이 살아나는 것과 보다 완전한 체질로 나아가는 것, 그리고 속에서부터 젊어지고 아름다워지는 것. 이것이 치명적인 쑥뜸의 매력이다.

원망은 고통의 근원에다 물을 일

고통은 저항할수록 강렬해지며 회피할수록 뒤끝이 길게 남게 마련이다. 삶의 고통도 질병으로 인한 육신의 고통도 가만히 지켜

보며 느낄 것을 느끼고 깨달을 것을 깨닫고 흘려보냄이 상책이다. 왜냐하면 고통 그 자체가 원수는 아니기 때문이다. 고통은 이상異常에 대한 징후로서, 병든 삶과 몸과 마음을 돌아보며 개선을 요구하는 우호적 메신저일 뿐, 원망은 그러한 병든 삶과 몸과 마음을 초래한 근원에다 물을 일이다.

암 선고

소송과 실사 이후 우측 목이 자꾸만 붓고 아팠는데 병원을 꺼리는 내가 수백만 원 들여서 구석구석 종합검사를 한 것이 2011년의 일이다. 그 결과는 폐에 과거에 있었던 염증의 흔적 및 미세한 혹들, 우측 두개골의 커다란 혹, 우측 갑상선의 혹 등이었다. 워낙 연기를 많이 마셔댔으니 폐는 그렇다 치고, 두개골 혹이야 어렸을 적부터 있었으니 갑상선만 조직검사를 했다. 결과는 암이었다. 그 검사 결과를 갖고 담당의는 뼈, 폐, 갑상선의 전이암일 수 있으니 정밀검사를 하자고 했다. 두개골까지 잘라서.

환우들 몸을 내 몸 이상 여기고 맹독한 약 복용이나 후유증을 남기는 수술 한 번 안 시키고자 그렇게 바른 먹거리 바른 섭생 강조하며 그들의 온몸 구석구석 일일이 혈을 잡아 뜸을 떠주던 내가 암이라니.

당분간 좀 쉬면서 자신을 돌보고 싶다는 내게 남편은 대책 없이 쉬지 말고 차라리 수술하고 호르몬제 먹으면서 계속 일하라고 했다. 지극히 현실적인 얘기였다.

암진단 보험금 1억이 나왔다. 맨날 남는 것도 없이 갖은 풍상만 자초한다는 남편의 질책들에 눌려 있던 나는 그 1억을 보란 듯이 집 사는 데에 몽땅 보태버렸다.

어차피 수술과 호르몬제 평생 복용은 죽기보다 싫었고 그 전에 두 개골까지 자른다니 생각하기도 싫었다.

암 친구와의 동행

결혼 이후 지속된 과로와 스트레스(걱정, 불안, 우울, 분노), 이 모든 것들을 이제 그만 떨구어내라고 찾아온 암 친구와의 동거는 쉬지 못하고 계속 일해온 지금까지도 현재진행형이다. 나에게 휴식이 필요할 때마다, 또 수위를 넘는 스트레스나 감정 흥분에 즉각 신호를 보내는 좋은 친구이다.

임상 시작부터 아픈 사람을 보면 그 증상이 똑같이 나의 몸에 전이되어 어떻게 치료하는 것이 이상적인지 직관적으로 느껴지고 깨달아왔던 나인지라 오랜 세월 동거해온 이 녀석에 대한 깊은 이해와 통찰이 결국은 각종 암 환우들까지 치유하도록 이끌었다.

나를 위해서, 서서히 타들어가기에 너무 후련하다며 좋아들 하는 연기 나는 간접구를 그만두고 미립대(쌀알 크기) 직접구로 바꾸었고, 한약을 처방해서 먹고 쑥뜸도 뜨면서 그렇게 세월이 흘렀다.

갑상선 국한이든 전이암이든 간에 10년 가까이 무탈하게 정상생활 해오면서 수많은 난치병들을 치료하고 아이들 대학까지 보냈으니 충분히 감사한 삶인 셈이다.

　　　　　　　세계 최고의 의사, 복원력은 살아 있다

모든 병이 그렇듯 가혹한 환경이 암을 만든다

심정지나 뇌사 등에 비해 긴 고통이 수반되기는 하지만 암은 그래도 조금 더 기회를 주는 질환이다.

한 번 태어난 이상 한 번 죽는 것은 기정사실. 하루하루 살아가고 있다는 건 하루하루 죽어가고 있다는 것. 암이란 것도 살기 위해서 죽어가는 생명 그 자체의 한 모습이다.

암 치료의 핵심은 정상 세포가 암으로 변할 수밖에 없게 만든 '가혹한' 환경에 대한 개선이다. 알고 보면 암은 아주 오래 전부터 인류와 함께해온 생존을 위한 친구이다. 대부분 질환의 고통이 잘못된 길로 계속 가지 못하도록 울리는 일종의 경고음이듯, 과도한 스트레스(상처)-그것이 정신적인 것이든 육체적인 것이든-가 암을 만든다.

지속적으로 과도하게 받고 있는 정신적, 육체적인 스트레스가 있는가. 그것은 당장은 크게 문제 되지 않을지라도 언젠가는 더 큰 고통의 원인이 될지도 모른다.

암은 다세포생물의 숙명이라지만 예방하는 최선의 길은 어떤 식으로든 특정 스트레스를 지속적으로 과도하게 방치해두지 말라는 것이다. 과도함의 기준 또한 그 누구도 아닌 각자에게 와닿는 압박감의 정도이다. 본인이 힘들면 힘든 것이다.

가령, 하루 종일 학교에서 공부하고 돌아온 자녀들이 집에서는 좀 쉬고 싶을 수가 있다. 그것을 부모의 강권으로 새벽 2~3시까지 시키는 것이 비록 한창 때라 하더라도 정기가 약한 아이의 경우 뒤탈이 날 수가 있다.

마치 천편일률적인 군대생활이 누군가에겐 연단이지만 누군가에겐 자살원인이 될 수도 있듯이. 사회가 쳐놓은 울타리가 어떤 경우에 있어서는 효율적인 보호막이 아니라 족쇄가 되고 감옥이 되며 무덤이 될 수도 있음을 우리는 근자에 뼈아프게 목도하고 있다.

어찌하여 면역계의 통제를 벗어나 대척을 하게 되고 급기야 전복까지 꾀하는가. 그 반란이 성공해봤자 결국 숙주와 더불어 일찍 죽을 것인데도. 한계에 몰렸기 때문이다. 죽을 지경이니 이제 제발 그만 정신 차리고 몸도 마음도 좀 돌아보라고, 우리도 살고 싶다고.

2부 6장의 「소화와 장화」에서 그 기전을 논하겠지만, 생명체는 스트레스, 과로, 과식 등으로 무리할수록 더 이상 소통이 닿지 못하는 음지인 '소외조직'이 생겨나기 마련이다. 소외당한 그들도 어떻게든 먹고 살아야 하니 통제를 벗어나서 각자도생하는 모습이 각종 암으로 분출되는 것이다.

「자연 순리에 순응하는 삶」에서 다시 논하겠지만, 결국 암의 올바른 치유 또한 '한계와 법칙'을 깨달아 '조화와 중용'을 꾀하고 '하나됨'에서 모색해야 한다.

정신적이건 육체적이건 고통의 신호들을 무시하고 달리다가, 리바운드될 때면 그것을 억누르고 망각시키는 각종 대증요법이나 술, 담배, 마약 등에 의존하고, 결국 정기가 고갈된 채로 터미널에 봉착한 암이라는 쉽지 않은 질환, 그 생사의 갈림길에서 인체의 모든 면역기관은 그야말로 모든 것을 내걸고 한바탕 악전고투를 치르게 된다.

복원력이란, 상호 유기적이고 전일적인 체계, 바로 그 자체이다. 상호 소통하며 하나로 움직이는 것! 그래야 정상세포들이 비정상세포들의 신호를 바로바로 감지하고 정상화시킬 수가 있는 것이다. 복원력을 살린다는 건, 결국 소통을 극대화시켜 하나임을 깨우쳐주는 일이다.

내가 보기에 이제야 비로소 시작일 뿐인 솔세포(Tuft cells)에 관한 연구가 언젠가 '각종 염증을 통한 복원 메커니즘'의 문을 여는 새로운 키가 될 수도 있을 것 같다.

상피조직 속에 들어 있는 솔세포의 비밀 중 항원 침투 확인과 고지, 세포조직의 치료 증진, 가슴샘(thymus)에서 면역세포의 성장 보조, 각종 염증 관여, 암세포의 억제와 촉진이라는 상반적인 기능 등이 근래 밝혀졌는데, 복원메커니즘뿐 아니라 암에 대한 보다 열린 시각으로 갈 수 있는 가능성 또한 이 솔세포 연구에서 시작되리라 본다.(관련논문: 2019. 03. 29.《Science》지에 게재된 「Taste for danger」)

암으로 성찰할 것들

정도의 차이가 있을 뿐, 암은 누구나 가지고 있으며 노화와 죽음 또한 누구나 피해갈 수 없는 생의 한 관문이다. 죄의 대가도 아니고 천형은 더욱 아니다. 혹자는 100만큼의 생명력을 갖고 태어나고 혹자는 10도 안 되는 생명력을 갖고 태어날 만큼 선천의 차이는 다양하다. 약한 생명력을 갖고 태어나서 그마저도 심하게 소모시키는 라이프 스타일로 산다면(그것이 정신적이건 육체적이건) 오래 버티기 힘들다. 각자에게 처해진 현실은 각자에게만 현실이다. 그러니 사회가 정해놓은 평균적인 삶이 아니라 각자의 역량대로, 순리대로 사는 것이 각자의 건강을 지키는 길이다.

암 진단을 받고 가장 먼저 돌이켜 보아야 할 것은 '살아온 세월 동안 그 무엇이 자신을 가장 힘들게 했나.'라는 질문일 것이다. 그리고, 여생 동안, 그것이 단 하루건 1개월이건 1년이건 무엇을 해야 가장 온전하게 행복할 것인지를 묻는 일이다.

이것은 비단 암환자들에게만 해당되는 질문은 아닐 것이다. 왜냐하면 인생은 유한하며 암이 아니라 그 어떤 사인으로든 결국 죽을 것이기 때문이다.

암 연구 동향에 대한 소회

유전자 돌연변이, 전체에서의 자기본분을 망각하고 정상세포의 사멸주기를 벗어나 주변 조직이나 장기로 민폐를 줄 만큼 과잉 증식하는 것, 이것이 암에 대한 일반적인 인식이다. 그러나 그 이유에 대한 해답은 그리 단순치가 않다. 1971년 닉슨이 암과의 전쟁을 선포한 이후 그야말로 서양의학에서는 애물단지인 암 그 자체를 때려 부수는 전쟁과도 같은 수술, 항암, 방사선 요법에 의존해서 암 치료에 매진해왔지만 그 결과는 높아만 가는 암 사망률이며 문제는 '전이'이다. 암에 대한 연구가 일대변혁을 치르고 있다.

환경 및 생활습관이 중요해지는 후성유전체학(epigenomics), 세포 내 대사물질과 대사회로를 연구하는 대사체학(metabolomics), 세포와 세균의 관계를 연구하는 미생물학(microbiology)에 이르기까지.

게다가 인종 차이도 중요하다. 안타깝게도 한국인에 대한 국내연구는 상당히 미흡하다. 암에 접근하는 방식이 점점 다양하고 포괄적으로, 그리고 개체적으로 가고 있다는 것이다. 그럴 수밖에 없는 것이 돌연변이 그 자체만 때려죽이는 것으로 도무지 해결이 되지 않기 때문이다. 대개 수술, 항암, 방사선요법 등으로 손상 받은 인체에서 새로이 전이된 암은 더욱 위협적이다.

　고주파온열치료가 센세이션을 일으켰다가(43도에서 종양사멸) 막상 임상에서는 체온의 1~2도 상승 정도로 조심스레 접근하고 있는 추세이다. 암세포는 누구나 가지고 있다. 우리가 쑥뜸을 꾸준히 뜨다가 고열이 끓는 몸살을 할 때에는 전신의 고열로 얼마나 많은 암세포들이 자연사멸 하겠는가. 그리고 그 때 통증과 고열을 무조건 억누르는 대증요법을 조심해야 하는 이유가 자명해지는 것이다. 연쇄구균과 '세라티아 마르세센스'라는 박테리아를 인체에 주입하여 고의로 고열을 일으켜 매우 효과적으로 종양을 치료했던 윌리엄 브래들리 콜리. 그는 당세에 기존 의학계로부터 외면 받아 쓸쓸히 최후를 마감했지만, 그 딸인 헬렌 콜리 노츠가 재연구하여 아버지의 이름이 널리 알려지게 되었다. 콜리의 급성 감염을 통한 고열 치료법은 암 진단 후 자연적인 암의 소멸을 겪은 자들의 공통점인 '암의 소멸을 겪기 전에 고열의 몸살을 앓았다는 점'에 착안했다. 인체는 한 번씩 고열을 동반한 몸살을 통해 독소를 정화시키고 면역을 정상화하지만, 고열과 탈진은 병약자에겐 치명적일 수 있으니 적시적방的時的方의 한의학적인 응급진료체계가 필요한 것이다.

이미 고착될 대로 고착되어 돌출된 현실, '암'이라는 질환이 드러내는, 표면적 증상들 자체도 다루기 쉽진 않으나, 그것이 드러나게 된 근저, 그 사람의 체내환경과 나아가 무·유의식적인 습성들을 하나하나 개선하기란 더더욱 어려운 법이다. 그래서 여느 질환들과 마찬가지로 증상만 억누르는 대증요법 갖고는 언제든 재발, 악화가 가능한 것인데 암은 이미 터미널까지 가 있는 질환이기에 그 재발, 악화를 반복할 기력적, 시간적 여유가 없다. 특히나 말기로 갈수록 단 하나의 카드를 신중하게 뽑아서 제대로 써야 한다. 따라서 그 녀석을 처음 발견했을 때 빙산의 일각처럼 돌출되어 있는 암덩어리 자체에 대한 신속하고도 효과적인 케어뿐 아니라, 그 원인(과로, 스트레스, 식섭생부주의 등)에 대한 근본적인 성찰과 더불어, 그것을 돌이키거나 해소시키려는 노력을 부단히 해나갈 때 비로소 임박한 위험으로부터 헤어나올 수가 있다. 가령, 유방암의 경우, 과로로 변형된 어깨의 복원이 유방의 원활한 기혈순환에 직결되며, 그 치유 과정에서 극렬한 어깨 통증이 리바운드될 수가 있다. 또한 만일, 오랜 식섭생 부주의로 중초中焦가 심각하게 막혀 있을 시엔 이것을 뚫어내야 상초上焦로 허화가 염열하여 암종을 부추기는 것을 막아줄 수가 있으며, 하초下焦가 부실한 경우엔 음양을 보익하여 오뚜기처럼 근기 있는 뿌리를 갖춰주어야 한다. 그 뿌리의 한계까지만 치유여정을 계속해나갈 수가 있기에.

독소의 문제도 있지만, 전신의 기혈 흐름이 약해지고 저체沮滯되어 있는 상태에서 특정 장기나 근골을 무리해서 쓰다보면 그곳에 기혈이 제대로 전달이 안 되고 고갈되어 세포변이가 생기기 시작한다. 즉, 결국 암도 무리와 연관이 있다. 그러니 치료에서 이 부분을 순리적으로 되살려놔야 한다.

또한 반복적으로 꾹꾹 눌러 담은 감정적 스트레스도 어느 조직엔가는 가서 쌓이게 마련이고, 이것이 암을 일으키는 직접적인 원인이 되기도 한다.

쑥뜸과 암

쑥뜸은 막힌 것을 뚫고 굳은 것을 풀어낸다 하였다. 유무형의 독이 굳어서 기체氣滯가 되고 담痰이 되고 적취積聚가 되고 기어이 암이 되기까지, 인체는 수없이 신호들을 보내온다. 답답함이나 통증 등의 무형뿐 아니라 결림, 부종, 덩어리 등 유형의 증상들까지. 암은 그리 쉽게 돌출되지 않는다. '어느날 갑자기' 생긴 경우에도 사실 그 이전에 수많은 신호들과 증상들이 있었는데 그 이유를 찾지 못해 병을 키웠던 것이다. 대증요법들로 돌려막기 하며 버티거나 지나치게 잘 참는 사람들이 특히 고위험군이다. 가래 이전에 호미로 막을 수 있다면 얼마나 다행이랴. 그러니 평소 기혈소통이 잘 되는 몸을 만들어서 조금이라도 이상이 나타나는 부위를 잘 감지하고 잘 치료해주는 것이 좋다. 여기에 바로 쑥뜸이 좋다.

꿈에 돌아가신 어머니가 나타나 "네 병 낫게 해줄게." 하며 따라오라고 해서 갔더니 사람들이 옷을 벗고 드러누워 있었고 그래서 자신이 죽는 꿈인가 했는데, 그 꿈을 꾸고 난 후에 한의원에 오게 되어 초진 상담 후에 치료실에 들어가니 환자들이 옷을 벗고 누워 있는 것을 보고 깜짝 놀란 I씨는 안색이 어둡고 칙칙했다.

그녀는 평소에 배가 늘 아팠고 어지럽고 힘이 없었는데 한참 치료하던 중에 갑자기 배 위로 시커먼 독소가 올라와 한동안 온 배를 덮었고 나도 그런 경우는 처음이라 걱정했는데 어느 순간 사라졌다.

가족 대부분이 암이라 자신도 검사를 받아보았는데, 창원H병원에서, 전암단계의 조직이 자연치유된 흔적이 보인다면서, 수술이나 약을 쓰지 않고 이렇게 된 경우는 처음 본다며 기적이라 했다고. 그 후로 걱정되어 한 번 더 검사를 했더니 너무 깨끗하다고 했단다.

지긋지긋하던 복통과 소화불량도 나았지만, 어지럽고 힘이 없어서 운전을 못했던 그녀는 쑥뜸을 20회 정도 뜨고 난 후에 전라도까지 운전을 할 정도로 기가 살아나서 겁이 없어졌다고.

참으로 신기하게도 '쑥뜸과 암'을 집필하다가 이분이 문득 떠올랐던 바로 그 다음날 아주 오랜만에 한의원에 오셔서 이 얘기를 상세히 들려주셨다.

"제가 복이 많아서 암을 예방하려고 쑥뜸을 뜬 것 같아요."

당시 동생을 꼭 데려오려 했는데 말을 듣지 않았고, 안타깝게도 그 후 동생은 대장암으로 수술 후 투병 중인데 지금은 거의 막바지라 했다. 그녀는 전신쑥뜸으로 경락을 뚫어놓았기에 스스로 느끼기에 기가 막혔다 싶으면 달려와서 뜨곤 했었다.

이렇듯 기혈이 잘 소통되어 경미한 불통이라도 그때그때 감지할 수 있는 예리한 체질을 만들어주는 데에 쑥뜸이 좋다. 온돌 및 아궁이문화에서부터 시작해서 온천욕, 반신욕, 족욕, 좌훈 등도 기혈소통에 좋은 역할을 한다.

이 책 뒷부분의 「열자극과 복원력」, 그리고 「소화와 장화」에서 좀 더 깊게 다루겠지만, 막힌 것을 푸는 데엔 뜨거운 것이 좋다. 사람과 사람 사이에 막힌 것도 사랑이 아니면 무엇으로 풀겠는가. 이렇듯 유형이든 무형이든 조금이라도 막힌 것이 있으면 되도록 풀고 사는 것이 암을 예방한다.

예방뿐 아니라, 암으로 인한 증상들과 수술 및 항암치료 이후의 후유증들 중에, 특히 해당 부위의 통증, 감각이상, 식욕부진, 소화장애 등에 쑥뜸이 좋음을 임상으로 확인했다. 또한, 쑥뜸을 떠서 기혈소통이 원활해질수록 성격도 밝고 활달해진다.

5장   매 순간 깨어 겉과 속을 살펴야

몸은 모든 것을 기억한다

나는 도사가 아니므로 초진 시에 마스터플랜을 모두 짜고 들어가진 못하지만, 매일매일의 임상에서 그 사람을 주도면밀하게 관찰하며 근본의 근본을 파고 들어가다가 발견한 것들을 환우분들과 함께 공유하고 개선시켜 나간다. 그 여정 중에 어느덧 한의원 모토인 '환자를 의사로 만들기'가 한 사람 한 사람 되어가는 것인데, 그것은 다름 아닌 세계 최고의 의사인 각자의 복원력을 일깨우고 그것이 정상적으로 작동되게끔 하여 뒤탈을 최소화시키면서 이상적인 원형에 가깝게 회복시키는 것이다.

몸은 모든 것을 기억한다. 불편함 없이 잘 돌아갈 때 그 배후인 정상적인 시스템에 무관심하다가 불편함이 생기면 불편함 자체만 없애려 급급하니 더 깊은 수렁으로 빠져들기 일쑤다. 그러나 망가져가는 시스템을 근본적으로 바로잡지 않는 한, 불편함은 언제고 심화 변질되어 리바운드된다. 이 세상도, 병들거나 노화되어가는 육신도. 바로잡기 위한 연구도 제대로 해보지 않고 회의적이거나 포기하지 말자. 가령 손목에 염증이 생겨 아플 때, 염좌 등 일시적인 손목만의 문제라면 침, 쑥뜸 등의 손목 국소치료로 괜찮아진다. 허나, 오장육부에서 어깨, 손목으로 보내어지는 기혈 루트가 심각하게 막혀 있을 땐 손목 국소를 어찌해본들 '약 주고 병 주고'를 되풀이하다 재빨리 퇴

세계 최고의 의사, 복원력은 살아 있다

행일로를 걷게 되기도 하는 것이다.

수근관 증후군을 수술하려는 분들을 상지 전체의 기혈 루트를 터주어 자연회복을 유도해도, 통증이나 감각 이상이 심각한 경우 그 새를 못 참는 수가 있다. 아플 때마다 대증요법이나 수술로 누르면서 무리해서 계속 쓰면 해당조직은 재빨리 퇴행한다.

반대로, 되돌릴 수 있는 길도 존재한다. 호전반응이건 리바운드건 회복을 위해 더 아픈 경우, 해당 조직을 최대한 덜 움직이는 것이 순리이다. 그때에 제대로 아프면서 회복될 수 있는데 그것을 순리적으로 도울 수 있는 좋은 도구들이 침, 쑥뜸, 한약이다. 언제나 말했듯 통증과 염증은 꺾어 눌러야 하는 원수가 아니라 제대로 그 역할을 해낼 수 있도록 도와주어야 하는 복원메커니즘이다. 당연한 듯 누리고 살던 신경계, 순환계, 면역계 등이 망가져가고 있는데 어쩌다 망가져서 이 모양인지 생활습관부터 돌아볼 생각은 안 하고 아픈 곳 원망부터 하는 습성이 문제이다. 평균수명 40~50세 시절에야 사는 동안 불편함만 없도록 해주면 그만이었겠지만 100세 시대인 지금, 그렇게 눌러놓은 증상들이 결국은 변질된 형태로 튀어 오르고야 만다. 그것을 또다시 더욱 강력하게 누른다면 중풍, 치매, 파킨슨 등 몸이나 정신이 제어하지 못하는 병들로 노년을 고생하게 되기도 하는 것이다.

가령 소싯적 잠복된 수두바이러스가 리바운드된 것이 대상포진이다. 이것을 강력한 대증요법으로 누르기에만 급급하니 죽을 때까지 리바운드로 고생하는 사람들이 많다. 한의원에서는 사혈, 쑥뜸 등으로 해독시키고 한약으로 정기를 돕는다. 물론 최악의 리스크를 면하기 위한 강력한 대증요법이 필요한 경우도 있지만 가급적 자제하고 당장 힘들어도 섬세하게 관찰하고 연구하여 근본을 해결하면 앓을 만치 앓고 난 후에 면역도 정신도 강건해지는 보너스가 따른다.

얼마 전에도 독감 백신과 폐렴 백신을 동시에 맞고 갑자기 대상포진이 생겨난 환우분을 치료해드렸는데, 보통 며칠 만에 쾌차를 보이는 일반적인 대상포진 양태와 달리 상당기간 포진 부위가 질질 끌면서 아프긴 했지만 결국 깨끗이 나으셨고, 그 이후로 오히려 위장이 많이 좋아지니 그토록 오랫동안 부풀어오른 무거운 사지의 군살도 빠지셨다.

초진의 망문문절은 한계가 있다

초진 때의 기본 망문문절로 환우들을 제대로 전인적으로 파악하기엔 턱없이 부족하지만 한정된 진찰시간 후에 어쨌든 일단은 베드에 눕혀놓고 본다. 그 사람의 체형, 전체골격강도, 근맥육피모골의 조화로운 정도, 피부의 색감과 질감, 경혈의 촉지 느낌, 근육 탄력 정도.

그리고 기혈 흐름을 따라 취혈을 하면서 전반적인 기혈소통 정도를 체크하고, 치료 여정, 예후, 예상되는 호전반응, 금기 지시 등을 최대한 상세하게 설명해주는 것까지가 의사로서의 책임을 다하는 것이라 줄곧 생각해왔었다. 최선을 다한 진찰과 치료라고.

그러나 초진 진찰 때도, 이후 줄곧 치료를 하면서도 체크가 안 되고 있던 상황들로 뒤통수를 맞는 경우가 빈번하다.

그 남자의 비아그라, 그 여자의 한 쪽 유방

60대 여환, 등이 시린 증상이 오래되어 별별 수를 다 써보다가 결국은 쑥뜸을 뜨러 오셨다. 한 쪽밖에 없는 유방. 나머지 한 쪽은 악성종양 때문에 깎아지른 절벽처럼 절제되어 있었다. 시간이 좀 걸릴 것이라 여긴 나의 예상을 뒤엎고 2회의 쑥뜸 후 그토록 시리던 등이 따뜻해지기 시작했다.

이윽고 남편을 데려오셨는데, 8남매의 장남이라는 남편분은 훤칠한 키에 유려한 외모, 무엇보다, 골격상태를 보니 드물게 보는 타고난 골상에, 기혈 흐름도 아주 활달했다. 몇 차례만 손을 대면 척추협착으로 인한 요통이지만 호전을 볼 체질이었다.

그런데 체질 바탕과는 달리 이상하게 한의원에서 내내 굳은 얼굴, 마지못해 오는 표정. 그러다가 최근 갑자기 매일 오신다. 폭설이 내린 날에도 손녀까지 데리고 와서 치료를 받고 가시는데 상당히 풀어진 표정이다.

나는 진료 중 그 어머니가 왜 암에 걸리셨는지 이유를 들었다. 남편이 젊은 시절 비아그라까지 먹어가며 그렇게 바람을 피웠다고. 그러다가 심장에 무리가 와서 성기능이 완전히 가버렸단다.

8남매인 집안의 맏며느리로 갖은 고생 다하며 아들 하나 잘 키워 서울대까지 보냈는데 아들이 하는 얘기가, 서울대 나왔어도 가진 게 없어서 시집오려는 여자가 없단다.

서울대만 보내면 만사형통이겠거니 했는데 도대체 어디까지 밀어줘야 할지, 그 어머니의 깊고 깊은 탄식소리가 들리는 듯하다.

그래도 젊었을 땐 거들떠도 안 보던 남편이 아들이 서울대를 가니까 태도가 조금 바뀌었다고.

한 쪽 유방을 갖고도 남편 좀 잘 치료해달라고 데려오신 어머니의 마음을 감히 다 헤아릴 수는 없지만, 인생들이 왜 이리 드라마보다 더한 것인지, 간호사 선생님들과 누워 있던 환우분들과 한의원 입구에 레드카펫을 깔자고, 파란만장한 인생들이 왜 이리 많냐고, 한바탕 웃으면서 우리들의 가슴은 또 그렇게 하나가 되었다.

근데, 큰일이다. 무뚝뚝하던 중년 남환들이 갑자기 구겨진 인상을 펴면서 한의원엘 열심히 오는 이유는 십중팔구 '회춘' 때문인데.

남편분 성기능이 돌아오는 건 쑥뜸 뜨다 보면 어쩔 수 없이 따라오는 결과지만, 부디 이제부터라도 한 쪽밖에 남지 않은 어머니의 가슴을 사랑해주시면 좋겠다.

그 이후 두 부부뿐 아니라 서울대 졸업 후 건축현장에서 일하던 아들까지 내원해서 처진 어깨의 복원치료를 받았고 아리따운 아가씨와 결혼도 하였다.

화병의 허와 실
"제가 맥이 잘 안 잡힌다고 해요."

초진 때 깊은 상담을 미처 못해드렸던, 며칠 쑥뜸을 뜨다 몸살이 난 50대 여환의 약 상담하며 맥을 잡으니 말처럼 잡힐듯말듯 미세한 맥이다.

맥이 잘 안 잡힌다고 해서 무조건 허약한 게 아니라 깊이 촉지해보면 잘 안 잡히는 그 맥도 나름 그 자리에서 중심을 잡고 리드미컬하게 뛰는 맥이 있는가 하면 간신히 잡히면서도 불안정한 맥이 있다. 이 분 맥이 후자에 속했다.

"어머니, 심장-순환계가 많이 약해져 있습니다."

"맞아요. 제가 심장이 약하고 아랫배가 많이 차요."

그런데 이렇게 심장-순환계가 약하면서도 화병이 목끝까지 차 있는 상황, 위험하다.

시어머니와 정신장애가 있는 시아주버님을 시집와서 여태껏 모시고 살았다고 한다. 무엇보다 4명이나 되는 시누이들이 집밥이 좋다며 수시로 들락거리는 통에 애들 좋아하는 성격 탓에 조카들까지 거의 먹여 키우다시피 했다고.

시어머니가 한이 많은 분이어서 늘 잘해드리려 노력하다 보니 시누이들 집엔 불편해서 지내시는 법이 없었다고 한다.

처음 금기음식을 주의 받을 때 가슴이 답답했던 이유. 평생 시집식구들 집밥 해 먹이느라 넌덜머리가 나서 한 번씩 바깥음식(주로 밀가루음식)을 먹는 게 그나마 스트레스 해소인데.

"사실은 오늘도 점심은 라면 먹었습니다."

이실직고를 하신다.

자궁에 커다란 근종이 발견되어 자궁까지 들어내야 했을 때 차라리 그냥 죽는 게 편하겠다고 생각했을 정도로 시누이 식당일까지 거들어가며 숨 가쁘게 살아온 분이셨다.

그래도 젊었을 땐 힘겨운 줄 모르다가 나이 들어 몸이 망가지고 보니 수시로 우울증이 오곤 한단다. 다행히 장성한 아들 둘이서 수시로 바람을 쐬어주는 것이 고맙지만 자식들한테 누가 안 되려고 어렵사리 한의원엘 오게 되었다고.

아들들이 일찍 철든 것을 보니 이 분 정성이 어디로 가진 않은 모양이다. 보통 쑥뜸 뜨다가 몸살을 하면 그 이후로 많은 차도가 난다.

"만약 치료 들어가기 전에 호전반응에 대해 미리 말씀드리지 않았더라면 도중에 하차하셨겠지요?"

넌지시 물어보았다.

"그래도 일단은 좀 다녀 본 후에 결정했을 거 같아요. 그리고 며칠 받으면서 좋아진 게 있었기 때문에 몸살을 하면서도 뭔가 있겠지 싶었어요."

이미 빈궁마마(우리는 자궁 없는 여환들을 빈궁마마라 부른다. 자궁을 들어낸 이들 대개가 화증이 심하고 순환이 안 된다)에, 당뇨에, 이명에, 한 쪽 눈이 살짝 찌그러져 있고 말도 약간 어눌하다.

그런데 며칠 치료하는 사이에 눈이 조금 펴졌다. 심했던 요통도 한결 나아지고. 보통 몸살도 강하고 효과도 강한 사람의 유형은 비록 몸이 많이 망가져 있었더라도 복원력이 강한 유형들이다. 그리고 마음과 정신의 힘이 강한 사람들이며 대개 착한 사람들이다.

착하다는 소리 듣는 것이 젤 질색이라는 이 어머니. 그 말의 깊은 의미가 가슴에 와닿아 눈시울이 뜨거워졌다.

이 분의 인생 스토리 1탄을 듣고 나서 다시 맥을 잡으니 위로 팍팍 솟구치는 화증이 본색을 드러낸다.

이처럼 맥은 유동적이기에 한의학의 네 가지 진단법인 망문문절 중 맨 나중이다. 맥만 과하게 믿는 것은 좋지 않다. 그리고, 위로 솟구치는 화증이 있다고 해서 속까지 뜨거운 것이 아님을 알아야 한다.

"어머니, 화가 장난이 아니네요."

"네, 절대 뜨거운 건 못 먹어요. 항상 차게 먹어요."

"이제부터 쑥뜸으로 기를 바로 잡아나갈 테니 차츰 따뜻하게 드세요. 위로는 화가 치밀지만 속은 양기가 고갈되어 냉합니다. 그래서 일찍이 자궁에도 이상이 왔던 거구요."

밀가루에다 찬 음식까지 못 먹게 하니 울상이신 어머니. 그래도 너무 아파서 진통제 맞으려다 꾹 참고 오실 정도는 되는 분이시기에 식섭생도 잘 견디며 따라와 주시겠지.

할머니의 수박

환자들이 원하는 것, 때로는 그것을 안 해주어 오해를 살 때가 있다. 가령, 사혈을 원하는데 적응증이 아니라거나 온침을 원하는데 적합한 혈이 잡히지 않을 때 구구절절 긴 해명 미처 못하고 안 해주면 푸대접 한다고 오해하는 분들이 종종 계신다.

77세 할머니. 한의원 다니신 지 오래 되어서 웬만하면 별다른 요구를 안 하시는 분이 어느날 가슴이 답답하다며 온침을 놓아달라고 하신다. 그러나 온침 놓을 혈이 잡히질 않아 직접구만 떠드렸는데 다행히 군소리 없이 이해해주신다.

한의원에 다니신 지가 어느덧 7년. 협심증과 류머티스 관절염, 체머리, 만성위염 등등, 종합병원이셨던 몸이 지금은 아무런 약을 먹지 않고도 동년배 분들보다 훨씬 정정하신, 피부도 희고 주름도 하나 없으셔서 만인의 부러움을 사는 분이신데. 얼마 전 영문 모르게 어깨가 너무 아프셔서 치료를 해드려도 쉬이 낫질 않길래, 한의원 오시고는 처음 있는 일이라 생활을 조심스레 체크해 보니, 몇 개월 아들며느리가 함께 생활하는 동안 손빨래를 너무 많이 하셨던 것.

"할머니, 이젠 나이도 있으신데 웬만하면 세탁기 돌리세요."

할머니도 수긍을 하시고 그 이후로 세탁기 돌리시고 아들며느리도 보내고 나니 한동안 어깨몸살이 지나가고 완전히 다 나으셨는데 그 나은 어깨로 어느 날 커다란 수박을 들고 걸어오신 것이다. 이럴 때가 종종 있다. 내가 손 아프게 치료해드린 그 어깨에 무거운 것을 들고 왔다는 생각에 절로 눈살이 찌푸려지는 경우다.

"아이고, 저도 들기 힘든 수박을. 다음부턴 이러지 마셔요, 제발."

"좀 힘들긴 힘들데요 후후."

그 무거운 것을 들고 한참을 걸어오셨으니 가슴이 답답하실 수밖에.

갱년기의 요실금

폐경 전후의 **갱년기증상**(안면홍조, 한열왕래, 수면장애, 불안우울, 성욕감퇴, 방광이상, 관절통 등등)과 꽤 오래도록 동행하는 분들이 있다. 폐경이 되려면 아직 수년이 남았거나 폐경 후 수년이 흘렀는데도 상술한 일련의 증상들에 오래도록 괴롭힘 당하는 사람들. 만성적인

세계 최고의 의사, 복원력은 살아 있다

질환으로 고착된 경우들인데, 노화의 흐름을 역행하긴 힘들다고 절대 포기하지 말고 찬찬히 정기와 체형을 함께 복원시켜 나가면 상당부분 근본치유가 가능하다.

직접 키운 산딸기를 갖다 주신 환우분은 요실금이 있으셨다. 10여년 간 대증치료에도 별 차도 없이 괴롭힘을 당해왔던 것. 거기에다 갑상선기능저하증에 자궁적출까지 해서 호르몬 불균형에 전신이 붓고 비만이다.

체계적인 복원치료를 받으며 전신기혈이 소통되고 전반적인 체형도 슬림해지며 하복부의 팽만이 호전되면서 자연스레 방광 기능이 살아났다.

산딸기가 방광에 좋다, 이런 식의 막연한 상식이 통하지 않는, 그렇다고 대증치료도 별 소용없는 이런 만성적인 방광기능 이상(소변빈삭, 요실금, 소변줄기 약화 등등) 환자들은 대개 복부비만에 골반조직이 처져 있는 것을 소통시키고 복원시켜주면 자연스레 호전된다.

산후풍이나 젊은 시절 과로, 그리고 복강피임, 임신중절, 근종절제 등의 각종 자궁수술, 전반적 허약 등으로 하복부가 처지고 골반조직이 처지면 골반강 안에 있는 자궁이나 방광도 함께 무력해지거나 압박을 받고 순환이 안 되어 각종 문제들이 발생하게 된다. 근본은 보지 않고 임시방편으로 대증요법을 써본들 그 상태를 악화, 고착시킬 뿐이다.

그 이후 이 환우분은 과식하는 식습관이 고쳐지지 않아 한참 후에 복부팽만과 척추협착증으로 재원하시어 극심한 몸살 끝에 뱃살도 빠지고 걸음을 못 떼서 쩔쩔 매시던 요각통이 사라지셨다. 그리고 또 한참 후에 치매 진단을 받고 우울증이 왔는데 그 역시 쑥뜸과 한약으로 말끔해지셨다.

87세 할머니의 복원력

딱 1주일 전 쌕쌕거리며 숨찬 증상, 안면, 사지, 복부 등의 전신부종 및 참기 힘든 두통, 요통 등으로 한걸음 떼기조차 힘겨워 대기실에서 진맥해야 했던 87세 할머니 이야기다.

도통 침도 뜸도 자리가 보이질 않았다. 할머니는 약이라도 지어달라고 사정하셨다. 이대로 죽을 것만 같으니 기운 차리게 뭐라도 지어달라고.

다시 자세히 망문문절 해보았지만 안타깝게도 약 한 모금 들어갈 수 있는 몸 상태도 아니었다.

올봄, 대상포진으로 양방치료 후 두통과 전신부종 및 움직일 때마다 비오듯 땀이 흐르는 증세를 온갖 대증약들로 '땜빵'하고 '땜빵'해 오던 것이 한계에 달한 상태. 최근엔 신장약까지 복용하신다고.

이토록 전신의 기혈이 꽉 막힌 상태에서 격렬한 리바운드를 각오한다면 억지로 침도 놓고 약도 쓰는 경우가 없는 것은 아니지만, "할머니, 약 한 방울도 들어갈 구멍이 없어요. 미음만 드시면서 진통제랑 위장약 끊으시고 3일 지나 다시 오셔요." 하고 돌려보냈다.

이틀 뒤 출근하는데 대기실에 할머니가 앉아 계셨다. 약들 끊고 나서 몸살을 무지무지하게 하셨단다. 미음만 먹으니 기력이 하나도 없어 약이라도 지어갈 수 있을까 하는 마음에 하루 더 못 기다리고 오신 것. 그새 전신의 부종은 많이 빠지고 시체 같던 얼굴이 반쯤 산 사람 얼굴이 되셨지만.

"할머니, 많이 좋아지고 계십니다. 내일 오시면 약 지어드릴게요."

좋아지고 있다는 말 한마디에 안도하고 돌아가셨고 다음 날은 오후 늦게 기진맥진해서 오셨는데 가까스로 투약이 가능해보여 세 봉 드리면서 하루에 한 봉씩 드시라고 했다.

그리고 첫 내원부터 일주일이 지나자 부종이 확 빠지고 숨소리도 좋아지고 발걸음도 나아지고 진맥해보니 고비를 넘기서서 드디어 침을 네 곳 놓아드릴 수 있었다.

상하 좌우 내외가 꽉 막힌 사람에게 한약도 조심해야 하고 때로는 침 하나도 조심스런 경우가 있다. 음식이든 약이든 소화 안 되면 독이다. 침끝 하나에도 잘못되는 수가 있다. 진통제랑 위장약 끊고 리바운드 끝에 자연스레 약 구멍도 열리고 침구멍도 열리는 순리적인 타이밍을 기다린 보람이 있었다.

아무리 호전반응이라고 해도 죄 없는 한약이나 침뜸 탓으로만 돌릴 수 없게 조심해야 하는 것이다.

45세 중년의 복원력

이번엔 45세의 남환의 경우다. 1년 넘도록 무릎관절통으로 고통을 당했단다. 1년여 전에 아이 둘을 무릎에 앉혀 놓고 놀았는데 그 이후로 무릎이 아프기 시작했고 별것 아니라고 여기고 방치한 것이 계속 아팠고 점점 심해지니 오만상이 찌푸려져 있었다. 각종 대증 치료에도 차도는 없었다고 했다. 참다 못해 MRI 찍으러 가기 전에 어머님 손에 이끌려 억지로 온 것.

"연부조직 손상도 골절 못지않게 오래 가는 경우가 많아요. 손상 이후 그 손상을 회복키 위한 치유 통증이 계속 있었지만 회복에 적정한 체내환경이 안 되어 이토록 질질 끈 것 같습니다."

복부팽만에다 고관절 쪽 혈이 막혀 있으니 아래로 기혈이 잘 못 내려갔을 것이었다. 충문, 족삼리 등 가볍게 자침 후 음식 주의와 휴식을 당부시키고 복원력이 좋아서 한방에 좋아질 수 있기에 바로 많이 아플 수 있다고 미리 얘기해뒀다.

그리고 며칠이 지나서 내원해서는 "아 진짜 엄청 많이 아프고 엄청 많이 좋아졌어요. 신기하네요."라고 말하는 것이다.

며칠 더 치료한 후 괜찮으면 MRI값 달라고 할까 보다. 인체의 복원력은 어마무시하다. 치유 메커니즘인 통증과 함부로 싸울 생각은 하지 말기를. 45세 남환은 며칠 치료 후 괜찮아지셨지만 MRI값은 받지 않았다.

2부

쑥뜸과
함께하는

복원력
대탐험

하늘은 왜 하필 나처럼 나약하고 소심하며 겁많은 인간에게 이런 길을 걷게 했을까. 꿈에도 그런 적 없는, 끊임없이 긴장하고 심장 졸이는 상황들을. 응급의학, 치료의학으로서의 한의학에 대해 재조명할 수 있는 가능성들을 조심스레 열어보고자……?

아니, 나의 빈약한 체험들의 기록이 누군가에게는 영감을 주어 우리네 복원력의 외침에 대해 열린 시선으로 바라봐주게 되기를. 그리고 기왕이면 근본의 근본을 깨달아 이러한 응급상황 내지는 고질적인 상황으로 내몰리지 않기를 바라지만, 모르겠다. 인생은 뒤죽박죽이고 먼 훗날, 이러한 체험들의 의미가 전혀 다르게 다가오는 때가 있을지는 또 모를 일이다.

세상에는 꼭 쑥뜸이 아니어도 얼마든지 다양한 치유와 복원의 길이 있다. 나의 진료 일화 혹은 임상 케이스들을 접한 독자들에게, 쑥뜸과 인체의 복원력이 만나서 이런 일들도 있을 수 있겠구나, 복원력이 이런 일들까지 하네 하고 간접경험의 확장이 일어날 수 있는 것만으로도 충분한 보람일 것이다.

임상은 한순간도 멈춰 서 있지 않았으며 늘 새로운 도전이었다. 같은 질환이라도 기계에 넣으면 탁 하고 튀어나오는 루틴화된 치료법 따위는 과거에도 현재에도 없다. 한·양방 다 부족하고 다 필요하다. 보다 이상적인 의학은 두 의학의 협조일 것이다. COVID19 또한 마찬가지. 이론이 아닌 현장의 매순간, 그 사람과 그 병태에 오롯이 깨어 있어야 한다.

가령, 나에게 온 응급 대상포진을 백전백승했다 하더라도 세상에는 훨씬 다양한 응급환자가 있으며 그들은 그들의 인연대로 한방, 내지는 양방을 가고 한·양방에 상관 없이 잘 낫기도 하고 악화되기도 하고 후유증에 시달리기도 하는 것이다.

　대증이냐 복원이냐의 선택은 환자들뿐 아니라 임상의들의 고민이기도 하다. 그 누구든 한걸음 더 근본적인 자연치유를 꿈꾸지 않겠냐만은 그 무엇보다도 안전이 최우선이다. 환자들과 의사들이 함께 마음을 열고 하나되어야 조금이라도 더 이상적인 길을 걸어갈 수 있을 것이다.

　그러하기에 보다 이상적인 치유를 원하는 분들에게 바이러스와 세균, 몸살과 해독, 열자극과 복원력 등의 상관관계에 대해 통합적인 시각을 조심스레 열어보일 것이며, 복원력의 궁극의 지향점과, 왜 몸과 마음이 하나이고 결국 우리 모두가 하나일 수밖에 없는지, 왜 불을 잘 다스리는 것이 복원과 양생의 핵일 수밖에 없는지, 그 중에서도 특히 위장이 핵 중의 핵인 이유까지도 자연스레 소통될 수 있기를 바란다.

1장 바이러스와 세균, 몸살과 해독, 열자극과 복원력

대상포진, 눈의 침범을 막기 위한 사투

남자 대학생, 이틀 전 내원. 발병은 1주일 전, 양방치료 경과 악화, 이마에 발병한 것이 우측 눈꺼풀까지 침범, 며칠 못 자고 못 먹어 얼굴이 험악하다. 그의 어머니께서 수년 전 같은 부위에 발병해서 사혈과 쑥뜸과 한약으로 극적으로 완쾌시켰지만 아들의 경우는 양방을 다녀왔기에 좀 더 난치에 가깝다. 왜냐면 화학적인 대증요법은 대상포진을 자연치유시키는 데 아주 애먹게 만드니까.

포진이 두부에 산발적으로 흩어져 있어 머리를 밀고 사혈을 시행했다. 대상포진 초기엔 이 사혈이 아주 중요하다. 보통 습부항으로 대량의 혈액을 방혈시키는데 머리라 그렇게 못하고 사혈침으로 구석구석 꼼꼼이 찌르니 죽어라 고함을 지른다.

아랑곳하지 않고 눈꺼풀까지 찌르고 이마에 약침을 놓고 몸에는 쑥뜸을 뜨고 고약을 붙여 보낸 후 다음 날도 똑같이 치료했다.

그날은 포진이 거의 사그라들었지만 통증은 아직 안쪽에 잔재해 있다. 그래도 방심은 금물, 마지막 포진 하나까지 확인 사살하니 기어이 남자가 여자들 앞에서 눈물을 줄줄 흘린다.

온 얼굴이 피에 눈물에 보는 게 좀 힘들 정도다. 2주일 정도 입원할 정도의 증세인데 고통을 동반하는 집중치료를 받고 끝내려니 환자도 나도 진을 뺀다.

척추협착증 환자가 치료실을 나가면서 나랑 직원들에게 "수고하셨습니다." 하는데, 이 대학생이 "네!" 하고 큰소리로 대답하기에 다함께 웃음이 빵 터지고야 말았다. 눈에 침범하면 어쩌나 했는데 고비는 넘긴 것 같다. 그후 그는 학업에 재빨리 복귀했다.

수두와 대상포진

셋째 조카가 백일 즈음에 수두에 감염되었고 이어서 여섯 살짜리 둘째 조카도 함께 감염되었다. 고열과 발진으로 힘겨운 시간들을 보내는 동안 해열제 한번 먹이지 않고 한약과 약침으로 다스렸다. 이전에 폐렴에 걸렸을 때도 같은 방법으로 1주일 만에 완쾌되었기에 동생네가 믿고 맡겨주었다.

면역이 정상이라면 수두는 생각보다 위험하지 않으며 순리적인 방법으로 치유될 수 있다는 게 나의 견해이지만, 그리고 그 결과는 면역 단련이지만 대부분의 사람들은 어쩔 수 없이 대증요법을 선택한다.

억제되어 잠복된 수두가 대상포진으로 리바운드되었을 때조차 강력한 대증요법으로 바이러스를 다시 한 번 잠복시키지만 만성적인 통증을 유발하기 일쑤다.

대상포진뿐이랴. 수없이 많은, 의외로 쉬운 질환들이 만성 난치질환들로 고착되어가는 데엔 질병의 근본보다는 병증의 소실에만 매달리는 환자와 의사 모두의 단순함이 큰 몫을 하고 있다.

대상포진, 너에게 보내는 연서

사랑하는 나의 환자 A씨 눈에 평생 눈물이 마르지 않게 만든 철없는 그 남자 B씨(51세)가 양방에서 대상포진 진단 받고 처음 내원한 날짜가 이제 보니 2월 하순으로 2주 전이다. 이 환자 피고름 내 맡으며 꽃 같은 3월 두 주가 훌쩍 지나버린 것이다.

A씨가 처음 내원했을 때의 주소증은 차량접촉 사고로 별다른 외상 없이 목과 어깨가 아프다는 거였다. 근무하는 어린이집 원장님 권유로 인근 한의원을 갔다가 그 한의원이 휴진이어서 우리 한의원엘 오셨던 건데, 어딘가 모르게 억세고 드세 보이는 인상 때문에 내가 적극적인 치료를 망설였던 기억이 있다.

그런데 인상과는 달리 쑥뜸과 한약으로 수없는 호전반응을 겪으면서도 군소리 없이 꼬박꼬박 오시며 마음까지 주고받는 사이가 되었는데, 작년 가을인가 겨울인가에는 철없는 남편 B씨랑 더 이상은 살 수가 없다며 이혼한다고 난리 칠 적에 남편 탓하지 말고 본인에 대한 생각(나는 사랑받지 못하고 있다는 생각)을 바꾸어보라고 진정어린 충고를 했었다. 그런데 그 철부지 남편이 대상포진에 걸려 부인 손에 이끌려 온 것이다.

포진 자리를 사혈하고 쑥뜸을 뜨는데 한의원이 떠나갈 듯 고함을 질러대고, 남편 좀 혼내달라던 부인은 잠시도 못 견디고 차마 그 소리를 못 듣겠다는 듯 눈물을 글썽거리다가 주르륵 흘리고야 만다.

남편 들으라는 듯 얘기했다. "당신 엄살에 부인이 눈물까지 흘리는데 그 여린 심장으로 어떻게 그 모질고 힘든 세월 견뎌왔나 모르겠네요."

그 살아온 세월 이야기 일일이 밝힐 수는 없고 언젠가 울컥했던 이야기가, 결혼할 때 혼수 제대로 못해왔다고 시아버지가 그리도 구박하셨다는. 고된 시집살이에 남편 주색에 견디다 못해 그만두려 할 때마다 네 자식도 네 꼴 만들래 하시는 친정어머니 만류에 참으며 산 세월이 휘어진 등과 굽어진 어깨였고, 자동차사고 후유증이 아니라 이 오래된 척추변형과 화병 고치느라 한 계절이 다 흘러갔다. 그런데 그녀의 철없는 남편이 한의원에 순순히 끌려올 만큼 변화되어가고 있었던 것.

양방에서 최소 두 달 걸릴 것이라던, 우측팔 전체가 온통 포진으로 뒤덮이고 등과 배와 얼굴과 허벅지까지 번져버린 특수 케이스를 위험 감수하고 2주 만에 고쳤으니 감지덕지할 만도 한데, 밤마다 아프다며 괴롭혔다는 소릴 듣고 오늘 한마디 호통을 쳤더니 겸연쩍게 웃는다. 예상했던 대로 잘생기고 호탕해서 그렇지 그리 모질고 악한 사람은 아니었던 것이다.

대상포진, 내치와 외치를 겸해야만 초전박살 한방응급의학과 외과학의 위력을 보여주는 너. 이 시대 면역계의 신음소리를 제대로 들려주는 너. 좀 더럽게 생겨먹었지만 제대로 정기를 살려주며 사기를 몰아내주면 화끈하게 소멸되어버리는 화통한 너. 그러나 대증요법만으로 강하게 억누르면 언젠간 더 심하게 리바운드되고야 마는 너. herpes zoster, 너를 사랑해.

알콜중독은 어려워

이 남자가 아내 손에 이끌리어 내게 처음 온 것은 대상포진으로 양방치료 받다가 포진들이 온몸에 번지면서 눈으로 가기 일보 직전이었다.(눈으로 가면 실명 위험) 술고래 중의 술고래인 남편 덕에 그 속이 새카맣게 타버린 아내가 그로부터 4년이 흘러 다시 한 번 내게 부탁해 온 것이다.

대상포진을 다 낫게 해주었더니 그 후로도 계속 술을 퍼마시다가 어느 날 피부에 염증이 생겼는데 그게 피부과 치료에도 낫질 않고 계속 재발한다는 것. 그간 쌓였던 술독이 폭발하는 것인지 피부에 진물이 흐르는 염증으로 조금만 지나면 살점이 툭툭 떨어질 판이었는데, 심할 때마다 초강력 스테로이드로 누르고 누르기를 반복하다가 급기야 시커멓게 상해 들어가니 더이상 견디지 못하고 나를 찾아온 것이다.(그때 각서 받고 시작했어야 했다, 두 번 다시 술마시지 않기로!)

오랜 세월 그 속에 내재된 술독과 대증요법 리바운드와의 사투가 시작되었다. 당장의 증상 억제를 위해 복원력에 타격을 입혀왔던(피부는 이미 정상기능을 잃음) 대증약들을 일체 끊었으니 전신의 피부가 산불처럼 뒤집어질 것은 자명한 일.

피부의 복원력이 극도로 떨어진 상태에서 걷잡을 수 없이 번져나가는 염증과 진물로 한때는 환우분들이 나병환자로 오해할 정도였지만, 매일매일 전신에 퍼진 환부를 꼼꼼이 사혈해주고 침 놓아주고 쑥뜸 떠주고 아로마오일 바르게 하고 한약을 복용시키니 어느덧 그 끈질긴 리바운드가 모두 지나가고 말끔히 아물었다. 그러는 와중에 내 오른쪽 어깨는 작살이 났고.

치료 5개월 동안 그는 정말이지 술 한 방울 입에 대지 않았다.

"B씨, 당신 보고 치료하는 것 아닙니다. 당신 아내 때문에 치료해 주는데 두 번 다신 이 짓 못 합니다."

그렇게 눈물겹게 고친 것이니 다신 술을 입에 대지 않을 것이란 나의 생각은 오산이었다.

수개월 지나 내원해서는, 한동안 술을 퍼마셨더니 다시 피부가 가렵기 시작한다며 그 부위만 사혈 좀 해달라는 것. 알콜에 뇌가 어찌 되었는지 그게 사혈만 좀 한다고 해결될 게 아니란 걸 진정 모른단 말인가.

온 어깨에 힘을 집중해서 사혈침을 찌르고 또 찌르는 와중에도 피부병의 기전과 섭생의 중요성에 대해 그리 이르고 일렀건만. 섭생부주의로 재발되면 그땐 정말 답이 없다며 절대 다신 술 마시지 말라고 신신당부할 때마다 "이렇게 독을 다 뽑아냈으니 한동안은 술 마셔도 괜찮겠죠."

농담일 거라 생각했었는데 새로운 사업을 시작하면서 술을 안 마실 수 없었다는 것이다.

"다른 한의원 가서 사혈 받으십시오." 딱 정색하고 자르니 농담인 줄 알고 "에이." 하며 웃는다.

"농담 아닙니다."

더 단호하게 말하니 그제야 벌떡 일어나 한의원을 나가는 것이다.

그는 모른다. 그의 앞날을. 그리고 내가 왜 잘라야 했는가를. 워낙 오랜 인연인 아내 낯을 보아서 죽을 각오로 두 번의 위험한 상황에서 정말 최선을 다했으나 결과는 반복이다.

그러나 인생은 한 번이다. 당신도, 나도.

아내분에게 전화를 했다.

"그리 됐습니다."

"아이고 원장님도. 곧이 곧대로인 남편을 살살 달래서 치료해주지 않으시고."

안타까움 반 원망 반. 그동안 애썼다는 말 한마디 없다. 정말이지 그것이 서운하진 않다. 다만, 알콜중독의 늪에서 헤어나게 해주기란 너무나 어려운 일이다.

알게 모르게 누적되는 화학독소

피부병은 그나마 독소가 밖으로 배출되는 질환이다. 그러나 그것을 억누르니 점차 깊고 지독하게 바뀐다. 나는 이런 리바운드를 더 이상 보고 싶지 않다. 제발 다들 독소에 주의를 기울이자. 청정 먹거리에 눈을 뜨고 제발 술, 담배, 화학독소 먹지 말자. 그 독이 다 어디 가는 게 아니다.

독소는 때에 따라 각종 피부병으로 탈출구를 찾기도 하며 각종 감염으로 탈출구를 찾기도 하며 지방과 종양 속에 저장되기도 하며 만성통증과 만성염증의 원인이 되기도 한다. 특히 현대는 알게 모르게 누적되는 화학독소가 무섭다는 사실을 알아야 한다.

공기야 어쩔 수 없다 하더라도 입으로 들어오는 것은 선택할 수가 있다. 좋은 거 먹고 좋은 거 생산하자. 소비자는 화학첨가물 든 음식 먹지 말고, 생산자는 육해공에 독한 약 좀 그만 뿌리자.

바이러스와 세균, 몸살과 해독, 열자극과 복원력

독소는 또한 노화의 주범이자 죽을 때까지 살아 꿈틀거리는 복원력의 장애물이다. 독소가 배출이 되면서 복원력이 살아나기도 하지만 억눌렸던 복원력이 되살아나면서 인체는 그간 누적되었던 각종 독소를 체외로 배출시키기도 한다. 맥립종, 콧물, 기침, 객담, 피부염, 임파절 종대, 대소변 증가, 대하 증가 심지어 하혈 등등 다양한 루트로.

여기에 일정의 열자극이 매우 중요한 역할을 한다. 이것은 부양론과 일치한다. 열자극-소통-해독-치유-복원.

감염으로 인한 고열을 동반하는 몸살은 체내의 독소 및 종양 등을 제거하는 기회가 되기도 하듯이 쑥뜸의 누적된 양기가 인체를 소통하여 막힌 기혈을 뚫어내고 복원력을 진작시키니 때가 되면 고열을 동반한 몸살을 일으켜 전신 해독과 치유 및 복원을 유도하는 모습은 언제 봐도 참 절묘하다.

바이러스와 세균은 분명 위험한 적이기도 하지만, 이 적과의 동침 이후 활발해진 면역계가 흐트러져 가던 인체를 되살릴 수 있다는 아이러니가 있다. 이렇듯 콜리 이후 미생물과의 유기적인 관계성에 대한 열린 연구가 지속되고 있으며 이에 더욱 박차를 가해야 한다.

우리 인체는 한 번씩 고열을 동반한 몸살을 통해 독소를 정화하고 면역을 단련하지만, 고열과 탈진은 병약자에겐 치명적일 수 있으니 조심스레 접근해야 하고 응급처치에 각종 한약이 필요하다.

바이러스가, 세균이 해만 주겠는가? 순리적인 케어와 함께 제대로 이겨내기만 하면 그 순기능은 참으로 놀랍다. 평소 면역단련이 안 된 이들에게 야생 변종 바이러스는 치명적이기에 마땅히 조심해야 하지만 일체의 바이러스나 세균을 철저히 배제시킨 면역 단련과 진화는 사실상 불가능하다.

갈수록 자연생태계와 담쌓거나 적으로 돌려놓고, 각종 미생물뿐 아니라 화학독소와 맞서 싸우는 우리네 면역계는 이미 거대한 암덩어리가 되어가는 이곳 지구별에서 마지막 악전고투를 하고 있는 중인지도 모른다.

코비드19뿐 아니라 앞으로 창궐할 각양각색의 감염병에 공격성 대증요법만 쓸 게 아니라, 순리적으로 잘 극복해낼 수 있도록 한의학적 관에 입각한 부정거사扶正祛邪를 적시적방的時的方 해주어야 한다. 더불어, 자연생태계와 공존공생할 수 있는 한의학적 양생관을 받아들이고 실천해야 한다.

어느 아침 TV 프로그램 〈서프라이즈〉에서 〈월급 올려주세요〉라는 서민의 애환을 담은 노래 마지막 가사가 '박사장님'으로 끝나는 바람에 금지곡이 되었던 시절 이야기가 나왔다. 송창식의 〈왜 불러〉나 양희은의 〈아침이슬〉 등이 금지곡이 되었던 것처럼 조금의 반항기조차 통제 가능하다고 여겨졌던 시절이었다.

작금의 바이러스 위기 또한 그것이 인위로 조작된 것이든 아니든 자연을 통제 가능하다고 믿는 인간의 오만과 무지에서 비롯되었다. 그들은 계속 변이가 될 것이다. 어떻게든 살아남는 형태로 진화할 것이다.

진정한 무림 고수들은 되도록 실수를 쓰지 않는다. 그것이 결국 자신을 파멸시킴을 알기에. 독이 오를대로 오른 녀석들을 무엇으로 해독할 것인가. 전쟁이 지나가고 나면 폐허가 되듯이 온갖 맹독약을 투여한 인체는?

이번까지는 가까스로 넘어간다고 치자, 내년은? 그 다음은? 감기에 걸려도 양약은커녕 한약도 안 먹고 생으로 이겨내곤 했던 내가 머리끝부터 발끝까지 동시다발로 침범해서 들어오는 지독한 독감을 앓고 나서야 그에 상응하는 처방을 쓰기 시작했던 게 벌써 20년 전이다. 신종플루와 사스 때도 그에 맞는 처방을 만들어 썼다. 허나 이대로라면 갈수록 정기를 도와 사기를 몰아내는 한의학도 쉽지는 않을 것이다.

수많은 숙주를 거친 코로나19는 이미 또 다른 변이를 일으켰다. 바이러스는 어떻게든 변이를 일으켜 살아남지만 그 강인한 생명력에 맞설 만큼 인간면역은 트레이닝이 안 되다 보니 자신이 없을 수밖에. 평소 웬만한 염증들에 대증요법으로 가라앉히기 바쁘니 무기력할 수밖에.

자연은 인간과 마찬가지로 통제할 대상이 아니다. 인간은 어디까지나 생태계 일부로서 공존공생, 공멸할 뿐이다.

2장 대증이냐 복원이냐

같은 병증이라도

쑥뜸으로 중증질환들을 치료해오면서 그 사람의 복원력이 깨어나고 왕성한 활동을 하게 되는 과정에서 일어나는 호전반응과 리바운드 중에 마치 감기몸살과 흡사한 일련의 증상들이 나타나고 며칠 끙끙 앓고 난 후에 환자의 안색이 맑게 변하며 병증이 확연히 나아지는 과정을 숱하게 지켜보게 되면서 이러한 쑥뜸 몸살과 바이러스성 유행감기와의 차이와 상관관계에 대해 생각이 깊어지게 되었다.

어째서 질병이 호전되는 과정에서 아프던 곳들이 더 아프거나 심지어 전신몸살이 나타나는 것인지? 감기나 독감, 각종 감염이나 몸살은 인체에 궁극적으로 어떤 작용을 하는 것인지? 몸과 마음에 각종 고통을 수반하는 많은 질환들이 동시에 치유를 수반할 수 있다는 양면성이 어쩌다 이렇게도 철저히 외면당해야만 했는지. 그것은 고통을 직시하고자 하는 용기의 결여, 그리고 무지로 인한 막연한 두려움과 공포에 기인한다.

멸치, 다시마, 표고 육수에 양파, 파, 매운 고추, 고춧가루, 마늘, 생강, 김치, 콩나물. 이렇게 환상적인 초기감기약인 콩나물국(밥). 발산시키는 성질의 각종 향신료들이 기혈을 승달시켜 기관지를 뚫어주고, 발한으로 열을 내리면서도 미네랄을 보충하고, 무력해진 소화기능에도 부담이 안 되는 명방. 거기에다 콩나물의 리뇨와 통변까지.

경미한 두통, 콧물, 인후통 등의 초기감기에 쓰는 한약들도 이렇듯 발산과 발한을 통해 바이러스들을 신속히 내어보냄을 목적으로 하지만 초기진압에 실패하여 이미 바이러스가 폐부 깊숙이 들어와 기침을 해대기 시작하거나 머리가 깨어질 듯 아프거나 목이 작열하듯 아프거나 오한 발열이 있거나 전신관절 마디마디, 온몸 구석구석이 죽을 만큼 쑤시거나, 장부 깊숙이 밀려 소화불량, 복통, 장염 등을 일으키거나 나아가 온몸이 싸늘해지고 의식이 흐려지거나 하게 되는 각 전변단계에 따라 처방이 달라진다. 또한, 그 사람의 정기가 얼마나 휘말려 들어가고 있느냐에 따라 부정거사를 얼마만큼 해줄 것인지가 결정된다.

평소 오장육부의 기혈이 조화로이 잘 소통되고 있는 이들이라면 고열의 몸살을 통해 이겨내는 것이 바람직하지만, 갈수록 바이러스들이 교묘히 온몸을 순식간에 파고드니 평소 건강한 이들이라도 좀 보해주는 것이 좋겠고, 이렇게 스스로 이겨내거나 약간 보해주는 것으로는 감기 후에 좀 쉬어주기만 해도 아주 이상적인 면역단련을 얻을 수가 있지만, 평소 오장육부의 기혈조화가 깨어져 편벽된 기혈 흐름을 가지고 있는 이들이라면 이는 마치 도로가 막혀 있으면 구급차가 제대로 달릴 수 없듯 면역계가 애를 쓰는 것이 도리어 조직의 염증 격화 또는 조직을 파괴시키는 수가 있으니, 이에 어쩔 수 없이 대증요법을 쓰는 건 한방도 양방도 마찬가지다. 그러나 이 경우 기침과 객담이 오래 끌거나 소화력 저하나 면역력 저하 등의 후유증이 남기

쑥뜸과 함께하는 복원력 대탐험

도 한다. 그리고 아예 감기 때마다 상습적으로 강력한 대증약들을 복용하는 이들의 경우 갈수록 지독해지는 바이러스들에 속수무책이다. 잘 낫지도 않지만 나아도 재발하거나 면역계의 혼란을 틈타 다른 질병까지 불러들이기 일쑤이다.

이처럼 같은 병증이라도 그 사람의 정기와 체질바탕, 평소 식섭생 및 면역 상태에 따라 처방이 달라지니 드러나는 증세가 심해도 바로 낫는 이가 있는가 하면 증세는 미미해도 질질 끄는 이들이 있다.

형벌이 아닌 기회

해마다 유행하는 감기의 유형도 차이가 있다. 요즘 유행하는 감기는 신속하고 강하게 호흡기를 점령해버리는 경향이 있다. 보통 두통이나 재채기, 콧물, 인후나 기관지의 자극증세가 있을 때 초기감기약을 먹으면 한 방에 떨어지는데 미처 그러기도 전에 폐까지 쑤욱 들어와버리는 경우도 있다. 그만큼 우리네 1차 방어선이 무방비임을 암시한다. 또한 그것을 알고 있는 것이 재빠른 바이러스란 것도 잊어서는 안 된다.

증상이 심하고 숙주가 약하면 불가피하게 대증요법을 써야 할 경우가 많지만 평소 어느 정도 면역단련이 되어 있어 이 바이러스들을 자연치유로 이겨내기만 한다면 아이러니하게도 우리 인체는 허점을 보완하게 되며 더욱 건강한 몸으로 거듭나게 되기도 한다. 국론이 분열되었던 한 나라도 타국과의 전쟁이 터지면 그제야 정신을 차리듯.

감기몸살은 흐트러져 있던 면역체계가 하나되는 과정이며 나아가 그 흐트러진 원인을 깨닫게 되는 과정이 되기도 한다. 즉, 그 개체가 원래 나아가야 할 바른길로 다시 돌아오도록 만들어주는 과정이 되기도 한다는 것이다.

이처럼 쑥뜸 몸살도 결국 잘못된 것을 바로잡기 위함이다. 몸살 도중에 정신이 맑아지고 마음이 평정해지며 삶을 관조하게 된다면 올바른 치유가 되어지고 있다는 증거이다. 몸살뿐만이 아니라 모든 질병은 형벌이 아니라 기회가 되기도 한다.

환자의 근기에 맞는 대증과 복원의 조절

쑥뜸은 복원이다. 앞에서도 얘기했지만, 침으로 증상만 가볍게 컨트롤해준다면(각종 물리치료나 파스 등을 병행해서 통증 컨트롤) 애매한 리바운드 및 호전반응으로 마음고생 몸고생 할 일 별로 없겠지만, 침으로 '요혈'들을 '제대로' 소통시키거나 쑥뜸으로 해독에 복원까지 의도한다면, 범인이라 하더라도 각종 호전반응이 나타날 것이며 더욱이 각종 수술이나 화학약품 및 정체불명 건기식 과다복용자는 기혈 흐름이 독소 정체로 심하게 막혀 있기에 까마귀 날자 배 떨어지듯 각종 리바운드 및 호전반응들이 나타나게 마련이다. 이것을 임상에서 어떻게 안고 갈 것인가.

초진 상담 시에 환자의 마음과 몸이 얼마나 안팎으로 두루 그리고 고루 소통하고 있는지 면밀히 살펴보아야 하며, 치료 전 혈위들이 충분히 개혈되었는지 촉진을 잘 해보아야 한다.

마음과 몸이 활짝 열려 있으며 의사를 신뢰하며 의사가 하는 말이 무엇인지 잘 숙지하고 따를 각오와 실천력이 준비되어 있는 환자 A(병이 위중해도 마음가짐이 올바르고 각종 유해물에 그닥 노출된 적 없으면 好)-보통은 자연스레 복원되며 몸살이 나더라도 무난히 이겨낼 수 있기에 처음부터 전신 쑥뜸이 가능하다.

마음과 몸이 활짝 열려 있으며 의사를 신뢰하며 의사가 하는 말이 무엇인지 잘 숙지하고 따를 각오와 실천력이 준비되어 있으나 술, 담배, 화학첨가물 등에 중독된 환자B(병이 위중한 데다 해결해야하는 독소도 많지만 리바운드 및 호전반응을 이겨낼 수 있으면 그나마 好)-처음부터 너무 고생하면 중도하차할 가능성이 많으므로 침과 국소쑥뜸 정도로 시작한다.

마음과 몸이 활짝 열려 있으며 의사를 신뢰하며 의사가 하는 말이 무엇인지 잘 숙지하지만 중독된 삶을 더 사랑하는 환자C(도중하차도 잘하고 치료도 질질 끌지만 의사를 원망하기보단 자신의 잘못을 인정하므로 그나마 시도해 볼 만하다)-침으로 시작해서 차차 진행.

마음과 몸의 소통이 원활치 않고 눈빛이 불안정하며 중독된 삶을 벗어나고 싶지 않은 환자D.-국소침으로 통증 컨트롤만.

이상은 물론 대략적인 구분이며 임상에선 별별 유형의 환자들이 다 있다. 무엇보다 어느 경우에든 의사와 환자의 소통이 중요하다.

독맥, 임맥, 배수혈, 복모혈, 두면부, 사지의 중심 복원혈들을 건드리니 복원력이 깨어나 활발하게 복원이 진행되지만 저마다의 근기와 과거력을 면밀히 체크해서 그 속도를 조절해서 치료해야 하고 무엇보다 그 사람에 맞는 취혈 및 개수, 강도 선정이 중요하다.

즉, 통증이나 염증을 두려워하는 환자는 복원만으로 접근하기보다 대증을 겸하는 것이 좋으며, 특히 쑥뜸과 온침의 복원혈은 일일이 섬세하게 촉지해서 열린 혈 위주로 취한다. 막힌 혈은 염증을 악화시키거나 형태를 변이시킬 수 있다.

의사는 기다리는 직업이다. 혈이 열리기를 기다려 침을 놓고 쑥뜸을 뜨고 전신의 소통 정도에 따라 한약의 종류 및 농도를 달리한다.

국소 쑥뜸치료는 쑥뜸의 고열로 국소를 소통시켜서 복원시킴이 목적이지만 근본치유라는 관점에서 보면 대증치료에서 오십보백보이다.

전신 쑥뜸치료는 쑥뜸의 고열로 전신을 소통시켜서 전신의 복원력을 추동시키고 의학적 최고의 지성인 그 복원력이 중요하고 긴급한 순차대로 차차 전신을 복원시켜 나가는 행보에 마음도 몸도 온전히 내맡기는 가장 이상적인 치유여정이다.

이도 저도 아닌, 국소 대증치료는 눈에 보이는 통증 및 염증만을 없애는 것이고.

가령, 파킨슨 진단을 갓 받은 할아버지가 있다고 하자. 단지 뇌 국소의 변이만을 치중해서 치료한다면 대증치료, 그러한 뇌 국소 변이를 일으킨 체내 시스템 문제를 통합적으로 접근해 들어가는 방식이 전신 복원인 것이다.

대부분 무리를 해서 병이 오는 것이니 위장이든 근골이든 적당히 쉬게 해줄 만큼의 딱 그 정량으로 전신 복원 혈들을 자극해준다. 통

쑥뜸과 함께하는 복원력 대탐험

중 국소에만 집중해서 치료하면 대증요법이 되어 해당 부위를 다시 과용하게 되어 악순환이 되풀이되기 쉽다.

단 하나의 혈이라도

진통을 위한 아시혈 자극 및 경결점을 때려 부수는 드센 지압이나 마사지는 어디까지나 대증요법이어서, 오히려 순리적인 복원을 방해할 때가 많다.

반면, 기혈을 소통시키고 독소를 배출시키며 치유를 유도해서 제대로 복원시키기 위한 침과 쑥뜸은 단 하나의 혈이라도 조심해야 한다. 그 파급력이 크기 때문이다.

정량화되기 힘든 독자성. 사람을 다루는 일은 그래서 항상 천변만화이다. 한의사가 기氣에 눈을 뜨고 평소 사람을 비롯한 만물과의 교감에 정성을 기울여야 하는 까닭이다.

중완혈 하나에 침자하더라도, 사람에 따라 혈위가 약간은 위로, 내지는 약간은 아래로, 또는 약간은 부浮하게, 혹 약간 침沈하게, 그것도 날마다, 시時마다 다른 것을 감지할 정도라야 1밀리미터도 비켜가지 않는 정확한 그 자리를 감응시킬 수 있는 것이다.

정신이 집중되지 않으면 헛다리 짚는다. 많은 혈위를 자극 준다고 효력이 더하는 것이 아니다. 항상 그 사람, 그때의 정량이 있다. 그러니 술 마시고 담배 피고 과식 폭식 일삼는 환우에겐 그만큼 침을 정미롭게 놓지 못한다.

알러지로 인한 흰자위 돌출

우측 눈의 흰자위가 붉게 충혈되다 못해 알러지로 심하게 부풀어 올라서 살점들이 눈꺼풀 밖으로 덕지덕지 튀어나온 한 환우분께서 한의원을 방문해주셨다.(마치 새빨간 닭벼슬처럼 튀어 오른 살점들이 처음에는 눈꺼풀 속살인 줄 알았는데 다시 자세히 보니 흰자위가 튀어나온 것이었다)

양방에서 방법이 없다고 해서 찾아오셨는데 나도 임상 18년차에 그런 눈은 처음 보았다. 밤중에 눈에 이물질이 들어간 후 심하게 가려워서 손으로 문지른 후 그렇게 되었다는 것. 눈물이 그치질 않고 고통스러워하셨다.

복진을 해보니 평소 기혈순환이 불량한 상태. 눈과 복부에 자침해드리고 이튿날엔 등 쪽에까지 침과 쑥뜸을 놓아드렸다. 위급한 상황이어서 한약을 하루에 3봉 복용시켰다.

치료 삼일째, 튀어나온 살점들이 거의 복원되고 붉은 충혈만 남았다.

'복원치료'는 '대증요법'과는 상반된 길을 걸을 때가 많다. 각종 통증, 염증 등이 치유의 매개로 작용할 경우가 많은데 대증요법은 그것을 억누른다. 신속히 대증요법을 써서 최악만큼은 면해야 할 경우도 있겠으나, 상기 환자의 경우, 그렇잖아도 약화되어 있는 복원력에다(평소 소주를 과음해서 간이 나빠져 있었고 야밤에 눈에 들어간 이물질은 그 틈을 타서 지독한 알러지를 유발한 것) 무턱대고 대증약만 계속 복용했더라면 이토록 신속히 복원되긴 어려웠을 것이다.

쑥뜸과 함께하는 복원력 대탐험

진통소염제와 안약을 끊게 하고 복부순환을 돕는 침자와 척추신경을 활성화하는 침자, 그리고 무엇보다 태양혈 심자(첫날은 너무 부어 있어 슬쩍 소통만 해주었고 이튿날 개혈이 되자 좀더 심자深刺를, 그리고 나중엔 단계적으로 온침까지)가 안구의 빠른 복원을 유도한 것 같다.

정확한 취혈과 알맞는 심천자극, 쑥뜸의 강도 선택 등은 인체의 기혈 흐름에 예민한 숙련된 한의사들만이 접근 가능한 영역이다. 어설프게 동일한 혈을 누구에게나 적용하기에는 화독 우려가 있는 쑥뜸은 위험할 수 있는 치료법이다.

망막혈관폐쇄증

망막은 손상되면 치료해도 복원이 어렵다고들 하는데 그 중 망막혈관폐쇄증이란, 눈 속 망막의 혈관이 막히거나 터지는 것으로 눈의 중풍이라고도 불린다. 안압을 낮추는 응급치료가 두 시간 넘게 지체되면 실명에 이르기도 한다.

전통매듭공예의 명장이신 한 할머니께서 이 질환으로 내원하셨다. 어느 날 문득 시야가 희뿌옇게 보여 양방에서 응급조치를 하며 눈에 중풍이 들었다는 진단을 받고 초조한 마음으로 오셨고 다행히 지병이나 여타약 장기복용력이 없었던 분이어서 온전한 복원을 기대하고 치료에 들어갔는데, 4회 침과 쑥뜸 시술 후 시야가 너무 맑아져서 종합병원에 가서 다시 검사해보니 출혈 및 부종 소견이 깨끗이 나았단다.

초진 상담 시에 매듭공예를 당분간 관두고 푹 쉬어주며 몸과 마음을 편안히 하시란 지시에 순순히 잘 따르신 덕분에 놀라운 복원력을 보인 듯하다.

직업병. 직업으로 생긴 병은 그 직업을 잠시라도 떠나보면 얼마나 잘 회복되는지 느껴볼 수가 있다.

대증이냐 복원이냐

이 망막혈관폐쇄증 케이스와 흰자위 돌출 케이스, 홍채파열 케이스 등등 의외로 응급안과질환들에서 아니, 그것을 포함한 안이비인후과 영역에서 예리한 침자와 임맥 쑥뜸, 나아가 독맥 쑥뜸까지 배합될 때 드라마틱한 복원을 다수 경험하면서, 역시 급하더라도 근본까지 함께 보는 것이 제대로 된다는 것을 알았다. 하지만, 위에서 기술했듯 평소 중독의 늪에 깊이 빠진 이들은 일단은 강력한 대증요법으로 두드려 맞고 한동안 후유증에 시달리면서 고생할 수밖에 없기도 하다. 나 역시 아무나 위험 감수하고 덤벼들진 못한다. 그러니 양의사들의 노고에도 고마울 때가 많다.

안과질환에서 대증이 아닌 복원을 선택한 환우들의 대화를 들어보자.

환자 A: 백수가 과로사 한다는 말이 있어요. 뭣이 이리도 분주한지 눈꺼풀에 추를 달았는지 너무도 무겁고 침침하여 혹시 백내장 아닌가 하는 의심이 들 만큼 눈이 무겁고 희뿌옇게 사물이 보여 끙끙거리다 일주일에 한 번 정도 클레오파트라 한의원에서 무릎과 발목 뜸을 뜨는데 원장님께 말씀을 드렸더니 "눈가에 쑥뜸 좀 떠드릴까요."

하셔서 네 하며 쑥뜸을 뜬 지 3주 정도 되었네요. 일이 있어서 첫 주에 1번, 둘째 주에 2번, 셋째 주인 이번 주에 1번 쑥뜸치료를 받았어요. 마음은 매일 가고 싶은데 그게 쉽지가 않아요. 하지만 제 눈은 원장님의 쑥뜸치료에 반응을 보이네요. 수행하는 데 졸음이 방해된다고 눈꺼풀을 잘라 던져버렸다는 달마선사처럼 너무 무거운 눈꺼풀을 집게로 집어 올려놓고 싶은 심정이었는데 너댓 번의 쑥뜸으로 그런 생각은 까마득하게 잊어버렸어요. 안과에 가서 제대로 진단받으라는 남편의 말을 뒤로 하고 주치의 원장선생님께 말씀드린 덕택이죠. 무겁고 뿌연 게 막을 한 꺼풀 쓰고 있는 듯한 침침한 느낌이 많이 없어졌어요. 물론 나이가 있어 어느 정도의 노화현상은 감수해야 하지만 쑥뜸으로 많이 밝아지고 가벼워진 건 사실이에요.

환자 B: 저는 녹내장 황반변성 초기 증상이 있었는데 클레오파트라에서 침이랑 쑥뜸을 꾸준히 3개월 받고 나서 1년에 한 번씩 정밀검사를 받는 서울의 병원에서 의사 선생님이 변화가 일어났다며 좋아하셨어요. 녹내장은 없어졌고 황반변성도 괜찮아졌다고 하셨어요. 그리고 정밀검사 차트까지 주시며 포항에 있는 안과를 갈 때 보여주라고 하셨어요.

이렇듯 죽을 때까지 살아 꿈틀거리는 복원력을 무분별한 대중요법으로 거스르거나 억누르지 않고 자연스레 도우면 노화로 인한 각종 병변들도 자연스레 복원되는 경우가 많은데, 여기에 쑥뜸의 쓰임이 으뜸이다.

3장   죽을 때까지 살아 꿈틀거리는 복원력이 하나인 우리 모두를 살린다

하나인 우주

예나 지금이나 동양학을 공부하다 보면 한의학으로 귀결될 수밖에 없는 이유가, 소우주인 인체를 통해 대우주의 이치에 대한 검증을 할 수 있기 때문이다. 의학에 깊게 통달하다 보면 자연 대우주로 의식이 확장된다. 소우주와 대우주를 관통하는 명료한 깨달음으로 세상을 경륜했던 옛 성현들의 시절이 그립다.

죽을 때까지 살아 꿈틀거리는 세계 최고의 의사인 복원력은 인위적으로 거스르거나 의도적으로 방해만 않는다면 가장 지혜롭게 자기 일을 한다. 그것은 소우주의 지성과도 물론 상관이 있지만 대우주와도 연결되어 있기에 에고ego는 도무지 싫어할 만한 극심한 몸살까지 수반하면서 심지어는 암까지 걸리면서 그나마 남은 생명력으로 최대한 복원시키고자 몸부림친다.

'먼저'와 '나중', '나'와 '우리'

가장 시급한 병소를 먼저 건드리는 의학적인 최고의 지성인 각자의 복원력처럼 우리네 삶 역시 그러하다. 때로는 모두를 살리기 위해 불가피하게 '먼저'와 '나중'이 있다. '나'와 '우리'는 떼려야 뗄 수 없으며 서로 조화되어야 한다.

기혈 흐름이 좋지 않을 때 일단 뇌와 심장을 살리기 위해 팔다리로 가는 혈류가 줄어들기도 하듯, 다 넉넉하면 괜찮으나 약해지기 시작하면 그래도 가장 리스크가 적은 쪽으로 본능적으로 복원력이 움직이고 소외 부위들이 한동안 저리거나 아픈 것이다. 뇌와 심장이 없는 팔다리는 무용하므로. 이 '먼저'와 '나중'이 종래는 '모두'를 살린다. 그러니 당장 불편하다고 불평만 하지 말고 전체를 보며 해답을 찾는 것이 순리이다.

팔다리가 한동안 제약을 받으니 자연 덜 움직이고 쉬게 되는데 이때 위장도 함께 쉬어주는 것이 좋다. 이것을 우리는 신중하게 접근해야 한다. 올바른 식섭생과 적절한 치료로써 복원력을 방해하지 않고 도우면서 속도를 줄이고 충분히 쉬게 해주어야 한다.

안타깝게도, 이모든 것을 꿰어보지 않고 설불리 드러난 증상 제거에만 매달리다가 더 큰 병을 불러오는 경우가 많다. 한의학의 진정한 매력은 '모두'를 보고 '나중'까지 본다는 점이다.

알면 두렵지 않다

어떤 사람이 70년이란 인생의 역사를 갖고 한의원에 왔다고 하자. 그동안 어디가 어떻게 아파서 무슨 치료나 수술이나 투약을 받아왔는지 일목요연하게 꿰어보려는 시도라도 해야 한다. 모든 인체 부위 및 모든 질병의 히스토리는 상호 연관되어 있기 때문이다.

오래 전에 다친 자리가 새삼 많이 아파올 때, 고된 일을 그만두고 집에서 쉬는데 오히려 더 아플 때, 낮에 많이 썼던 근골들이 밤에 심하게 몸살할 때, 악화가 아닌 복원을 위한 호전반응일 수 있으니 일단은 두려움과 공포를 내려놓을 필요가 있다.

통증과 고열은 기혈이 왕성히 흐르도록 도와달라는 뜻이다. 이 절박한 때에 주의집중을 딴 데로 돌리면, 즉, 감정적 흥분이나 스트레스를 유발시키는 것은 제대로 된 치유를 방해한다.

류머티스 관절염에는 쑥뜸이 좋다

2007년. 다발성 류머티스 관절염 및 심근경색을 호소하며 처음 오신 할머니 한 분이 있다. 쑥뜸을 한창 떠나가던 중에 장복해 왔던 스테로이드를 끊으셨고 그 리바운드로 몸살이 극심하셨더랬다. 더욱이, 한쪽 어깨가 꼼짝 못할 정도로 너무나 아파서 한동안 드러누워서 며느리의 눈총까지 받으니 그 원망을 쏟아 붓는 바람에 내 마음도 칼에 찔리듯 괴로웠었다.

그러나 해마다 심근경색으로 응급실에 실려 가던 일이 그렇게 앓고 난 후로 사라지셨다. 한의원 이전移轉 전후로 발길을 뚝 끊은 지 7년 만에 류머티스 관절염이 재발되어 재원하셨는데 그동안 심장도 괜찮았고 심지어는 고혈압도 싹 나아서 한동안 약을 안 드셨다고.

할머니 치료 후에도 류머티스 관절염으로 스테로이드를 장복하다 낫기는커녕 부작용으로 고생하는 많은 분들이 한의원엘 다녀가셨다 하니, 류머티스 관절염은 쑥뜸을 떠야 낫는다는 걸 몸소 알기에 홍보 많이 했다며 이번에는 진단 받고 바로 왔단다.

목소리도 맥도 정정하다. 처음 오신 그때만 해도 할머니 티가 완연

했는데 시간이 더 지난 지금은 할머니로 보이질 않는다. 치료 후 할머니는 빛의 속도로 좋아지셨다.

　이런 일들은 비일비재하다. 한동안의 통증, 염증, 몸살, 그리고 전신소통, 해독, 치유, 복원. 이 고생스러운 과정으로 얻어지는 것은 남은 삶의 질적 향상이다.

　가고자 하는 길과 눈 앞에 펼쳐진 길. 본인의 의지와 순리적 여건이 일치된다면 축복이지만 그렇지 않을 땐 조화를 찾아볼 것. 팔이 한동안 아프고 나서야 큰 병들이 호전된 저 할머니처럼 쓴 잔을 먼저 마시고 오래도록 단 잔을 마실 수 있다면, 당신의 복원력도 당신을 둘러싼 대우주도 그 길로 이끌지 않겠는가.

　먼저 해야 할 것을 먼저 할 때도 있고 나중에 할 때도 있다. 그 순서를 망가뜨리는 것은 자유지만, 복원력 저하, 리바운드, 시간과 재화의 낭비, 노년기 삶의 질 저하와 수명 단축 같은 만만치 않은 고통을 감당해야 한다.

스테로이드 장복과 오랜 설사

　원인불명의 2년여의 설사(하루에 2~3회, 대증요법에 차도 없음)와 원인불명의 오랜 요통으로 내원하신 여환, 류머티스 관절염으로 10여년 간 대증약을 복용하고 있었고, 가족 중에 양의사가 있어 한의학적 치료에만 '올인'하기를 꺼려하셨다.

　수개월이나 쑥뜸을 떴는데 설사는 하루 1회 정도로 줄었으나 요통은 그대로라 이상함을 느꼈고(예전에 외상을 입고 흉추 12번을 수술한 적이 있다지만 수개월 쑥뜸치료에 일체 호전반응조차 없다는 건 다른 원인이 복합적으로 연관되어 있을 것이라 추정) 한약을 권했으나 불응, 치료에 한계를 느낀 나는, 스테로이드 부작용에 의심을 갖고 서서히 중단해나 갈 것을 권유했으나 이에도 불응, 그로부터 수개월이 더 지나 초진일 로부터 1년이 경과한 후에야 담당의와 의논 끝에 스테로이드를 중단 했고, 어지러움과 두통 등이 지나간 후 2일에 1회 꼴로 설사가 줄더 니 3~4일에 1회, 그러다가 2015년 말경에 거의 설사가 멎는 것 같더 니 기침 및 방광염으로(이 또한 면역이 깨어나는 과정임을 직감했으나 대증 약을 만류하지 못했고) 대증약 복용 이후 다시 설사 악화, 이듬해 초에 는 관절통이 심해지면서 식체, 구역감으로 한동안 고생하면서도 치 료는 꾸준히 계속되었다.

여행 가거나 급할 때 간간이 지사제를 복용함을 뒤늦게 안 나는 되도록 일체 대증약을 못 먹게 주의 주면서 음식도 더욱 철저히 가 리게 했다. 이 정도까지 신뢰감이 회복되기까지 시간이 걸리긴 했지 만 만성 난치질환일수록 의사의 의욕만 앞서면 일을 그르치게 된다.

그리고 마지막 전심전력. 일주일에 2~3회 뜨던 쑥뜸을 7월 한 달 동안 거의 매일 뜨게 했더니 관절통도 소화장애도 설사도 거의 호전 되었고 그 언제든 권해주는 대로 한약도 먹어가며 꾸준히 사후관리 하시겠다는 것이다.

고작 설사에 요통도 강력한 대증약 복용력 등 병인이 깊은 경우 이렇게 오랜 시간이 걸리기도 한다. 스테로이드 끊으면 관절이 심하게 변형되는 등 류머티스가 악화될 것이라 여기고 두려워했지만 꾸준한 쑥뜸 덕분에 5년이 지난 지금도 멀쩡하시다.

섬유근육통과 급성장염

20대 초반의 환우, 가장 꽃다울 나이에 찾아온 어깨 부위의 섬유근육통을 호소했다. 11개월 동안 꾸준히 강력한 대증약 복용. 간신히 극심한 통증은 사그라들었으나, 소화기능이 심각하게 저하, 월경부조. 복진을 해보니 딱딱하니 혈이 안 들어갔다. 안색은 말할 것도 없이 칙칙하기만 했다. 야간에 특히 괴로운 통증으로 퀭한 눈에 사다리목, 팔자어깨, 거기에 힘없는 승모근까지. 형태와 기능 모두가 복원되지 않고서야 어찌 앞으로 목 어깨 힘을 제대로 쓰랴 싶었다.

"내가 분명히 말하지만 섬유근육통의 제반 증상들은 대증약으로 억제되고 있을지 모르지만 근본적인 문제는 리바운드될 거예요."

잔인한 말이었나 보다. 한의원으로 데려온 엄마를 흘겨보며 눈물을 글썽이며, "내가 얼마나 고생고생했는데."라며 하소연을 하는 것이다. 나를 거부하는 표정이 역력했다. 얼굴형도 역삼각형에 눈매도 날선 다혈질. 과연 쑥뜸을 견뎌낼 수 있으랴 싶었다.

세월이 흐르고, 어느덧 그녀의 목은 가늘어졌으며 턱은 'V라인'으로 곱게 살아났고 하수되어 있던 어깨도 제법 올라갔다. 배는 부드러워졌고 허리도 라인이 생겼으며 눈매는 차분해지고 안색은 해맑아졌다. 올바른 복원은 온전한 치유에 기초한 것이기에 그 변화는 이처럼 전신적이며 조화롭다.

내가 예언했던 목어깨의 섬유근육통 리바운드로 고생을 제법 했지만, 다행히도 다른 호전반응을 먼저 겪으며 라포가 형성된 후여서 무난히 잘 이겨내는 모습에 감사하고 기특했다.

한 사람 한 사람. 호전반응 내지는 리바운드가 일어날 때면 나도 마음 졸이며 쓴잔을 함께 마시고, 그것들이 지나고 맑게 갠 하늘을 함께 보며 웃는 것은 잠깐, 나는 또 다른 환우들과 또 다른 쓴잔을 마시며 쉴 새 없는 행군이다.

하지만 예측불허의 호전반응과 리바운드로 나 자신도 긴가민가하며 때로는 오해와 누명도 받아가며 고통 받았던 임상 초년시절을 생각하면 그에 대한 가이드라인이 세워져서 어느 정도 예측 가능하며 세상 인식도 많이 달라진 지금에 그저 감사, 감사할 뿐이다.

상기 환우분의 제 증상이 거의 호전되어가고 있을 무렵 멍게를 먹고 급성장염이 발생했다. 고열과 살인적인 복통, 토사곽란을 동반하는 것이었다.

보통 식중독 및 장염이 공교롭게도 휴일날 호발好發하니 손도 못 써보고 양방에 보내기 일쑤였는데, 다행히도 이번엔 주중에 생겨서 탈수 안 되도록 죽염수만 먹게 하면서 침자, 쑥뜸, 사혈, 한약 투여로 며칠 지켜보았다. 환우분 아버지는 병원에 입원 안 시킨다고 난리를 치고.

3일 경과하니 장염 증세는 거의 진정. 다시 3일쯤 기다리게 한 후 미음을 먹게 했다. 예상했던 대로 제대로 장염을 앓고 나니 그나마 남아 있던 임, 독맥의 적체가 말끔히 해소된 느낌이다.

그녀는 인내심도 강하고 운이 좋았다. 나 역시 아무나 급성장염을 이렇게 치료하진 못한다. 이미 체질이 상당히 좋아진 후여서 해볼 만했고, 복 많은 그녀가 잘 따라주었다.

국소통증이나 몸살뿐 아니라, 감기도 장염도 알고 보면 때론 인체가 이상적인 밸런스를 회복키 위한 하나의 치유과정일 수 있다. 그녀는 그 후 너무도 건강해져서 공무원시험에도 합격하고 활기차게 직장생활 중이다.

전신을 살리는 복원력

상기 환우분이 대학 졸업하기 전에 공무원시험에 합격하던 그날, 그녀의 어머니는 담양에서 패러글라이딩을 하셨다.

"따님이 효녀 아닌 효녀에요. 따님 치료받게 하려고 함께 오셔서 이렇게 꾸준히 치료받지 않았으면 몸 생각 정말 안 하는 어머니 당뇨랑 관절이 어찌 되었을까요."

시골에서 남자 형제들 틈에 우락부락하게 자란 그녀의 어머니는 오빠들만 챙기는 부모님 시키는 대로 일만 고되게 하며 산 세월이 그리도 한스러웠단다. 돌아가신 어머니가 어느 날 꿈에 나타나 내가 하늘나라에서라도 갚을게 하신 후로 마음을 달리 먹어서인지는 몰라도 남편도 승승장구하고 아이들도 잘 풀리고. 그동안 한약과 쑥뜸으로 기질이 많이 순화되셨지만 걸음걸이는 여전히 '쿵쾅쿵쾅'이다. 살아가다 보면 자신도 모르게 다시 몸을 함부로 할까 염려되어 내가 은근히 던진 일침이었다.

"맞아요. 덕분에 저도 같이 치료받으면서 큰 병을 예방할 수 있었던 거 같아요.(당뇨, 관절, 다한, 안면홍조, 소화불량, 무력감, 두통 모두 좋아짐) 이젠 저도 제 몸 생각합니다."

"마인드가 바뀐 거죠." 그래도 염려되어 다시 다짐을 해두는 말이 나온다.

제대로 쑥뜸 떠서 체질을 개선시킨 사랑하는 이들이 되돌아가는 일 없기를 간절히 바라고 또 바라지만, 사람이란 살다 보면 자신의 기질과 습성대로 굴러가기 쉬운 법이다. 나 또한 예외는 아니고.

어제도 술독이 머리끝까지 치밀어오른 신환더러 술 끊지 않으면 치료 못 들어간다고 했는데 끊겠다고 하기에 할 수 없이 쑥뜸까지 해주었지만, 술, 담배, 화학첨가물 등등 체내 독소가 복잡하게 엉킨 사람들일수록 치료 도중 튀어 오르는 호전반응과 리바운드로 나도 함께 고생이니 부담이 되는 건 사실이다.

단골 환우분들과 평생을 함께 하고픈 마음, 나와 나의 가족들과 환우분들, 나아가 세상사람 모두모두 건강하게 오래오래 살기를 바라는 마음이 내 손길이 닿는 분들 가슴 깊이 전해지기를 바라본다.

속앓이와 후두염
후두염으로 대증요법을 받다가 악화되어 오신 환우분 이야기다. 리바운드 및 극도로 허약해진 위장 기능을 살리느라 애를 먹었다. 처음부터 오셨으면 좋았으련만, 여름에 약한 몸으로 친구 식당일을 돕느라 과로 후에 가을에 안 좋은 일까지 당한 것을 혼자

애 끓인 후 생긴 병이라 치료와 더불어 푹 쉬면서 마음을 비우게 했다. 한동안 함께 마음고생 했지만 역시 커다란 몸살 이후 오히려 훨씬 건강해지셨다.

이후 속내를 누구에게도 털어놓지 못하고 속으로만 끙끙 앓는 이들의 후두염을 수차례 치료해주게 되면서, 마음이 일으키는 몸의 병, 그 각각의 연결고리에 대해 세밀한 관심을 갖게 되었다. 그리고 상담에 많은 시간을 쏟게 되었다.

과로 후의 출산, 번아웃

산후에 무기력에 빠져서 한약을 여러 제 지어먹고도 차도 없이 급기야 우울증까지 보이는 젊은 새댁이 찾아온 게 어느덧 1년도 더 지났다.

검을 곳이 검고 흴 곳이 희면 미인이라는데, 머리부터 발끝까지 흠잡을 데 없는 미인. 너무도 부지런하신 부모님 영향인지 그녀도 너무 부지런하게 살았다. 아프면 진통제를 맞으며 버텼고 극도로 허약해진 몸으로 결혼하고 사내아이를 낳은 후 정기가 바닥나버렸는데, 산후의 보혈지제 또한 극단적 기허 체질인 그녀에게 오히려 부담되어 온몸이 막혀 있었다.

바람이 불어 물결이 살랑이듯 기가 제대로 통해야 혈도 움직이는 법. 침으로 기를 터주기만 한동안. 소통이 어느 정도 되고야 약을 썼다, 산삼까지. 그리고 시원스런 웃음을 되찾았다.

그녀의 아버지는 평생 장사로 살아오신 분인데 너무도 과묵하고 성실한 스타일로 스트레스와 과로가 겹쳐 급기야 일찍이 치매가 오셨다. 처음 한의원 오셨을 당시 척추협착이 심하고 오랜 동안 제대로 못 드신 탓에 뱃골이 심하게 기어들어가 있었다. 이 두 가지에 집중해서 치료해드리자 치매도 함께 좋아지셨다.

그 과정 중에, '내가 너무 쉬지 않고 혹사했다.'는 말씀을 한동안 되풀이하셨는데(본인 병은 본인이 아는 법) 바로 그때 지겨워하지 말고 잘 들어드리라 조언했더니, 신혼살림에 친정아버지를 한동안 모시고 있자니 힘들었음에도 불구하고 조언대로 잘 대해드린 그녀의 효성이 컸다.

외모만이 아니라 매사에 긍정적인 마음과 강인한 의지와 지혜까지 겸비한 속까지 아리따운 그녀를 나는 사랑한다.

처음부터 전립선비대증이 아니었다?

68세 남환, 치매 진단 받고 한의원에 처음 내원하신 게 어느덧 1년 전. 전립선 비대증으로 대증약 수년 간 복용 중. 어떤 대증약이든(100% 본인 몸에 맞지 않는 이상) 장기복용하면 말초순환장애, 소화장애 등 또다른 병증을 초래하기에, 더군다나 치매란 중병이 급속도로 진행되고 있는 만큼 리스크를 하나라도 줄여야 하기에 자녀분에게 인근 종합병원에 모시고 가서 자세한 검사를 한번 받아보라고, 소화력과 말초순환이 많이 떨어져 있으니 불필요한 약이면 중단했으면 좋겠다고 했었다.

쑥뜸치료를 꾸준히 받는 와중에도 차일피일 미루다가 1년이 지난

쑥뜸과 함께하는 복원력 대탐험

엊그제 드디어 다녀와서 자녀분이 하는 말이, "원장님 좋은 소식이 있어요. 아버님 전립선에 아무 이상 없대요. 약은 더 이상 안 드셔도 된다고 하네요. 진작 검사해 볼 것을 괜히 계속 드셨네요."

평소 별말씀이 없으신 아버님도 "내가 속아서 여태껏 쓸데없이 약을 먹었다."는 말을 반복해서 푸념조로 하신다.

"처음에 어떻게 병원에 가신 거에요?" 여쭈었더니, "소변이 방울방울 떨어져서 갔더니 뇨량 체크만 간단히 하고서 전립선 비대증이라며 약을 주더군요. 이번에 정밀검사를 한 병원에서는 절대 낫는 병이 아니라면서 처음부터 전립선비대증이 아니었대요."

절대 낫는 병이 아니라고 단정 짓는 것 또한 모순이지만, 처음부터 아니었든, 도중에 나은 것이든, 한 가지 약이라도 더 이상 안 드시게 된 것이 아버님의 치매를 케어하고 있는 나로서는 많이 반가운 소식임에는 틀림 없으나, 몇 가지 짚고 넘어가야겠다.

하나, 서민들의 건강을 책임지는 1차 의료기관에서는 부디 진단에 신중을 기하고 또 기하기를.

둘, 되도록 약에 의존시키기보단 올바른 섭생지도를 먼저 해주기를.(예전보다 많이 나아지고 있음에 감사드린다)

셋, 어쩔 수 없이 약을 복용시키게 되더라도 반드시 섭생지도 병행하고 도중에 주기적으로 체크하면서 되도록 복용량을 줄여나가기를.

넷, 환우분들 또한 이 세 가지를 유념해서 실컷 속고 나서 남 탓 하지 말기를.

대중요법의 유전과 극복

진통제, 소염제, 항생제 등의 신경, 순환, 면역계를 교란시키는 대증약 상습 복용의 뒤끝이 좋지 않음을 의사도 환자도 잘 알고 있지만 면역계가 성숙되는 과정에 있는 유소아기의 고열을 자연치유로 케어하려면 아이와 부모와 의사의 고도의 인내를 요한다.

물론 뱃속에서부터 건강하게 태어나고 미리미리 체질에 맞는 한약으로 보해가며 키운 아이들이야 병치레도 잘 하지 않고 설혹 감기몸살 따위를 하게 되어도 스스로 잘 이겨내는 '금수저' 건강체이나, 선천품부가 부족하게 태어난 데다 갖은 병치레로 강한 대증약들을 상습적으로 복용한 아이들을 자연치유로 돌이키려면 독한 각오를 하고 산을 넘고 또 넘어야 한다.

그러니, 어찌 그 험난하고 경우에 따라서는 위험하기 짝이 없는 여정을 함부로 종용할 수 있으랴.

골골한 엄마의 뱃속에서 나올 때부터 약했던 ○○이가 아플라치면 대증약 신세만 지다가(아이의 엄마가 처녀시절부터 진통제 등 대증요법 중독자) 한약으로 전환한 지 9개월이 지났다.

아이가 39도를 웃도는 고열에서 해열제를 쓰지 않으려면 용기와 인내뿐만 아니라 경험이 풍부한 한의사의 지시와 그것을 제대로 이해할 수 있는 부모의 안목이 결부되어야 한다.(무모한 도전은 절대 금물!)

○○이의 엄마는 그동안 쑥뜸치료를 받으면서 숱한 호전반응과 리바운드의 산들을 넘어왔지만 ○○이의 아빠는 이런 세계를 전혀 모

르고 본인이 그리 아픈 데가 없다 보니 죽을 똥 살 똥 우는 아이 밤새 간호해가며 스스로 몸살을 이겨내도록 독려하는 ○○이 엄마를 정신 나갔다고 생각했을 것이다. 양가 어른들도 마찬가지.

그런 시간들이 흐르고 흘러 어느덧 우리 ○○이는 몸살이 와도 하루이틀 만에 이겨내는 극강한 체질로 변했다. 그동안 아이 생고생 시킨다며 ○○이 엄마를 질타했던 ○○이 아빠와 양가 어른들에게까지 이제야 면이 서는 ○○이 엄마, 눈물겹다.

유소아기의 면역단련은 평생을 좌우한다 해도 과언이 아니기에 그 눈물겹게 쏟아 부은 시간과 정성이 결코 헛되지 않을 것이다.

4장 머리부터 발끝까지 사랑스런 복원력

청상 통중 온하

이가 안 되면 잇몸으로 살 수는 있어도 그 잇몸까지 무너지는 때는 오고야 만다. 인체의 기관, 조직, 세포 그 어느 것 하나 소중하지 않은 것이 없으며 상호 유기적으로 연결되어 있는 그 전일적인 시스템이 심각하게 붕괴될 만큼 무리가 쌓이고 또 쌓이면 급기야 암, 파킨슨 등의 난치병이 오고야 마는 것이다.

그러하기에 이에 대한 치료 또한 대증요법으로 틀어막기보다는 심각하게 붕괴된 전일적인 시스템의 복구를 위한 노력이 근본적으로 필요하다.

복원치료의 핵심은 청상淸上 통중通中 온하溫下이다. 상초는 맑게, 중초는 잘 소통되도록, 하초는 따뜻하게.

그 도구가 침이건 쑥뜸이건 약침이건, 전신을 소통시키는 치료를 꾸준히 받다 보면 노안, 비염, 이명, 어지럼, 두통, 불면, 소화장애, 비만, 대소변장애, 생식기장애, 각종 근골격계이상, 저림, 마비 등등 제반증상까지도 점차 자연스럽게 나아지는데 그 이유는 인체의 핵심적인 혈위들을 소통시켜 기혈순환을 촉진시키고 신경과 면역이 정상화되면서 세포단위까지 속속들이 복원이 일어나기 때문이다. 병리적인 상태의 근본은 청상, 통중, 온하의 반대 상태로서, 상초는 탁하고 중초는 막히고 하초는 냉해진 상태이다. 기혈순환이 저체되고 신경과 면역에 교란이 와서 매일 매순간 복원되어 항상성을 유지해야 하는 인체의 정상 기능이 깨어져버린 상태이다. 각 환우분들의, 그리고 매일마다의 치료 혈위는 어디가 막혔는지에 따라 다를 수밖에 없다. 그 진단은 한의사가 하는 것이며 때로는 환우가 아프다고 생각하는 자리가 아닌 전혀 다른 위치를 공략하기도 한다.

잇몸 염증과 흔들리는 이

장기간 쑥뜸으로 만성질환들을 케어해나가는 과정에서 돌연 맞닥뜨리게 되는 증상들 중 하나가 잇몸 염증과 흔들리는 이인데, 그 흔들림의 정도가 치과에선 발치와 임플란트를 권유할 정도일 때도 있다. 대개 과거력을 문진해보면 컨디션이 아주 안 좋았을 때 잇몸 염증과 이의 흔들림이 심해서 치과에 가서 발치하고 임플란트를 했다는 것이다.

장기간 해오던 전신 쑥뜸치료에 병행해서 지창, 대영, 협거, 기타 아시혈 등을 주의깊게 선혈해서 침을 놓으며 며칠을 기다리다 보면 잇몸 염증이 개선되면서 그리도 흔들리던 이가 가라앉고 안정되는 경우가 많다.

62세 여환, 한의원에서 쑥뜸 뜬 지 1년인데 그동안 무수한 호전반응을 겪고 본인이 생각하기에 이제 다 좋아졌다고 하던 즈음 갑자기 이가 심하게 흔들린다며 예전에 이런 적이 간간이 있었고 그때마다 치과엘 가서 발치하고 임플란트 한 게 2천만 원어치는 된다 하였다.

"이번엔 며칠 침 맞으며 경과를 지켜보기로 해요."

치과엘 당장 가려는 것을 만류하고 며칠 침을 놓아주었더니 통증이 아래턱과 우측 귀까지 번지며 한동안 고생하였고 10회 정도 치료 후 단단해졌다. 그녀의 사라진 이들이 안타까웠다.

극도의 스트레스나 과로 후 혹은 어떤 변화 과정에서 잇몸이 붓거나 헐거워지거나 할 수 있는데, 그땐 몸과 마음을 안정하면서 침을 먼저 맞아보는 것이 좋다.

전정신경염

일단 병명이 정해지면 그 병명에 따르는 표준치료(환자의 정기 상태는 고려치 않는)라는 도그마에 환자들은 갇혀버리기 일쑤이다. 진정한 한의학의 장점은 병명이 아닌 전반적인 상태를 본다는 점이지만, 환자 상태가 공격적인 대증요법으로 복잡해져 있으면 진정한 치유와 회복은 더욱 험난해진다.

62세 남자, 여름내내 지나친 과로 후 갑자기 어지럽다면서 쓰러져 인근 병원에 실려가 전정신경염 진단 끝에 입원, 치료를 받은 후 서울A병원으로 전원 후 계속 치료를 받았단다.

몸을 못 가눌 정도로 죽을 지경이 되어서야 한의원에 내원한 지난해 9월, 땀을 비오듯 흘리고 간수치도 높은 상태였다. 사람은 무슨무슨 병 때문에 죽지 않는다. 와병 중에 정기가 고갈되면 죽는 것이다.

전국을 다니며 공무원들 상대로 컴퓨터 강의, 장로로 교회 및 노회 대소사를 도맡아하는 자신의 일에 대한 프라이드와 책임감이 둘째가라면 서러울 정도의 그분을 살려내기 위한 나의 주문은 이것이었다.

"모두 다 내려놓으세요."

스스로도 말을 잘 듣는 착한 학생이라 자부하는 그였으나, 치료 도중 몇 번이나 말을 듣지 않아 고비를 수차례 넘기고서야 결국은 거의 모두를 내려놓고 가까스로 기사회생한 후, "원장님 시키는 대로 하면 낫습니다." 이 한마디를 환우들에게 남겼다.

그리고 지금은 내려놓았던 일들을 다시 하며 활기차게 살아가신다. 만일 그가 조금만 더 고집이 세었다면 지금쯤 어찌 되었을까를 생각하면 환우분들과의 아슬아슬한 인연이 숙명처럼 다가온다.

대장암에서 간암으로, 더 이상은

문득 걱정이 되어 치료를 종료한 지 9개월이 지난 암 환우분께 직접 전화를 걸었다.

"지금 바쁘니까 나중에 전화할게요."

다소 날카롭고 여유가 없는 듯한 음성이 내 불안을 고조시킨다.

의사란 직업은 기다리는 직업이다. 환자를. 시간을. 무엇보다 자기 자신을. 한국에서 가장 실력이 좋으신 신경정신과 박사님께서 내게 해주신 고언이다.

대장암 수술과 항암치료 후 간암으로 전이된 것이 발견되었으나 더 이상의 항암치료는 불가능하다고 여겨 나를 찾아왔다.

의사의 마음가짐과 환자의 마음가짐이 정말 하나 되지 않고는 도무지 헤쳐 나가기 힘든 상황들이 종종 있다. 난소암 환우분의 적극적인 권유로 왔지만 고집스럽고 주관이 강한 이 분과의 초진 상담은

그래서 적지 않은 시간이 소요되었고, 결국 서로의 마음이 하나가
되어 치료에 들어갔다.

고집스럽고 주관이 강한 반면, 담대하고 낙천적인 성격이 흔들림
없이 치료할 수 있는 데에 큰 도움이 되었다. 서울 분이어서 한의원
근처에 방을 구해놓고 침, 뜸, 약 등 집중치료 딱 3개월을 채웠는데,
그러고서는 자신을 그리도 혹사시켜서 암에 이르게 했던 사업을 더
이상 방치해둘 수 없다며 올라가버렸고 그 후로 간간이 전화로 무탈
하다는 소식을 전해왔는데 어느 순간 연락이 끊긴 지 수개월이다.

대장 잘라내고, 간 잘라내고, 항암 받고 기진맥진해서 다 죽어갈
땐 언제고 그토록 사업에 열중하는 것인지 나중에 전화가 와서는 내
가 직접 전화한 것인 줄 몰랐다면서 정기검진에서 다 괜찮았다며 고
맙다고 한다.

안타까운 마음에 식섭생법이며 과로하지 말 것을 당부드리고 전
화를 놓았지만 여전히 걱정이 가시지 않는다. 물론 암 그 자체가 사
람을 죽이는 것은 아니지만 이 환우분의 경우 대장과 간의 연이은
수술과 그 과정에서 행해진 각종 처치로 극도로 쇠약해진 상태에서
3개월 치료로 간신히 정기를 살려놓은 것이었기에 타 장기에서 또다
시 재발된다면 그땐 더 이상 쓸 수 있는 카드-본인의 정기-가 없다고
봐야 하기 때문이다.

암환자라 해서 일을 하지 말라는 법은 없다. 그러나 만사에 때가
있다. 너무도 심약하고 부정적이어서 두려움과 공포로 스스로를 사
지로 몰고 가는 부류와, 반대로 너무나 담대하고 낙천적이어서 잘 나

가다가 다된 밥에 재 뿌리는 부류. 그 두 부류 모두 결국은 스스로 치유의 키를 쥐고 있음에도 그 키를 놓아버리는 안타까운 이들이다. 부디 어렵게 얻은 기회를 그분이 놓치지 않으시기를. 사업 일선에서 물러나 자신을 돌볼 수 있기를.

시간이 더 흘러 다시 전화를 드렸다. 전보다 더 날카롭고 여유가 없는 음성이다. 치료 종료 후 2년 반 동안 쉬지 않고 줄기차게 사업에 매진했다고. 최근에 설사와 변비가 왔다 갔다 하는 게 아무래도 이상이 생긴 것 같다며 이젠 정말 사업을 정리해야겠다고 하신다.

그 후로도 수차례 체크하였는데 다행히 5년이 넘은 후까지 건강하게 생존하고 계신 것을 확인하였다.

아버지의 리모델링 공사

크게 무리하지 않고 순리적으로 살아온 인생이라 하더라도 대대적인 리모델링 공사를 요할 때가 있다. 때로 중병이라는 가면을 쓰고 나타나 대대적인 리모델링 공사를 유도함으로 회춘이라는 선물을 주고 가는 것이 복원력이기도 하다는 것.

복원력은 죽을 때까지 우리 몸을 지키는 수호신이다. 다만 병마와의 최전선에서 치열한 접전이 벌어질 때, 쉬어주지 못하거나 과식하거나 기타 욕심을 끝까지 내려놓지 못하는 과속과 질주, 그리고 대증요법 오남용으로 인한 충격과 혼란, 한동안의 고통과 체력 약화를 견디지 못하는 막연한 공포와 의지 부족이 복원력을 방해할 뿐이다.

멘탈을 강화시키는 대화가 안 되면 보통 치유속도를 낮춘다. 한 번에 하고 넘어갈 것을 하는 수 없어 두 번 세 번으로 쪼개는 것이다. 거기에 드는 시간과 재화, 가성비 저하는 그 사람의 몫이다. 길고 긴 동면, 그리고 고통스런 죽음. 노후가 이렇게 되지 않으려면 우리 몸에 과로로 인한 독소를 쌓고 또 쌓지 말아야 한다. 피로를 잊게 해서 과로하게 만드는 커피를 포함한 각종 각성제나 영양제, 강력한 대증치료, 패스트푸드, 육류 등은 그래서 해롭다. 과속에 더한 완벽주의는 세포들을 시들게 한다. 그것이 쌓여 파킨슨, 루게릭 같은 병들도 온다.

2017년 가을이었다. 가족들이 사람 사서 시키라고 해도 연로하신 친정아버지(당시 76세)는 끝내 혼자 산 두 개를 오가며 벌초를 다 하시고 나서 평소 취미대로 산과 들에서 캔 각종 먹거리들을 집 안에서 말렸다. 그런데 그 과정에서 벌레들이 꼬였고 언니가 그 벌레들에 물려 한동안 고생을 하자 박멸을 위한 약을 뿌렸는데, 그래도 어디선가 계속 벌레가 기어나와서 종묘상에서 맹독성 살충제를 사와 아무도 없을 때 혼자 문을 닫고 집 안에 구석구석 뿌렸다는 것이다. 그러고선 갑자기 몸져누우셨는데 손발이 떨리면서 근력이 빠지고 보행시 다리를 끌고 양측 하지에 간대성 경련이 오고 음식을 잘 못 넘기고 목이 한쪽으로 기울어지고 음성이 쇠하고 안면 근육도 굳어지고 수면시 폭풍우 같은 숨 넘어가는 소리를 내셨다.

선택을 해야 했다. 병원으로 모시고 가면 파킨슨이나 루게릭 등의 진단이 내려질 것이고 가족들도 청천벽력이겠지만 심약한 아버지가 쇼크만으로도 병세가 악화되지나 않을지. 더구나 연로하시고 체력이 바닥난 상태에서 맹독성 대증치료까지 받게 되면 최소 난치병의 고착화 내지는 더 끔찍한 결말이 예측되었다. 남편에게 양해를 구하고 말고도 없이 우리 집으로 모셔서 가장 햇빛이 잘 드는 방 침대에 눕혀놓고 밤낮으로 보살펴드렸다.

사지가 굳어 들어가는 병과 사지와 뇌가 함께 굳어 들어가는 병은 경중이 다르다. 더구나 초스피드로 진행되는 중독 상태를 치유하려면 먼저 해독과 복원이 필요한데 결국 쑥뜸이 대안이다. 고강도의 전신쑥뜸을 떠드렸다. 병증이 나타난 부위들이 하도 광범위해서 머리부터 발끝까지 빈틈이 없을 정도로.

예상했던 대로 한동안은 치료를 해도 점점 더 어눌해지셨고 급기야 밥숟가락을 들지 못할 지경이 되셔서 어머니께서 떠먹여드려야 했다. 팔다리가 심하게 굳어 들어가며 야위셨다.

하나의 에너지, 위기胃氣만이 일말의 희망이었다. 그것만은 지켜내야 했다. 한동안은 거의 미음만으로 연명하셨다. 그리고 한약 복용. 북면 온천에 모시고 갔을 때 간디처럼 야윈 아버지의 체골을 보고서도 한마디 말없이 누나를 믿어준 남동생이 고마웠다.

절친한 한의사 선배가 놀러 왔다가 왜 병원에 모시고 가지 않느냐고 했다. 이해가 안 간다는 표정이었다. 한동안 누워 옴짝달싹을 못하니 우울증도 왔지만(차라리 죽는 게 낫겠다 하고 고함치신 적 있음) 인고의 나날들이 채워지고 겨울이 될 무렵 머리부터 발끝까지 아무런 후유증을 남기지 않고 깨끗이 회복되셨다.

북면 온천에서 자기네 온천 효험으로 광고하려는 것을 어머니께서 무슨 소리냐며 호통치셨다. 누구 공이면 어떠랴. 사지에서 벗어나신

것이 죽도록 감사할 뿐이었다.(한의사로 할 일을 다 한 기분이 들었다)

한쪽 팔이 가장 나중까지 잘 안 올라갔으나 억지로 푸는 스트레칭이나 지압을 엄금시켰고, 덕분에 팔이 처지거나 무력한 후유증이 없다. 강직이나 무력증이 있을 때 억지로 풀려고 물리적인 압을 가하면 하수下垂되기 일쑤이다. 나중에 별도로 다시 치료해도 되지만 조금 갑갑하더라도 복원력을 도우면서 기다리는 편이 낫다.

이런 극적인 상황까지는 그 누구라도 안 가도록 조심하는 게 좋다. 가족들의 노고가 컸다.

하나뿐인 아버지이기에. 내 머리가 제법 하얘질 정도로 고생스런 방법을 택한 것에 후회는 없다.(아버지는 완전히 희던 겉눈썹이 드문드문 검어지셨다)

치매엔 꾸준히 한약, 그리고 사랑, 몸과 마음 함께 돌보기

"친정어머니가 다 죽어가다가도 원장님께서 지은 한약만 먹으면 다시 살아난다고 아버지께서 계속 지어달라고 하세요."

치매에 각종 노인성질환으로 살아도 사는 게 아닌 아내를 조금이라도 곁에 두고 보고 싶어서 이렇듯 지극정성으로 돌봤던 남편. 그분이 작년에 갑자기 먼저 돌아가시자 큰딸은 그때부터 아예 친정으로 가서 어머니를 극진히 돌봤다. 그토록 열심히 아버지가 챙기셨던 한약을 계속 드시게 하면서. 그리고 1년. 어제 사위되는 분이 반가운 소식을 전해왔다.

"장모님이 치매도 낫고 몸도 건강해지셔서 이러다 백수하시겠어요. 기적이에요, 기적."

그때 문득, 한 60대 환우분이 치매 걸린 90대 친정어머니를 수년 동안 한약을 먹이면서 지극정성으로 돌보고 있는 케이스가 오버랩되었다. 그 친정어머니 역시 갈수록 정신도 좋아지시고 정정하시다. 그리고 이른 나이에 치매 진단 받으신 50대 환우분의 사연 많은 눈물도 쑥뜸과 한약으로 멈추게 해드렸다.

치매 치료하는 한약 이런 게 따로 있는 게 아니다. 세 케이스 모두 처방이 그 사람에 맞게 디자인되었던 것이다.

모든 수술은 치료의 시작일 뿐

겨울로 접어들 즈음 주로 야간의 갑작스런, 공포스러울 정도의 쥐어짜는 흉통(답답하고 조이고 누르는 듯한 질식감)과 좌측 상지로의 방사통, 호흡곤란, 불안감과 공포, 식은땀, 오심, 현훈, 심박 증가 등을 보이는 환자들이 5명이나 왔다. 역류성식도염이나 급체, 급성담낭염 등의 소화기계 질환들과는 엄연히 구별되는 위급한 맥상, 긴하고 급하며 삽하고 삭한 것이 당췌 여유가 없을 지경이었다.

원인은 그 동기를 받으며 환경이든 일이든 사람이든 욕심이든 쫓기듯 과로하고 스트레스를 받으며, 한마디로 과속이 심장에까지 미쳤기 때문이다.

가족이나 사랑하는 이가 위독하여 케어하느라 지쳤던지 그런 대상이 어느 날 죽어서 쇼크를 받았던지 간에 모든 마음과 몸의 속도를 줄이고 현재에 오롯이 깨어 있어야 본인이라도 병을 고칠 수가 있다.

나 역시 긴장과 스트레스에 시달리면서도 5명 모두 섭생지도와 쑥뜸과 탕약으로 급한 불을 끄고 평상을 회복했지만 이렇게 선조치가 이뤄지지 않아서 한의원을 만나기 전에 이미 스텐트를 꽂고 내원하는 분들도 계신다. 비교적 한의원이 한산했던 어느 날 오전, 창원의 약사 부부 소개로 오신 한 환우분과 대화를 나눴다.

"며칠 쑥뜸 떠보니 어떠세요?"

"가슴이 답답하던 게 좋아지고 뱃살이 빠지고 몸이 가벼워졌어요."

"정말 환자가 없네. 2018년의 마지막 날까지 병원에서 보내고 싶지 않아서 다들 어디 도망갔나 봅니다." 나의 농담에 함께 한바탕 웃고 나서, "당분간 이렇게 수술 후유증과 대증약 부작용에 어느 정도 도움을 드릴 수는 있겠지만 항응고제랑 항혈소판제를 중단할 수 없는 이상 그 부작용은 점점 심해질 테고 또한 쑥뜸을 계속 떠나가는 데에 따르는 호전반응들도 복잡하게 일어날 테니 늘 주의를 기울여서 치료의 경중을 조절해드릴게요. 평균수명 100세를 바라보는 시대에 50대에 스텐트, 그리고 각종 대증약 복용, 안타깝네요."

교사로서 진심으로 아이들을 챙기며 살아오신 그분의 대답,

"이제껏 살았으면 됐죠. 살고 죽는 게 뭐 중요하겠어요, 그렇지 않아요? 사는 동안 최선을 다했고 당장 죽어도 여한 없습니다."

"아니요. 가실 땐 가시더라도 이 병이 오기까지의 과정에 대한 숙제는 풀고 가셔야죠."

여한 없다는 이에게 억지를 부리는 나라니. 사실은 이렇게 당장 죽

쑥뜸과 함께하는 복원력 대탐험

어도 여한 없다는 사람들에게 둘러싸여 산다. 130세를 살고픈 나에
겐 정말 이해하기 어려운 이들. 나는 그들이 일찍 죽는 배신을 범하
도록 두고만 보진 않을 작정이다.

그 후 2년 넘게 시간이 흘렀다. 그동안 꾸준히 내원하시며 쑥뜸도
뜨시고 간간이 한약도 드시고. 당장 그만두라고 권유했던 힘든 직장
도 줄기차게 다니시면서 최근에는 해외여행까지 다녀오셨다고 한다.

한번 복원시키니 22년

나의 첫 개원지, 마산 어시장. 그 시절 환우분이 22년 만에
내원하셨다.

"아니, 22년 전인데 잊지도 않고 어떻게 찾아오셨대요?"

"원장님께 치료받고 22년 동안 식당 아무 탈 없이 잘해왔어요. 아
플 때 배타고 나가는 곳만 빼고 차로 다닐 수 있는 전국에 유명하다
는 곳은 다 다녔는데 효과를 못 보고 원장님께 고쳤던 게 생각나서
어시장에 다시 찾아갔는데 안 계셔서 근처 한의원에 물어서 찾아왔
어요."

22년 전이면 개원하던 첫해다. 27살. 당시 자연치유에 대한 열의가
넘쳐서 재래식 옹기약탕기에 약초찜질베드까지 했는데 그 효과를 보
셨던 거다. 지금은 스텐리스 약탕기를 쓰고 약초찜질베드는 아예 쓰
지 않는다.

환우분의 허리는 협착이 심하다. 다행히 허리의 혈들이 완전 막히
지는 않았지만.

"22년 동안 장사 잘하셨으니 한 6개월만 드러누웁시다."

"아직 아들 장가를 못 보내서."

"으이그 이 허리 안 쉬면 못 고쳐요. 장가까지 왜 책임져요."

"요즘은 돈을 더 줘도 일하겠다는 사람이 없어요. 그때처럼 매일 몸을 빼지도 못해요. 일주일에 하루만 치료 가능합니다."

보행 장애 정도를 보니 꽁지 뼈까지 주저앉아 있다. 그런데도 일주일에 하루밖에는 자신을 위해서 쓸 시간이 없다. 평생을 일하고도 사는 게 무얼까 참.

진심은 어떻게든

자궁선근증은 자궁 내막이 자궁근층 안으로 광범위하게 퍼져있는 난치질환이다. 자궁 자체가 커져 있기에 복부 팽만, 방광 압박, 골반통, 극심한 월경통 및 월경과다증으로 일상생활이 곤란할 만큼 고통스러운 질환이다.

한 달 내내 생리를 달고 살다 보니 사는 게 사는 게 아니었던, 안면 피부도 온통 잡티에 부스스하게 붓고 떠버린, 허나 싱글일 땐 '한 미모' 했을 캔디 같은 초긍정의 그녀를 나는 가슴 깊이 사랑했고 혼신의 힘을 기울였었다.

장기적이고 꾸준한 치료를 요했건만 쉽지 않은 쑥뜸 여정에 올랐다 내렸다를 반복하는 사이 제반증상이 많이 좋아졌어도 내가 기대했던 선근증의 완벽한 소실을 보지 못하고 떠나보내야 했던 아쉬움이 많이 남는 환우분이었는데, 오늘 갑자기 연락이 오고 남편 치료차 함

쑥뜸과 함께하는 복원력 대탐험

께 내원해서는, 몇 번이고 고맙다고 전하신 인사말이 날 기쁘게 한다.

"병원에서는 더 위험해지기 전에 수술해서 자궁을 적출하자는 걸 몸이 많이 좋아졌으니 원장님 시키는 대로 식섭생관리 계속하면서 지켜봤어요. 정말 폐경과 더불어 감쪽같이 다 사라졌어요. 배도 쏙 들어가고 몸도 훨 가벼워졌어요. 감사합니다."

"섣불리 적출하지 않고 기다린 보람이 있네요. 폐경 후에도 소중한 자궁이니까요."

더 보람을 느끼는 건, 한 알의 밀알이 미치는 영향이다. 쑥뜸 뜨는 동안 트레이닝된 식섭생관리를 지금까지도 계속 지키며 살고 있단다. 식섭생관리가 무엇보다 중요함을 뼈저리게 깨닫고 자신뿐만 아니라 가족과 이웃까지 건강한 영향을 끼치는 나의 쑥뜸전사들, 파이팅이다.

사랑하니까, 왈패

"아버님을 굳이 한의원으로 모시고 온 이유가 뭔가요?"

"음, 사랑하기 때문이죠."

며칠 자신의 아픈 손목을 치료 받더니 곧바로 파킨슨병을 앓고 계신 시아버지를 모시고 온 그녀의 눈가로 설핏 어리던 눈물방울을 기억한다.

손목만의 문제가 아니니 근본 체형 및 체질 개선을 위해 전신 쑥뜸을 떠볼 것을 권했던 그녀 대신 그녀의 시아버지가 치료 받게 되었다.

평생 지어온 농사와, 귀여운 손자들까지 키워주는 무리를 계속 하고 계시던 할아버지 치료를 위해 농사도 그만 두고 손자들도 그만 봐주라고 냉정하게 '태클'을 걸었다.

우측 팔과 손이 심하게 떨리고 보행자세가 불안정하며 대화소통도 한 박자 느렸다. 가령 어떤 질문을 드리면 "네? 네." 하고 한 템포 느리게 들으시고 한 템포 느리게 대답하시던 할아버지는 성실하지만 한고집 하셨기에 이렇게 점점 진행되다가 치매까지 오면 자식들한테 짐되지 않겠냐며 겁을 주고 또 주었다. 그렇게 즐기던 술도 다 끊으시고 육류 밀가루 등 음식금기도 전부 다 지켜내시기까지 많은 협박(?)이 있었다. 쑥뜸을 꾸준히 뜨셨고 한약도 계속 드셨다.

복원의 핵인 위장이 소통되는 정도에 비례해 진전과 강직, 대화소통도 점점 좋아지시고 거의 자연스러워지실 무렵 모대학병원에서 다섯 가지 테스트를 받으셨고 다섯 가지 테스트 결과 모두 양호.

수많은 괴로운 몸살들, 특히나 검사 직전에 한동안 우측 어깨가 심하게 아파서 꼼짝 못하다가 처진 팔이 복원되는 호전반응이 화룡점정이었다.

한 번씩 환우분들께 벌컥 화도 냈다가 가끔은 협박도 하는 나는 왈패가 아니다. 왈패가 될 수밖에 없는 상황들과 마주쳤을 뿐이다.

5장   몸과 마음은 하나

따뜻한 말 한마디와 산후우울증

드라마 〈따뜻한 말 한마디〉에서 나은진(한혜진 분)이 김성수 (이상우 분)에게서 마음이 돌아서게 된 결정적 이유는 딸 출산 후 육아로 힘겨워하는 나은진에게 촌놈에 버럭기질까지 있는 김성수가 던진 무심한 말 때문이다.

"제발 유난 좀 떨지 마. 애 너 혼자 낳았냐? 우리 엄만 애 셋 낳고 밭에 나가 일하셨다."

남자들은 군대에서 겪은 고생을 평생 못 잊듯이, 여자에게 일생 중 가장 힘든 시기는 임신과 출산, 그 즈음에 겪는 육체적 심리적 격변, 산후우울증. 자궁이 극도로 팽창했다 되돌아가는, 골반이 극도로 벌어졌다 되돌아가는 기혈이 허손虛損한 산욕기에 발생하여 그 이후에도 두고두고 발목을 잡는 지긋지긋한 트라우마다.

마음과 몸은 하나이다. 마음이 무너지면 몸이, 몸이 무너지면 마음이 함께 쇼크를 받는다. 기혈이 왕성한 처자도 결혼을 하고 아기를 가지면 쇠약해지기 일쑤인데 홀몸도 감당 못하는 약골이 임신을 하게 되면 누가 스트레스를 주지 않아도 스스로 극도의 육체 및 정신적 고통 속으로 빠져들게 마련이며 이때 다른 누구도 아닌 가장 사랑하고 의지하는 남편의 무심한 처사는 서운함을 넘어 깊은 증오와 복수심까지 낳기도 한다. 가부장적인 농가 출신 남자와 고이고이 자란 도시 출신 여자 커플에게서 흔히 일어날 수 있는 소재.

사랑을 한다. 아기가 생긴다. 그래서 사랑에는 성숙된 책임이 따른다. 지금도 잊히지 않는 임상 초기의 한 산모, 남편이 배운 것도 없고 벌이도 별론데 산후조리에 대한 지식이 있어 아내를 위해 100일을 금욕하고 한약도 몇 제나 지어주던, 그 산모를 보며 누구보다도 행복한 이라 느꼈다. 이 얘기를 자궁암으로 일찍 아내를 떠나보낸 어느 택시기사님께 해드렸더니 "산후조리가 그렇게 중요한 줄 알았더라면." 하며 배려해주지 못한 지난날을 뒤늦게 한탄하시던 기억도 있다.

드라마 속 캐릭터의 말처럼 출산 직후에도 바로 나가서 농사일을 해야 했던, 그분들이 계셨기에, 그 눈물겨운 고생에도 꿋꿋이 이 땅을 지켜 오신 우리의 어머니들이 계셨기에 오늘날 우리 여자들은 큰소리를 치며 살 수 있게 된 것 같다.

그리고 나는 꿈꾼다. '아이를 낳는 여자' 즉, '어머니'가 최고의 대접을 받을 수 있는 나라를. 출산 후 흐트러진 몸매와 기혈허손으로 우울해하는 산모에게 '따뜻한 말 한마디'뿐 아니라 출산 전으로 복원시킬 수 있는 최대의 배려를 베풀 수 있는 이 땅의 모든 남편과 사회를. 그리하여 산후우울증이란 단어 자체가 사라진 세상을.

정자 태교와 난자 태교

산전에 수기水氣를 바로잡아야 한다. 목화토금수 오행 중에 수기는 수장하는 기운으로서 무언가를 품어 안고 저장하는 기운이다. 이 수기가 부족하면 성관계가 힘들거나 회임 중에 성관계를 가지면 유조산, 난산의 염려가 있다. 그리고 평균보다 일찍 성기능이 쇠퇴할 수 있고 골다공증이 빨리 진행될 수 있다. 반대로 이 수기가 지나친 여자들은 대하나 불감증, 불임증이 많다. 의외로 용모는 수려한데 외화내빈인 경우가 많다.

음양은 구분은 하되 분리할 순 없다. 물을 많이 먹는다고, 한랭한 약을 많이 먹는다고 수기가 길러지는 것이 아니다. 우리 몸은 결국은 하나이다. 찬 기운의 음식을 오래 먹으면 위장이 약해지듯 한랭한 약을 많이 먹으면 위장에 지장이 있는데 자궁이라고 좋을 턱이 없다. 물조차 몸에 안 맞게 마시면 수독이 되어 자궁의 기혈순환을 방해한다. 위장의 활동력이 지나치지 않을 정도로 적당히 좋아야 자궁에도 기혈이 제대로 공급되는 것이다.

수곡지독水穀之毒이나 찬기운이나 기허로 인한 습담 등이 장위腸胃에 쌓이면 허리를 감싸고 있는 대맥帶脈이라는 경맥이 풀려서 냉이 흘러나오고(帶下) 염증이 생기고 종양도 생기는 것이다. 여자나 남자나 배보다 허리가 더 나오면 곤란하다. 속이 랭해지면 면역도 약해진다.

결국 수기를 바로잡는다는 것은 양인陽人은 기운이 잘 내려가게(火降) 음인陰人은 기운이 잘 올라가게(水昇) 하여 음양을 고루고 기혈이 잘 돌게 함이 중요하다.

그렇다면 수기를 어떻게 바로잡을까? 수승화강, 청상통중온하 등의 한의학적인 치료뿐 아니라 희로애락의 과잉과 술, 담배, 커피 같은 자극적인 음식들을 멀리하고 마음, 호흡, 음식, 수면에 대한 섭생을 지켜야 한다.

섭생은 잘 알아도 행해지기가 어려운 것이다. 음양화평陰陽和平한 체질, 오행통기伍行通氣가 잘되는 체질을 만들기까진 치료와 섭생에의 노력을 부단히 해야 하고 또 그런 체질이 완성되었더라도 유지하기 위한 노력을 쉼 없이 해야 한다. 화평한 체질에서 화평한 마음이 흘러나온다. 거기에서 기미의 절도가 생겨 폭식, 과식을 절로 안 하게 되고 자극적인 음식들이 싫어지는 선순환이 일어나는 것이다.

반대로, 체질이 나빠질수록 마음이 바르지 못하게 되고 폭식, 과식하게 되고 자극적인 것들을 즐기게 된다. 이 체질 바탕이 너무너무 중요하므로 태를 최대한 정화시켜 선천이 든든한 2세를 낳도록 하자.

체질론으로 분석해서 볼 수는 있어도, 결국은 대동소이한 정상의 기혈 흐름을 잡아나가자는 것이 이제마 선생의 의도였다. 사상의학도 하나의 론일 뿐 한의학은 일체의 걸림 없이 세월따라 흘러가는 도학이며 양의학도 마찬가지로 항상 모순을 고쳐가며 발전해간다.

그러니 병원이나 의사를 과신하지 말아야 하며 자기 몸의 의사는 자기 자신이라는 사실을 깨달다야 한다. 미리 섭생법을 잘 지켜 병마가 가정에 들어오지 못하도록 해야 한다.

남자들은 유해환경(음란물, 술 담배 등)에 많이 노출되어 자라기에 아무래도 충동적이다. 게다가 여자들까지 그런 문화에 많이 노출되고 있어서 큰일이다. 7세에 신기가 성해지고 14세에 초경인데 새싹이 바람에 꺾이는 꼴을 막아야 한다. 음욕이 동하면 성장도 잘 안 되고 정신이 맑을 수가 없다.

이것은 잘못된 음식문화와도 결부되어 있다. 그래서 어릴 때부터 자극적인 음식을 그토록 주의시키는 것이다. 기미가 강한 자극적인 음식들, 화학첨가물이 들어간 음식들은 선천정수를 소모시키고 몸과 마음을 황폐화시키는 주범이다.

그런데 보통 이렇게 먹고 보며 자라다가 결혼할 무렵에나 보약 지으러 한의원 오는데 되겠는가. 선천적으로 잘 타고 나는 것이 중요하지만 후천적으로 섭양을 잘한다면, 체질에 맞는 섭생법으로 몸을 거들어주고 유해한 것들을 절로 물리칠 수 있는 자생력을 갖게 해준다면 행복한 결혼생활의 성공률이 높아진다.

사랑하는 사람과 만나 결혼을 하더라도 바로 임신하진 않는 것이 좋겠고 또 그렇게 인내할 수 있는 사람을 배우자로 맞아들이면 좋을 것이다. 최소한 3개월 정도 서로의 마음과 마음이, 환경과 환경이 조화를 이룬 후에 아이를 가지는 것이 좋다.

그래서 예전엔 결혼식만 올리고 각자 사랑채, 안채에서 3개월 정도 별거하며 적응할 수 있는 시간이 흐른 후 합방시키는 것이 명문가의 지혜였다. 마치 꽃모종을 사가지고 와서 바로 분갈이를 하면 환경의 변화에다가 뿌리까지 건드려 힘들어하는 것과 같으며 모종 자체로 한동안 새로운 환경에 적응시켰다가 분갈이를 해주면 더 잘 크는 것과 같은 이치이다.

최소한 결혼 후 3개월을 정자 태교, 난자 태교 기간으로 삼고 전문적인 산전관리를 받으면 좋을 것이다. 가장 좋을 때에 회임을 하고 순산하며 산후조리도 넉넉히 해주면 좋을 것이다.

맨바닥이나 차가운 돌같이 오래 앉아 있어도 잘 데워지지 않는 바닥에 양기를 빼앗겨서 자궁이 냉해지지 않도록 주의해야 한다. 아무 데나 덥석 앉는 습관은 몸속에 냉기가 쌓이게 하지만 조심스럽게 앉는 습관은 양기를 보존케 한다. 양기를 보존하긴 어려워도 꺾이기는 쉬운 현대생활이다.

옛 여인들이야 아궁이불을 지피며 원적외선으로 자궁을 훈훈하게 하고 속옷을 겹겹이 입어 아래를 보호했지만 요즘은 그렇지 못하니까 양기가 더 이상 소모되지 않게 주의해야 한다. 몸 속에 쌓인 기운에 따라 자궁 상태가 결정이 되고 전신에 영향을 줄 뿐 아니라 임신과 출산에 영향을 미친다. 생명에 따르는 기쁨과 고통이 거기에서 교차한다.

한의원에서 근무하던 중에 결혼도 하고 임신도 했던 한 직원을 열 달 동안 한약을 지어줬더니 아이를 낳을 때 일체 고통 없이 오르가즘을 방불케 하는 희열을 느꼈다고 했다. 그 후 아이 둘을 더 낳았다.

예전엔 회임 전에 조경(월경을 고루어주는 것)을 필수로 여겼는데 요즘엔 생리통에 진통제를 과하게 먹다가 주기도 착란이 오고 쇠해진 자궁에 회임들을 하니 걱정인 것이다.

열 달 동안 안전한지, 출산과정은 정상적이었는지, 낳은 아기는 무사한지, 그 아기가 자라서도 무탈하고 산모는 건강한지 다 걱정이다.

원인과 결과엔 시간적 격차가 있으니 사람들은 종종 착오를 범한다. 임신 때만 조심한다고 되는 것이 아니다. 여기엔 정자 태교도 언급하지 않을 수 없다. 엄마가 산전에 태를 정화시키고 강건케 하는 최선의 준비를 하였더라도 아빠가 술담배에 찌들어 있거나 골골하면 그 정자가 당연 문제가 된다.

개미허리가 힘이 세다. 허리는 적당히 잘록한 것이 튼튼하다. 허리 모양이 생식력을 나타내는 것이다. 대개 들고 나고 하는 것이 적당히 있는 게 좋다. 잔병치레가 꼭 약골이 아니다. 둔감해서 속병을 키우는 사람보다 낫다. 본인이 스스로 잘 알아서 건강을 조심하고 또 그런 사람이 큰 병 없이 오래 산다.

이목구비도 흐름을 봐야 한다. 화려하게 생긴 것보다 전체적으로 조화로와야 한다. 오장육부의 조화와 상생과 소통은 이목구비에 나타나는데, 일단은 상이 좋아야 하고 다음이 인물이다. 수려하진 못해도 조화롭고 궂은 데가 없이 화평하게 생긴 얼굴, 피부 빛이 맑아야 한다. 그리고 그런 얼굴이 질리지 않는다.

사실은 이런 관상은 누구든지 만들 수가 있는 것이다. 올바른 섭생법을 지켜 행하면 젊은이들은 오래지 않아 변화한다. 그래서 심상이 최고라 했다. 올바른 마음가짐과 정신일도가 있으면 성취한다.

청춘시절 준비해야 하는 것이 스펙뿐 아니라 건강이며 국가는 출산축하금, 양육비, 학비 등을 넉넉하게 지원해서 건강하고 행복한 가정들을 많이 만들 수 있도록 도와야 한다.

행복은 건강 속에

피부가 심각하게 얇은 나는 극도로 피곤하거나 지치지 않았을 땐 나의 피부결에 맞게 손수 때를 미는 것이 훨씬 힐링이 된다. 등

중간이 조금 힘이 드는 점 빼곤. 어느 날 목욕탕에서 끙끙거리며 등 중앙까지 다 밀 즈음 세신사 한 분이 오더니 등만 밀어주겠다고 하신다.

"어쩌면 피부가 이렇게나 약할꼬."

세신 전문가인 그녀는 내 등을 아주 약하게 살살 밀어주셨다.

"엄마가 저 가진 열 달 동안 끼니거리가 없어서 거의 물만 드셨대요. 그래서 생기다 만 거 같아요."

"그래서 이렇게 여리여리하구나, 약해 빠져서. 엄마 뱃속에 다시 들어갔다 나와."

바로 곁에서 우리 두 사람을 물끄러미 쳐다보던 한 아주머니가 한 수 거드셨다.

"AS 기간 벌써 끝난 거 같은데?"

와르르 한바탕 웃음꽃.

낳았을 때 새빨간 쥐새끼 같았던 나는 어릴 적부터 허약하고 아팠으며 모든 감각은 극도로 예민했다. 남들 잘 먹어대는 소시지나 햄, 쥐포 등 화학조미료 든 음식들은 먹는 즉각 바로 토했을 정도. 취학 전에 이미 이명증이 있었고 성격은 급해가지고 차갑게 식은 도시락을 우걱우걱 까먹고 돌아서면 곧잘 바로 토하면서 울먹이던 초딩 시절과 사흘을 못 넘기고 코피가 터지고 또 터지던 중학교 시절을 지나 고등학교 시절엔 격월로 월경량이 거의 없었고 대학 시절엔 심한 위하수로 배가 올챙이처럼 처져 있었으며 두드러기도 잦았다.

약했던 반면 나는 아이 때부터 오감, 특히 각종 통증 및 인체가 보내는 신호에 대해 대단히 민감했다. 내 몸의 어떤 부위에 통증이나 이상 감각이 나타나면 민감하게 인식했을 뿐 아니라 저절로 손이 가서 만지거나 주무르거나 꼬집거나 두드리기도 했는데 그렇게 해서 호전되기도 했지만 오히려 악화되기도 하는 것을 느끼면서 아픈 곳을 다루는 것이 섬세해야 함을 일찍이 깨달았다. 한의원이나 병원에 가서 의학적인 시술을 받거나 약국의 양약 내지는 민간요법도 써보았지만 어쩐지 자연스런 회복을 유도한다는 느낌이 들지 않았던 것도 이런 기감氣感이 나도 모르게 발달한 탓이었을 것이다.

극도로 예민한 감각 덕분에 망문문절에 예리한 한의사가 된 것에 지금은 감사할 따름이다. 남들처럼 강하게 타고났으면 아무거나 잘 먹고 안 아파서 더 행복하게 살았을진 모르지만 아픈 사람들에 대해 지금처럼 뼛속 깊은 이해를 가지지 못했을 것이기에.

끼니를 굶는 형편에 아들도 아닌 딸, 백일사진도 돌사진도 없는 나. 약골로 태어나 위로 장녀인 언니와 아래로 아들인 동생 사이에서 존재감을 인정받고 싶었는지 유난히 욕심 많았던 어린 시절, 삼형제는 과자 한 쪽을 두고도 고함지르며 다투기 일쑤였고 싸움의 중심이 나인 경우가 많았다.

어릴 적 욕심쟁이는 염세적인 사춘기소녀로 자랐고 한의대생이 되었다. 내 몸에 맞는 한약을 조제해서 먹기 시작하면서부터 육신의 건강이 정신과 마음에 미치는 영향을 깊이 깨달았다. 평온한 마음이 건강상태가 안 좋을 때면 파도를 타듯이. 어릴 적 그토록 욕심쟁이였던 이유도 뱃속에서부터 비롯된 생존본능이 아니었을까.

나는 본디 간담肝膽, 오행伍行으로는 목기木氣가 부족한 편이고 거기에 화기火氣가 강해서 조급하고 화를 잘 내며 쉬이 지치는 체질이지만, 체질을 보완하는 한약과 쑥뜸으로 많이 달라진 듯하다. 하지만 과로하여 지치거나 하면 꼭 그 부분이 문제를 일으킨다. 마음의 병도 알고 보면 몸을 다스려야 할 경우가 많다. 물론 반대로 마음을 다스려 몸의 건강에 유익을 주기도 한다. 이렇듯 마음과 몸은 알고 보면 하나이다.

오장육부가 균형을 이루고 조화롭게 기혈이 흐를 때, 음양화평지인陰陽和平之人이 되는 것이다. 인체에 기혈氣血이 고루고루 소통되어야 건강하고 행복하듯 세상도 사랑과 재화財貨가 고루고루 소통될 때 건강하고 행복하다.

건강한 소우주들이 모여 건강한 세상을 이루고 또한 건강한 세상 속에서 개개인도 더욱 건강하고 행복해지는 상생의 날들을 꿈꾸어 본다.

오장육부로 평생을 산다

언젠가 둘째딸이 학교에서 집으로 돌아오는 길에 불량과자를 허겁지겁 먹다가 나에게 들킨 일이 있었다. 그때 그 표정이 참. 먹는 음식으로 인해 스트레스 주고받는 것이 좋을 건 없다. 하지만 다들 먹는 불량과자 마음 편하게 먹는 것보다 유혹을 참아 어린 시절의 오장육부를 공고히 함은 생각보다 중요한 일이다.

오래 살면서도 아프지 않으려면 타고난 정기를 아끼고 굳건히 키

워가야 하는데 각종 화학첨가물이 들어간 음식들, 오장육부를 쥐어
짜도록 자극적인 음식들, 지나치게 한랭하거나 부담되는 음식들, 이
들이 세포들을 병들게 하고 얼굴과 피부도 밉게 만든다.

각종 화학첨가물로 맛을 낸 이런 '가짜음식'은 입에만 달지 도둑처
럼 정기를 갉아먹고 버젓이 주인 행세를 하며 몸과 마음을 교란시킨
다. 한번 중독되면 헤어나기 힘들다.

젊은이들이 노인들보다 복원력이 못한 경우를 종종 본다. 먹거리
탓이 크다. 어려서부터 체내에 차곡차곡 쌓인 화학독소, 그로 인한
만성 염증 및 각종 만성 질환으로 고생하는 남은 삶은 결코 불량과
자처럼 달콤하지 않다.

몸과 마음은 하나

몸과 마음은 편의상 나누어 보는 것이지 실상 분리될 수 없
는 전일의 것. 마음이 아프면 몸도 아프고 몸이 아프면 마음도 아픈
것인데 기氣로서 하나인 것이다. 이 기가 막힘 없이 두루 통하면 몸
도 마음도 편안하다. 보이지 않는 것이 곧 보이는 것이고 보이는 것이
곧 보이지 않는 세계의 반영임을 너무도 분명하게 알아가고 있다.

화학첨가물이 든 음식을 먹고 속이 안 좋고 인상이 험상궂어진다.
이것은 몸인가 마음인가. 인체가 감당할 수 없는 독소, 이것은 물질이
고 그로 인해 신진대사가 나빠지는 건 몸이나 그 맛에 대한 탐닉은
마음이며 식체한 결과로 짜증이 나는 것도 마음인 것이다. 크게 상심
해서 몸이 쭉 늘어져버렸다. 이 또한 몸과 마음이 함께인 것이다.

사람이 몸으로 모든 것을 이룰 수 있는가. 마음으로 모든 것을 이룰 수 있는가. 그 사람 하나가 전일체이듯이 세상이 하나의 덩어리로 전일체인데 그 사람의 올곧은 몸과 마음뿐 아니라 하나의 덩어리인 세상과도 막힘없이 소통할 때 뜻하는 바대로 이뤄진다. 이것을 순리 혹은 섭리라 할 것이다. 막힘없이 두루 통하는 소통, 그것이 개인의 건강이고 사회의 안녕이다. 기분이 좋다는 말은 몸과 마음이 다 함께 좋다는 표현인 것이다.

우리는 늘 세상을 보고 판단하고 반응한다. 육안이든 심안이든 한정되고 편협된 봄과 앎, 그로 인한 반응 또한 얼마나 오류일 수 있는지. '타인을 이해한다.'라는 것이 곧 오해일 가능성이 많다. 전일한 몸이자 마음인 환우분 한 분 한 분과의 임상에서의 만남은 그래서 늘 그 자체로 새로운 배움과 감동의 연속일 수밖에 없다.

몸이 완전히 망가지면 마음을 붙잡고라도 일어서야 하고 마음이 괴상망측한 병에 걸렸을 때 그 몸을 보듬어 마음에 변화를 줄 수가 있다. 결국 둘은 하나이기에.

개인이건 사회건 몸이건 마음이건 막히고 답답한 고리를 끊고 소통하고 갈 길을 가게 하는 것. 그것이 진정한 치유가 아닐까.

어제의 나는 오늘의 내가 아니며 어제의 세상도 오늘의 세상이 아니다. 어제의 의학이 오늘의 의학이 될 순 없다. 자신을 잡아 가두는 기존의 '봄'과 '앎'이라는 한계를 떨치고 나와 무한한 세상에 몸과 마음을 열고 강물처럼 흘러가야 한다.

쑥뜸과 함께하는 복원력 대탐험

우울이란

우울이란 의식적이든 무의식적이든 해결되지 않은 채 방치된 슬픔이다. 문제는 이러한 우울이 만성적으로 지속되면 예기치 못한 안 좋은 일들이나 때로는 죽음까지도 끌어당기는 매개가 된다는 점이다. 어떤 사람이 급작스런 사고가 나거나 돌연사 했다면 그 사람의 마음과 몸이 평소 어떤 상태였는지 들여다볼 필요가 있다.

많은 경우에 있어 노인의 죽음은 사실은 몸의 기능이 다하기 전, 마음의 곤고한 상태, 즉 더 이상 존재해 있을 이유가 없다라고 느끼는 소외와 우울에서 비롯된 것이 많다. 왜 죽냐고 묻지 말라. 사는 것보다 차라리 죽는 것이 낫다고 명확히 판단될 때 영혼은 가차 없이 육신을 떠나기도 한다.

몸이건 마음이건 너무 힘들어하는 가족이 없는지 친구가 없는지 이웃이 없는지 돌아보고 함께 웃을 때 우리는 진정 행복할 수 있다.

세상에 만연한 우울증 같은 정신적 문제들은 범사회적 문제를 소수에게 전가시키는 회피주의 때문이다. 힘이 남는 자가 약자를 돕고 깨달은 자가 실천하는 것이다. 각자의 허약함, 아픔, 슬픔, 고통, 그것이 먼저 해결되어야 하고 비로소 나아가 가정, 이웃, 사회에 건전한 도움을 줄 수가 있다.

만성우울은 때때로 분노의 형태로 폭발된다. 짜증을 부리고 욕을 하는 것도 어딘가 몹시 힘들기 때문이다. 진정으로 행복하면 말투부터 달라지게 마련이다. 만성우울은 상담뿐 아니라 침체되어 있는 몸의 기능도 함께 치료해 들어가야 한다. 감정의 기능에 관여하는 신경

전달물질들의 안정적인 분비는 안정적인 몸과 마음에서 이루어지기 때문이다.

스트레스에 강한 몸과 마음을 만들지 않으면 요즘처럼 다사다변하는 세상을 살면서 우울증을 극복하기가 힘들어지기 쉬우니 우울증이 있다고 여겨지거나 주변 사람들이 그렇게 느낀다면 성급한 대증약 복용보다 먼저 자신의 몸과 마음을 사랑으로 보살펴줄 필요가 있다.

마음이 열리지 않으면

마음이 보여지도록 드러남이 몸이다. 그래서 몸의 현상에는 물리적으로 해석되지 않는 것들이 허다하다. 몸 상태는 또한 마음 상태로 드러난다. 그래서 마음의 병도 몸을 잘 보듬어주어 개선되는 수가 허다하다. 쑥뜸은 몸과 마음의 구분 없이 하나인 인체의 기혈 흐름을 소통시키기에 몸과 마음이 다함께 힐링된다.

침과 쑥뜸과 사혈로 어느 정도 기혈을 터주고 독소를 배출시키면서 한약을 쓰기에 흡수를 최대화시키지만, 그 기본적 치료인 침과 쑥뜸 이전에도, 깊은 대화로 마음부터 열어주지 않으면 도무지 치료에 들어가기 힘든 경우가 있다.

인후염으로 대증약 복용 후 소화불량과 방광염으로 리바운드된 환우 한 분이 오셨다가 어느 정도 좋아지자 말도 없이 치료를 하차하셨기에 궁금해하던 중에 그 분 소개를 받고 오신 휴직 중인 41세 여환.

안색과 진맥을 살피니 벼랑 끝에 내몰린 듯한 슬픔과 우울이 느껴졌다. 좀 울었으면 좋겠다 생각한 순간 그녀 눈에 눈물이 그렁그렁

맺히는 것이 아닌가. 그렇게 시작한 대화는 점심시간까지 이어졌다. 언니가 어서 밥 먹으러 가자고 톡을 보내왔지만 세상에서 기쁜 것 하나 없이 곧 죽으려는 사람을 그냥 보낼 수는 없었다.

한번 말문을 열자 힘들었던 직장 이야기, 힘들게 살아오신 부모님 두 분이 6개월 간격으로 돌아가신 이야기, 남편과의 갈등 등등 봇물처럼 쏟아낸 그녀는 정신과 상담에서조차 못 다한 이야기들을 처음으로 풀어놓았노라 했다.

한 번의 치료 후 그녀의 안색은 확연하게 변화가 느껴졌고 긴 시간 정성을 갖고 그녀에게 열정을 할애하길 역시 잘했구나 싶었다. 다시 오지 않더라도 내가 할 일을 했으니까 그것으로 되었다고 생각했다.

그리고 어느 날 아침, 정성껏 간식까지 챙겨온, 환하게 웃는 그녀를 다시 볼 수 있었다. 아침 시간이 너무 바빠서 치료 받고 가는 뒷모습조차 못 봤지만, 나도 한계가 있으니까. 매번 모든 이를 제대로 신경쓰기란 힘든 것. 하늘이 그녀를 인도하시리라.

이후 그녀는 잘 회복되었고 직장에 복귀했다.

밖에서와 같이 안에서도, 안에서와 같이 밖에서도

몸과 마음의 조화로움은 아무리 강조해도 지나침이 없다. 둘은 부부 같아서 상생이 되어야지 상극이 되면 지옥이다. 그러니 몸은 마음을, 마음은 몸을 늘 잘 돌봐주며 조화롭게 함께 가야 한다. 몸만 즐겁거나 마음만 즐거운 건 오래 가지 못한다.

결국은 몸과 마음이 하나이고 좋은 몸이 좋은 마음을 유도하고 좋은 마음이 좋은 몸을 유도한다. 안에서와 같이 밖에서도, 밖에서와 같이 안에서도.

임상에서 만나는 그 다양한 사람들의 다양한 몸과 마음, 그 모든 것이 관찰 대상이고 깨달음의 대상이다.

이건 아니라고 느끼는 부분에 대하여

심성이 천사 같은 분들이 많이 오신다. 대개는 속수무책의 화병을 안고서. 차마 뱉어내지 못한 것들이 온몸 구석구석 박혀 가지각색 통증들로 표출된다. 그런 분들께 항상 말씀드린다. 끝까지 천사로 살기는 힘들다고. 일방적인 인내와 희생이 상대를 이롭게 하는 것도 절대 아니라고. 그때그때 토로함과, 이건 아닌데 싶은 것에 저항함은 각자의 삶에 놓인 과제라고.

제가 무슨 힘이 있습니까, 하고 항변들을 하시지만 자분자분 심경을 터놓을 수 있는 힘 정도는 누구나 가지고 있다. 오히려 그때그때 얘기하면 지나치게 화를 안 내어도 된다. 실컷 부아 치밀게 해놓은 상대가 '얘기 안 했으니 몰랐잖아.' 하고 기를 세우는 우를 범하지 않게 해야 하는 것이다.

그래도 그 스트레스가 각종 통증들이나 피부발진으로 올라오는 것은 그나마 다행이다. 쌓였다가 어느 날 뚜껑이 제대로 열리지 않으면 급기야 뇌졸중까지 오기도 한다. 선량한 사람들이 더 무거운 십자가를 지는 것은 그 누구에게도 좋지 못하다.

혹자는 이 순간도 합리화할 것이다. 좋은 게 좋은 거라고. 언젠가는 알아줄 거니까. 하지만 언젠가는 그 억눌린 감정들이 더 큰 파탄을 일으키게 마련이다.

사람은 서로 섞여 어울리며 성장한다. 가까이 있는 사랑하는 존재가 심정을 몰라주면 더 속상한 법이지만 사랑의 진심을 담아서, 무지막지하고 귀먹은 그 센터를 개과천선할 수 있는 기회를 꾸준히 주어야 한다. 그 편이 포기하고 담을 쌓고 사는 것보다 서로에게 좋다.

몸과 마음의 선순환

"염담허무恬憺虛無, 진기종지眞氣從之, 정신내수精神內守, 병안종래病安從來."

한의학 경전인 『황제내경소문』「상고천진론」에 나오는 한 대목이다.

"편안히 비어 있는 마음에 참기운이 순조로이 따르면 정신이 안을 굳건히 지키니 병이 어디로 좇아오겠습니까."

마음가짐으로 만병을 물리칠 수 있을까. '염담허무'가 시종일관하면 가능할 듯도 싶다.

육신의 관리법칙이 있다곤 하나 지켜지기 어려운 근본이유를 마음에서 찾아보자. 천천히 꼭꼭 씹어 먹고 소식함이 건강의 대법인 줄을 구구절절 이해시키고 각오시켜도 잘 지켜지지 않는 이유.

빨리 먹고 과히 먹는 것을 오랜 습관만 탓하랴. 자기도 모르게 꿀꺽꿀꺽 삼키느라 늘어진 목구멍과 위장만 탓하랴. 자극적인 감칠맛만 탓하랴. 바쁜 시간만 탓하랴.

식사 전 단 1분 만이라도 기도도 좋고 명상도 좋으니 마음을 편안히 비워보자. 아주 조금만 먹더라도 온전한 기운이 되게 하자. 그래서 몸도 가볍고 마음도 가벼워지면 염담허무하기 훨씬 쉬울 터.

그렇게 염담허무한 시간을 늘여가자. 그리해서 진기가 항상 흐르게 하며 정신이 제대로 안을 지키게 하자. 그렇게 선순환을 만들어보자.

호흡 바라기

사랑은 용서, 즉 있는 그대로 받아들임이다. 자신의 매순간을 음미하며 관심을 기울이는 자기 돌봄이지, 밖에서 찾을 것이 아니다. 그러기 위해 조금은 느린 삶이 필요하다.

호흡을 바라보는 것이 그래서 중요하다. 많은 시간을 내지 않아도 좋다. 몸과 마음의 모든 긴장을 풀고 양 팔을 가만히 늘어뜨린 채로 행복하고 즐거운 생각을 하면서 나의 숨이 목구멍에서 왔다 갔다 하는지 가슴까지 왔다 갔다 하는지 배꼽까지는 내려가는지 하단전까지 쭈욱 내려가는지 주의 깊게 잘 살펴보는 것만으로도 급박하게 차오르던 호흡이 깊어진다. 분산되었던 에너지가 폐로 몰리자마자 자신의 일을 편안하게 수행하는 것이다.

하단전까지 기혈이 도는 그 기분 좋은 것을 느낄 때까지 수시로 호흡을 바라보자. 급격한 발전 이면에 소외되고 망각된 것들 투성이의 이 사회가 뒤늦은 몸살들을 하는 것처럼, 당신이 과속으로 달려오는 동안 불통되고 마비된 세포들을 호흡으로도 일깨워보자.

6장　무병장수의 꿈, 불(火) 다스리기

속도를 다스리는 의학

누구나 행복을 꿈꾼다. 행복은 정신에서 오는 것도 있지만 육신의 건강을 전제로 한다. 정신 또한 육신에서 나오는 것이기에. 물론 역으로 정신을 잘 써서 육신을 이롭게 할 수도 있으니 한의학은 유심唯心도 유물唯物도 아닌 심신일여心身一如의 의학이다.

이를 정(精-영양소), 기(氣-에너지), 그리고 신(神-정신)으로 쪼개어 설명하기도 한다. 정이 탄탄하며 기도 구석구석 정상적으로 흐르고 정신이 맑으면 이 상태에서 마냥 행복함을 우리는 느낄 수가 있다. 그러나 기가 탄탄한 정을 근간으로 하지 않고 역기逆氣해서 붕 뜨면 허화虛火가 되어 머지않아 각종 병증이 생겨난다.

이 역기와 허화에는 선척적인 결함을 비롯한 수많은 원인들이 있으나 그 많은 원인들에 의한 병리는 하나의 이치로 축약된다. '과속' 이라는 병이 나오는 이치다.

지금 당장만 생각하고 앞날을 생각하지 않는, 그리고 전체의 조화를 생각지 않는 이 '과속'을 통제하는 브레이크는 구성원도 시스템도 병든 이 사회에서 언제쯤 제대로 작동할까. 각자의 그릇과 처지에 맞는 정상속도를 어기고 달렸을 때(경보장치의 성능이 좋은 인체는 보통 그전에 각종 신호를 보내지만) 정精과 기氣가 손상되어버리는 것이다. 고로, 신神도 온전하기 힘들다.

물론 어쩔 수 없이 과속하게 되는 사회구조도 바로잡아야 할 문제이지만 개개인의 이 '과속'에의 중독을 부추기는 핵심적인 문제점 하나를 지적하고자 한다.

영양만을 중시하는 의학은 기체氣滯 및 기소氣消를 초래하며 이 기체와 기소에서 만병이 발생한다. 게다가 '가짜' 영양은 더욱 위험하다. 나는 일찍이 각종 정제식품과 화학약품을 복용하는 과정에서 인체의 정기신精氣神을 교란시키고 소모시킴을 얘기해왔다. 토마토를 잘 갈아서 마실수록 혈당이 급속히 올라가 췌장에 무리를 주듯 제대로 씹어주는 과정을 배제시키면 입과 식도에서나 편리할까, 아래로 내려갈수록 다른 장기들에 부담을 안기는데, 만일 유해성분까지 있다면 더 심각할 수밖에.

위정자들의 쾌락을 위한 부정부패는 백성들의 피눈물이듯, 과잉식욕을 부추기는 인위적인 색, 향, 맛은 기혈을 정체시키는 뱃속 독소가 되어버리기 일쑤이며 증상만을 덮어버리는 의학은 머잖아 더 큰 문제를 일으킨다. '빨리빨리 손쉽게' 문화가 결국은 수명도 빠르고 손쉽게 갉아먹는다.

건강하게 장수하려면 비록 장사 같은 힘은 못 쓰더라도 기혈이 고루고루 원활하게 소통되는 섭생을 유지해야 한다. 특히 천천히, 꼭꼭, 소식. 그리고 때론 절식, 금식까지도. 그 바탕 위에 휴식과 운동, 그리고 적절한 치료가 빛을 발한다.

뭘 더 먹어서 해결되는 시대가 아니다. 영양이 부족해서 현대의 각종 희귀성 난치질환이 생겼으랴. 음식 공해에 지친 심신을 정화하고 정기를 바로세우는 방법을 찾는 길이 궁극의 행복에도 도달할 수 있는 길이다.

한의학은 속도를 다스리는 의학이다. 변증시치辨證施治는 일시적인 증상의 이면에 깔린 속도의 과불급을, 체질개선은 개체의 평생을 두고 따라다니는 속도의 과불급을 다스린다. 그런데 이 속도의 조절에 있어, 팔강변증에 우선해야 할 것이 '기혈소통'이다. 기혈소통을 잘 시킬수록 음양표리한열허실이 구분은 하되 분리할 수 없는, 인체의 병리를 설명하는 하나의 도구에 지나지 않음을, 그리고, 기혈소통을 잘 시킬수록 몸과 마음이 화평해져서 한의학이 나아갈 궁극인 양생에 가까워짐을 목도하게 된다. 또한, 기혈소통을 잘 시킬수록 천지삼라만상과의 소통으로 자연스레 확장되게 마련이다.

당장엔 달아도 뒤끝이 좋지 않은 증상완화를 위한 대증요법은 근본과 멀어지기 일쑤다. 양의학뿐 아니라 한의학도 증상에만 매달리면 오십보백보다.

막힘없이 속속들이 흐르는 기혈, 인체의 자연회복력, 그것을 위해서 쑥뜸임상을 22년째 해오고 있는 나는 감히 말한다.

쑥뜸은 소통과 해독 그리고 치유와 복원이다. 그 과정에서 나타나는 각종 호전반응들은 통증이나 염증을 억제하고 보자는 일반적인 의학상식으로는 도저히 용납하기 어려운 것들이 많지만 그 어떤 치료로도 힘든 기능과 형태의 바른 복원을 가져온다.

무너질 때에도 회복될 때에도 인체는 아프고 열이 난다. 그러므로 무분별한 대증요법은 많은 경우에 있어 자연회복력을 떨어뜨린다. 아니 원래대로 못 돌아가게 만드는 병리적 노화의 주범들이다.

인생에서 단 것만 먹을 순 없듯이 과속으로 달리다가 필연적으로 쓰디쓴 고통의 잔을 마셔야 할 때가 있는데 그때마저도 마약(진통제 등의 대중요법을 비유)에 취해서 고통을 회피하려는 것이 대중들의 인지상정인지라 그 수요에 맞게끔 의학은 발전(?)되었다. 그리고 그러한 의학에 몸을 맡기면서 '병 주고 약 주고'를 되풀이할 뿐 아니라 버라이어티한 질병들을 진화시키고 있는 것 또한 다름 아닌 대중들이다. 어떻게 하면 이 미망에서 깨어날까.

대중이 즐기는 대중요법의 달달한 미망에 빠지지 않고 험난하고 기나긴 쑥뜸치료 여정에 기꺼이 몸과 마음과 시간을 던져 완주해내시고 누구에게도 털어놓기 힘든 인생역정까지 함께 담긴 체험수기를 흔쾌히 써주신 사랑하는 쑥뜸전사들에게 새삼 감사를 전한다.(이 수기들은 3부에 수록되었다)

자연순리에 순응하는 삶

만사가 무한한 시간, 무한한 에너지로 제약이 없을진대, 법칙도, 배움도 쓸모가 없을 것이다. '한계'와 '법칙'을 알고 '조화'와 '중용'을 기하여 무병과 장수를 도모하고 지혜로 세상을 경륜함이 '한의학'이다.

독소 깃든 먹거리, 무분별한 건기식, 화학약품의 오남용으로 기혈 순환 및 복원력에 심각한 이상이 생겨 기어오다시피 찾아오는 환자들. 과거엔 과로, 과식, 과음이 주된 병인이었다면 현대는 여기에 화학독소와 환경, 스트레스까지. 겉으로 보면 멀쩡한데 속은 시체가 되어 돌아다니는 이들. 까마귀 날자 배 떨어진다고 치료 도중 터져 나오는 리바운드. 별로 반갑지 않은 이들이다.

교통사고 입원치료와 연이은 신우신염 치료로 항생제가 과다투여된 환자가 왔는데 원기가 바닥난 상태에서도 일말의 고집과 억척이 눈빛에 번득이길래 그냥 돌려보내기 위해 별별 조건을 다 제시했는데도 시키는 대로 다 하겠다기에 일단 쑥뜸은 놔두고 침 몇 대만 놓았다.

죽을 명운이 아닌지 침 몇 회에 차도를 보이기에 탕제와 산삼까지 먹었더니 회복속도가 빨라지더니, 문제는, 역시 한창 나아지는 중에 (정기가 아직 덜 잡힌 상태에서) 누워 있는 동안 밀린 일들을 한꺼번에 처리하느라 간신히 살아나고 있던 정기를 흔들어버린 것.

기회가 여러 번 있지 않은데, 걱정에 호통을 쳤더니 다시는 그러지 않겠다며 숨을 헐떡였다. 맑아져가고 있던 얼굴빛이 도로 검어지고 토사곽란에, 죽을 것같이 괴로워했다. 그로부터 다시 보름경이 흘러 한시름을 놓을 정도가 되었다.

'식복', '노복'. 정기가 바닥인 중병이 나아가는 도중에 음식 부주의나 과로로 다시 악화되면 목숨이 위험해지는 수가 있으니 경계하고 경계할 일이다.

특정 단방으로 다양한 개체 체질을 모두 중화시켜줄 수는 없는 일. 100세 전후로 사는 동안 오장육부 및 전신기혈이 조화롭게 소통될 수 있도록, 그래서 어디에도 치우침 없이 형과 기가 온전한 채로 정상적인 삶을 누리며 살 수 있도록 돕는 것, 이것이 의학의 최선이다.

무한히 쓰면서 무한히 살 수는 없다. 사는 동안 정신과 육신이 멀쩡하면 감지덕지. 천하 명의, 명약도 이미 살아온 내력까지 어쩌진 못한다. 20대의 방탕은 30대의 무기력이요, 30대의 과로는 40대의 병이다. 40대에 몸관리를 해도 그 효과는 50대에 나타난다. 원인과 결과가 동시에 나타나지 않으니 문제다.

빠르고 편리한 것을 너무 추구하면 빠르게 쇠한다. 좀 쉬어 가라고 아픈건데, 약 먹어가면서 계속 일한다. 이런 약들은 독약이다. 치약 하나에도 굳이 넣지 않아도 되는 색소, 향료, 계면활성제, 방부제. 구역질이 난다. 치아는 더 빨리 마모되고.

좀 아프고 앓는 것이 필요한데, 중증도 아닌데 과도한 약들을 투여한다. 감기몸살 걸려 좀 누워 쉬면서 음식 주의하고, 이러고 자시고 할 것 없이 면역활동인 고열, 통증, 기침 등을 주저앉히고 망각시키는 강한 약들을 써버리니 감기가 끝나고 나서도 무기력과 면역 혼란이다.

농약 치는 논의 메뚜기는 약을 치지 않는 논으로 몰려든다. 자연섭생으로 근근이 살아가는 이들은 각종 바이러스들의 숙주가 되어 죽을 뚱 살 뚱 몸살하고 이겨낸 면역 기억을 타인들과 공유하지만 결코 손해 보는 장사가 아니다. 면역의 진화는 정신의 진화이기에. 그것이 영혼에까지 영향을 끼치기에. 그리고, 너와 내가 결국은 하나이기에.

원기가 딸릴 때 팔을 많이 썼는데 다리에 쥐가 난다면 다리로 갈 기혈이 모자라는 것이다. 많이 먹고 위가 하수되니 관절통에 요실금까지 온다. 인체는 하나다. 하나의 생명력으로 움직인다. 자연도 하나다. 인류도 하나.

입이 자극적인 것에 중독되면 혼나는 것은 오장육부다. 누군가 독식하면 누군가는 모자란다. 그것이 어찌 각자의 운명 탓이랴. 변질되는 세포도 자멸하는 세포도 어찌 그만의 탓이랴.

탐욕스러운 문명의 해악, 우리 인류가 진화해가는 도중 일어난 시행착오라 하더라도 이미 그 위험수위가 경각에 이르렀다. 병든 세포는 스스로를 고칠 수 없다. 정상세포가 월등히 많아야 하고 그 세포들 사이의 커뮤니케이션이 제대로 될 때 병든 사람의 몸도 지구도 다시 살아날 수가 있다. 각자가 힘을 낼 수 있는 만큼이다. 그 이상을 서로에게 강요하는 것 또한 해악이다.

온갖 영양덩어리들을 먹어도 그것을 소화할 수 없다면 독소가 될 뿐 아니라 소화제까지 보충하면서까지 계속 섭식하는 데엔 당해낼 세포가 없다. 자연순리에 순응하는 삶, 아직까지 그 이상의 건강법을 만나보지 못했다.

노화지도와 양생법

질병이란, 생명의 존속을 위한 몸부림의 현상이다. 질병 상태를 벗어나기 위해서는 소통, 해독, 치유, 복원의 과정이 개입한다.

생각해보라. 어찌 발목을 삐었을 때 섬광 같은 초기통증 없이 뒤틀어진 근골이 자기 자리로 돌아올 수 있으며 어찌 고열, 기침, 객담, 몸살 없이 바이러스를 대적할 수 있으며, 어찌 피부발진 없이 각종 독소를 배출할 수 있으랴. 끊임없이 아프면서 끊임없이 복원시키는 몸부림을 왜 짓밟고 억누르기에 급급한가. 복원시키는 과제를 최소화시킬 수 있다면 오래 산다.

난치병 임상에는 스토리가 없을 수 없다. 지칠 대로 지쳐버린 환우분들의 몸과 마음에는 그간의 인생역정이 고스란히 녹아 있으며 제대로 된 복원치료는 그 모든 히스토리를 거슬러 올라가는 과정에서 세상에 단 하나뿐인 스토리를 남긴다. 이런 스토리들이 쌓여 '노화지도'가 그려질 날도 머지 않았다.

가령, 오장육부와 척추가 지탱해주는 한계를 넘어 팔다리를 많이 써서 급기야 늘어지고 처졌는데 그 변위 상태에서 심장동력까지 떨어지기 시작하면 류머티스 관절염이 오기 쉽다. 물론 다른 병들과 마찬가지로 젊어서도 나타날 수가 있다.

금원사대가들처럼 각자의 처해진 환경 및 편향적인 체질에서 환자들을 진단하고 처방을 내리다 보면 한 가지 측면만 강조하게 된다.

전체가 다 함께 살아나는 방법, 느려도 나중이 좋은 방법, 우리가 잃어버렸던 것, 되찾아야 할 것, 갔어야 했던 길. 현대문명 속에 잃어버린 소중한 것들을 다시 찾을 수 있을까?

복원한의학

전신과 국소의 적절한 배합 비율은 환자 근기 및 치료단계에 따라, 통증에 대해서는 신중하고 섬세하게 접근한다. 통처보단 주위의 열린 혈들을 중심으로 소통, 해독, 치유, 복원을 유도한다.

소통기—기혈이 소통되면서 편안하고 가볍다.

해독기—기혈이 깊이 소통되면서 맥락이 뚫리고 독소 배출. 피로, 무기력, 수면 증가, 몸살, 발진 등등 아프던 곳이 더 아프거나 각종 염증 등의 증상이 심화되기도 하고 대증요법으로 억눌러 놓았던 각종 증상들이 리바운드되기도 한다.

치유기—아프던 곳들이 점차 개선되고 혈색이 맑아진다.

복원기—기능과 체형이 바르게 회복된다.

편의상 구분해놓은 것이고 두 가지 세 가지가 동시에 일어나기도 한다.

사필귀정. 통증 자체를 제어하려는 목적의 의학과, 통증 자체는 방해하지 않되, 통증의 원인을 다스리기 위한 목적의 의학은 그 결과가 너무도 다를 수밖에. 그 두 가지 길을 적당히 배합하는 길을 갔더라도 복원한의학의 길로 들어서지 못했을 것이다.

치료 강도 및 범위는 각자의 라이프스타일에 맞게, 그날그날 버틸 수 있을 정도에다 어느 정도 여유와 기운이 있어서 점진적으로 복원이 될 수 있는 정도. 세상에 공짜는 없다. 복원에도 일정의 정기신精氣神을 요하므로 최대한 쉬어주고 소식하는 것이 좋다. 적게 먹고 적게 쓰고.

갑작스런 체중 감소는 지방조직에 보관되어 있던 팝스(Persistent Organic Pollutants, POPs) 같은 지용성 화학물질들이 혈중으로 흘러나와서 주요장기에 도달할 수 있는 위험이 있다. 쑥뜸은 먼저 독소배출 후 체중 감소가 뒤따른다.

약은 주로 상통약 위주, 중통약들은 조금씩만 가미, 하통약들은 되도록 불용, 재미 보는 대증약들은 신중히 삼가며 쓰는 편이다. 연 년익수가 목표이기 때문이다. 이후 체질이 중화된 사람은 처방이 더 욱 평탄해진다.

어찌 보면 결국 에너지, 기의 문제. 그래서 그 근본 에너지 스타일 까지 변화시켜주는 것이 한의학의 또 하나의 매력이다.

몸에 좋은 온갖 것을 하면서 기력의 한계선까지 무리하다 보면 덜 컥 병에 걸렸을 때 매우 위험한 상황에 처할 수가 있으며 휴식(때론 매우 긴)밖엔 별 방법이 없는 수가 있다. 좋은 것은 이미 다하고 있던 터라서.

오히려 몸에 해로운 온갖 것을 하면서 한계에 봉착해 병에 걸린 사람은 섭생을 바르게 고쳐서 상당한 도움을 받기도 하는 아이러니 가 있다. 물론 섭생 뜯어고치기가 쉬운 일은 아니다.

몸에 좋은 온갖 것을 하면서도 무리하지 않고 절제하는 삶이 가 장 이상적이겠으나 보통은 한계까지 써버린다. 어쩌면 젊어서부터 건 강에 많은 투자를 하는 것보다 젊어서부터 항상 기력을 남겨두는 느 린 삶을 사는 것이 나을지도 모른다.

안 아프게 하는 대증요법, 쉬지 않게 하는 영양요법은 대중의 욕망 에 부응하지만, 아파야 할 때 제대로 아프게 하고 쉬어야 할 때 제대 로 쉬게 하고 그때그때 회복 시키면서 젊음을 최대한 유지하도록 만 드는 복원한의학의 길은 임상의에게 매우 힘든 길이다. 병과 싸우는 길이 아닌, 마음도 몸도 제대로 소통되는 '사람'을 만드는 길이기 때문이다.

그러나 가야 한다. 선현들이 깨닫고 전승했던 한의학의 정수, 심신일여의 믿음으로 마음도 닦고 몸도 닦으면서 엎어지고 고꾸라져도 또 일어나 가야 한다.

불 다스리기

여자의 자궁이 뜨거워지면 남자는 사정한다. 그 온도로 생명이 잉태되고 유지된다. 불에서 태어난 불덩이가 그 정기를 다 소모하기까지 인생은 계속된다. 평생에 걸쳐, 이 정기를 어떻게 잘 다루는지가 무병장수의 관건이다.

생리도 불-정기가 쇠하거나 흐름이 막히지 않게 잘 유지해주면 건강하다.

병리도 불-소통이 가로막히면서 기혈편차가 생기고 통증과 염증이 생긴다.

증상도 불-아프고 화끈거리고 열나고 이것도 다 불인 생명력이다.

치료도 불-온열로 소통시킨다. 적정취혈에 의한 쑥뜸이 좋다.

火화-소화(훈훈하게 고루 데우는 불)와 장화.(과속, 과밀로 폭주하는 불)

炎염-장화가 세포조직기관을 태우는 것.

病병-장화(丙)가 곧 병리.

痰담-장화로 인해 굳어 들어가는 세포조직기관이 생긴다.

灸구-그래서 오랜 병에는 쑥뜸이 아니면 치유가 힘들다.

처음부터 끝까지 불이다. 참으로 오묘하지 않은가. 이 이치를 깨닫지 못하고서 어찌 쑥뜸으로 이열치열(생리적인 불로 병리적인 불을 다스림)할 수 있으랴. 그렇다고 아무 데나 쑥뜸을 뜬다면 장화를 더욱 조장할 수도 있다.

냉적에도 고열에도 쑥뜸이 좋은 이유가 다름 아닌 쑥뜸의 소통에 있는 것인데, 엄밀한 혈 선정 및 섬세한 취혈 후 쑥뜸을 떠주면 냉적은 물론이거니와 제반 감염질환 및 이상발열 등도 다스릴 수가 있는 것이다. 제대로 된 소통은 장화의 폭주를 가라앉히고 수승화강이 되게 한다.

그래서 소통은 곧 해독이고 해열이며 파적破積이다. 찬 음식은 기혈소통을 가로막고 장복할 경우 냉적을 발생시키니 조심하자. 갑갑하면 한랭지제로 시원하게 할 것이 아니라 막힌 것을 뚫어주는 것이 순리라는 것이다.

소화와 장화

머리부터 발끝까지 막힘없이 정기로 충만한 음평양비陰平陽秘가 건강한 상태라면, '과속'의 삶은 무언가를 소외, 또는 희생시키면서까지 폭주하는 '장화'를 조장하기 십상이다.

-장화식기 기식소화壯火食氣 氣食少火-
壯火之氣衰 少火之氣壯
壯火食氣 氣食少火

壯火散氣 少火生氣
(『黃帝內經素問』「陰陽應象大論」中)

만물을 실리는 태양의 복사에너지처럼, 인체에도 따스한 소화少火
가 흐르지만, 지나친 태양의 열기가 사막을 낳듯이 이 소화가 지나
친 속도나 밀도로 폭주함이 장화壯火로서 정기를 태운다. 그리고 이
면에는 정기의 공급을 못 받아서 쩔쩔매는 음지陰地를 발생시킨다.

불이란 필수불가결한 존재이기도 하면서 잘못 다루면 크나큰 불
상사를 낳기도 하는 것. 안팎으로 두루, 그리고 고루 소통되지 못한
기혈이 특정 방향으로 추진력을 갖게 되거나 특정 위치에서 농밀해
지면 그것은 더 이상 소화가 아닌 장화가 되어 세포들을 사른다. 각
종 통증과 염증이 발생한다.

사랑에도 장화 같은 사랑이 있고 소화 같은 사랑이 있다. 소화 같
은 사랑을 하다가도 일순 평정을 놓치면 장화가 되어버리니 불 다루
기만큼 조심스러운 것이 사랑이다.

나와 상대뿐 아니라 온 우주를 훈훈하게 두루 데울 수 있는 그런
사랑이 소화 같은 사랑이다. 비단 사랑뿐이랴. 세상만사 지나친 속도
와 농도로 갖은 병폐를 초래하기에 그에 대한 개선 또한 어찌하여 장
화로 폭주하게 되었는지 근본원인을 다스려야 제대로 성공한다.

마음과 정신이 온전하며(안팎으로 두루, 그리고 고루 소통하며) 원기가
상단전, 중단전, 하단전에 딱 잡혀 있고 기혈이 두루, 그리고 고루 통
하는데 장화가 웬 말이며 사기邪氣가 끼어들 틈이 있겠는가. 기혈의

편차는 한편으론 열기를, 한편으론 고립된 음지를 만든다.

이 우주 안에서 사랑으로 하나임을 망각한 채 단절, 독주, 고립으로 얼마를 버틸 수 있으랴.

그 사람의 몸과 마음이 얼마나 안팎으로 두루, 그리고 고루 통하고 있는 상태인지 첫 진찰에서 면밀히 느껴보자. 복진에서 중완혈은 반드시 체크해보자. 그리고 그 사람 근기에 맞게 순리적으로 소통시켜 나가는 것이다.

각종 유해한 먹거리와 환경, 그리고 불균형한 자세 등으로 중초와, 나아가 척추신경이 제대로 소통되고 있지 않은 대다수의 현대인들에게 임독맥을 우선 틔워줌이 필요하지 않을까? 그래서 나는 사지말단보다는 임독맥 및 배수복모를 먼저 시작한다.

양생으로 올바른 진화를

평생 정기신精氣神을 아껴서 건강하게 오래 산다면, 세대와 세대 간의 소통이 잘 된다는 전제하에, 윗대의 정신적 소산이 제대로 전승이 되어 그 종족은 정신문화뿐 아니라 모든 분야의 점진적 진화로 나아갈 것이다. 정신적, 육체적으로 건강한 백수 노인이 들려줄 수 있는 경험과 지혜는 다른 경로로는 얻기 힘든 것들이다.

현대 서구사회를 들여다보면 평생 정기신을 남용해서 50대 넘어서며 각종 성인병에 시달리다 나이 들면 병원에서 지낸다. 세대 간의 소통은 점차 단절되고 윗대의 경험과 지혜는 제대로 전승되지 못한다. 우리나라도 이에서 멀지 않게 달려나가고 있는 중이다.

문제는 넓은 땅과 자원인데 이미 그런 기득권을 갖고 있는 나라들은 환경과 생태와 심지어 생명까지 파괴시켜가면서 살아 나간다지만 이도 저도 없는 우리나라는 IT강국이 되어 인적교류의 활성화를 통해 앞으로 나아갈 수밖에 없다는 결론에 이른다. 거기에 전통문화에서 좋은 점을 함께 전승해 나아간다면 제대로 진화하는 대한민국이 되지 않을까.

여기에 한의학이 있다. 한계를 깨우쳐주는 의학. 세포분열이 반복될수록 텔로미어가 손상되어 결국 노화와 질병, 죽음에 다다른다. 정기신을 조화롭게, 그리고 가치 있게 써서 노화의 과정을 늦추는 양생법의 비밀이 『동의보감』에 담겨 있고 허영만 화백이 한의사분들과 '열공' 하시더니 그 핵심이치를 어느 정도 깨우친 흔적을 『허허동의보감』에서 보았다.

비단 그이뿐만 아니라 한국인들이라면 누구나 이해할 수 있는 내용들이다. 만화라서 쉬운 것이 아니라 우리네 핏줄 속에 그 정신이 담겨 흐르고 있기 때문이고 『동의보감』 자체가 그 흐름을 그대로 담아 놓은 책이기에 그렇다.

온고이지신이라 하지 않는가. 과거와의 소통 속에 미래의 혁신이 담겨 있다. 한의학의 근본정신을 바로 세우되, 그 용用에 있어서는 현실을 통찰하며 앞날을 개척하여야 한다.

우리는 너무도 오랫동안 스트레스 호르몬으로 보호메커니즘 속에 전전긍긍하다 보니 성장메커니즘은 꽁꽁 얼어붙고만 것이다.

과거 행복하던 시절이 있었다. 한의학 자체의 자존감이 높을 때 다른 그 무엇도 우리의 성장을 잠재우지 못했다. 이제 우린 그 자존감을 회복하고 앞으로 나아가야 한다.

정기신을 조화롭게 아껴 쓰자. 생각과 말이 아닌, 행동하는 한의사들이 되면 좋겠다. 그리고 돈을 좀 못 번다고 애태우기보다, 어떻게 하면 이 세상의 갖은 병폐가 사라질까를 고민하는 대의大醫가 되기를 바라는 한의사였으면 좋겠다.

만병통치약은 늘 하는 얘기지만 건전하고 행복한 삶과 올바른 섭생에 기초한 내 몸 안의 복원력이며 이것이 제대로 작동할 수 있도록 최대한 자연스럽게 돕는 것이 의료의 최선일 것이다. 고통을 줄여줌에 불과한 일시적인 대증요법을 그럴듯하게 과대포장해서 박리다매로 대중에게 공급하는 것은 상업이지 진정한 의료는 아니다.

노화시계, 텔로미어 : 염색체의 양쪽 끝단에 위치한다. 세포 분열시 유전정보를 담은 DNA의 손상을 막는 완충 역할을 하며 점점 짧아지다가 분열횟수의 한계에 이르게 되면 없어지는데, 이때 염색체 복제 과정에 이상이 생기게 되고, 세포는 분열을 멈추거나(노화세포) 사멸한다.
텔로미어의 길이가 짧을수록 세포가 늙었다는 것이니 노화의 중요한 지표로서, 생활습관은 이 텔로미어의 길이에 영향을 준다.

쑥뜸과 함께하는 복원력 대탐험

7장   질병과 치유, 색다른 인생여행

아픔이 주는

67세, 이 연세가 들도록 진짜 티 하나 없는 백자피부(그것도 남자)는 처음 보았다. 장신에 풍채는 또 얼마나 좋으신지, 얼핏 보면 전혀 아픈 사람 같지 않다. 그러나 알고 보니 젊어서 군대 시절 상사에게 하도 많이 맞아서 송장이 되다시피 했었고 살아난 것이 기적이었다고. 특히, 머리를 심하게 맞아서 남은 후유증이 체머리인데, 전신 관절이며 오장육부며 성한 곳이 없다.

첫 진찰 때 은근히 고집을 부리셔서 대화 연결이 잘 되질 않았는데 알고 보니 직업이 칼럼니스트란다. 그날따라 많이 피곤해 보였다.

"젊은 사람들도 나가떨어지는 힘든 치료예요. 되도록 일 만들지 말고 많이 쉬어주셔요."

"그건 걱정 안 하셔도 됩니다. 인간관계 다 끊었습니다. 오죽했으면 제가 죽었다고 소문났어요. 그게 편해요."

쑥뜸으로 전신을 복원시키는 치료이기에 음식도 주의해야 하고 치료 기간 동안 많이 쉬어줘야 하는데 그러자면 일상생활에 변화가 크니까 난색을 표명하는 사람들이 있는가 하면, 이렇게 한술 더 뜨는 분들도 계신다.

"덕분에 제가 웃습니다. 세상을 달관하고 사시는 환우분들이 많아요."

"아프다는 게 꼭 나쁘지만은 않아요. 많은 깨달음과 이해력이 생기죠."

이 대목을 거의 동시에 합창하듯 얘기하고 있는 의사와 환우.

"제가 어릴 적부터 엽총으로 사냥하는 것을 즐겼습니다. 사냥과 낚시, 아픈 뒤론 못 하겠더라구요. 말도 글도 함부로 하지 않습니다. 남 상처 주는 말과 글, 그것도 일종의 살인이잖아요."

"그쵸? 안 좋은 마음을 보내도 안 좋은 영향을 주는데 말이죠."

생각과 감정의 영향, 그리고 그것이 말과 글의 형태로 드러나면서 타인에게 끼치는 영향, 다시 한 번 숨고르기를 해본다.

아프다는 것. 그것이 일시적이 아닌 장시간의 고통으로 인생에 동행할 때, 건강할 땐 도저히 깨닫기 힘든 것을 깨닫고 이해 안 되던 것이 이해되고 삶의 깊이와 폭이 달라지기도 한다. 다만, 고통을 피하지 않고 있는 그대로 받아들일 때 비로소 가능하다.

세상의 모든 아픈 사람들에게 사랑과 격려를 보내고 싶은 날. 질병과 치유가 색다른 인생여행이기도 하다고 말한다면 너무 잔인한 것일까.

치유과정에서의 깨달음

질병과 치유라는 소중한 여정 동안 배울 것이 있고 깨달을 것이 있다.

결과에 대한 지나친 집착은 과정을 꼬이게도 한다. 우리가 바라는 해답이라는 게 더 큰 그림에서는 아닐 수도 있다. 때로는 아프고 회

쑥뜸과 함께하는 복원력 대탐험

복되고 다치고 복원되는 과정이 뜻밖의 차원으로 이끌어가기도 한다. 섣부른 대증요법이 유감스런 이유 중 하나이다.

손등의 심한 타박상으로 인한 부종으로 꾸준히 쑥뜸치료를 받으시던 한 환우분께서 어느 날 털어놓으셨다. 그 손을 오래 전에 수술한 적이 있었고 그 오랜 후유증이던 마목감과 긴장시 떨림 증세가 타박상 치료하는 사이 함께 좋아져버렸다고. 손을 정교하게 쓰는 직업이신데 만약 급한 마음에 대증요법을 쓰셨다면 어찌 되었을까.

조급함으로 병든 것을 조급함으로 고치랴. 갑작스레 교통사고가 나서 한동안 한의원에서 치료받다가 숨어 진행 중이던 다른 병(은허 암질)을 발견하고 치료하게 되기도 한다. 복원력은 이렇게도 이끈다.

나아가, 보다 이상적인 죽음의 과정 또한 치유의 큰 흐름이다.

잃고 나서야

우리는 각종 생각과 감정, 그리고 생활습관의 중독에서 좀체 헤어나오지 못하고 살다가 육체적으로 아프거나 무기력할 때 비로소 관조하게 되기도 한다. 어떤 것들이 쇠잔해진 육신을 설상가상으로 힘겹게 만드는지. 어떤 것들이 부질없는 것인지.

역으로, 쇠잔해진 육신이 소스라칠 만한 생각과 감정(고민, 걱정, 분노 등등) 및 생활습관(과식, 과음, 과로 등등)이 평소 건강할 때에 알게 모르게 야금야금 정기를 소모시키다가 급기야는 질병이라는 손님을 불러들였음을 유추하게 되지만 다시 건강해지면 인식과 다짐이 흐릿해진다.

우리는 각종 삶의 중독에 빠져 허우적거리다가 죽음에 임박했을 때 비로소 알게 되기도 한다. 사는 동안 사실은 무엇을 했어야 했는지. 어떤 경우의 임사체험은 그것을 알려주기 위함이다.

우리는 사랑을 잃고야 탄식한다.(사실은 잃은 것이 아니지만) 그것은 빛이며 호흡이었고 생명 그 자체였음을. 그리고 오랜 방황 끝에 문득 보게 되기도 한다. 무언가에 의해 가리워졌을 뿐 밑바닥 깊숙이 여전히 사랑 그 자체로 존재하고 있는 자신을.

숙명처럼 받아들여야 하는 질식 같은 침묵의 시간들이 우리네 삶으로 드리울 때 우린 힘겹게 수긍한다. 빛과 그림자는 하나라는 것을. 그럼에도 우리의 본질은 영원한 사랑이라는 것을.

영혼의 복원

나의 기도와 손, 침, 뜸, 약은 매개체일 뿐, 그 파동을 통해 환우분들의 기혈 흐름과 비틀어진 체형까지도 하루하루 조금씩 정상의 기능과 형태로 복원되어지는 것에서 우리네 복원력, 그 황소처럼 우직한 행보에 감동 받는다.

끊임없이 망가지지만 끊임없이 복구되는 우리의 몸. 세상 어느 기계가 이처럼 정미精微하게 스스로를 복원시키는 힘을 갖고 있는가. 정상에서 벗어난 기능과 형태가 다시 정상으로 돌아오려는 몸부림, 그것엔 작든 크든 통증과 염증과 몸살 등의 호전반응이 수반된다. 그러기에 살아가면서 많이 아프다는 것은, 그만큼 많이 벗어나 있기도 하지만 그만큼 다시 돌아오려는 몸부림임을.

이토록 우직한 육체의 복원력처럼 영혼에도 복원의 행보가 있는 것일까? 아이 때의 순수함, 스폰지 같은 유연성. 우리는 그 때묻지 않은 영혼에로의 복원에 얼마만큼 아파하고 있는가.

혹시 아픔이 두려워서 망각에 취해 있진 않은지. 각종 대증요법이 인체의 정상복원을 가로막듯 마음의 통증을 피해서 달아나다 영혼의 갈 길을 못 가고 있는 건 아닌지.

복원의 핵

개체의 소화력을 비롯한 기혈소통은 무시하고 성분, 영양만을 고려한 각종 대증약, 영양제, 건기식, 화학첨가물 먹거리 등의 오남용과 그 폐해로 나타나는 게 독소 정체, 순환부전, 폐혈閉穴이다. 제대로 된 자침(刺針:침을 자입함), 시구(施灸:뜸을 뜸), 득기得氣, 득통得通에 걸림돌이 되는 요소들 중 이러한 독소 정체만이 아니라 과도한 물리적 스트레스에 의한 연부조직 변형을 마지막으로 짚고 넘어가야겠다.

의료기기 등에 척추를 반복적으로 강하게 문지르는 행위, 무분별한 지압이나 마사지 등으로 과도하게 주무르는 행위, 기타 물리적 스트레스 등등으로 점차 탄력도가 떨어지다가 급기야 늘어처진 연부조직상의 정상위치를 벗어나 있는 혈에 제대로 심자(深刺:깊이 자입함)가 가능할까? 정말 제대로 열린 혈위를 심자하면 침 하나를 놓더라도 만족할 만한 성과가 나타나는데 안타깝게도 중완 하나도 제대로 열려 있지 못한 경우가 많다.

중초(소화기) 연부조직의 하수(늘어처짐)는 흉, 요추와 직결되니 등통증이나 요통을 일으킨다. 그러니 많은 경우의 요통이 허리만 치료하는 것으로는 근치(根治;근본치료)가 안 된다. 중초하수, 흉요추부담, 골반고관절압박, 하지순환부전, 급기야 퇴행성병변, 족저근막염, 그러니 족저근막염의 근치란 이 모든 것을 복원시킴이다.

다시 위로 중초하수, 흉요추부담, 경추견관절불안정, 상지순환부전, 엘보, 수근관증후군, 수지관절퇴행, 마찬가지로 그 모든 연결고리를 함께 봐주어야 한다.

연부조직이 변형되면서 골격계 이상도 동시에 진행되기에 퇴행성 척추관절 또한 결국 연부조직의 변형을 복원시키지 않으면 근치가 안 된다.

아무리 조심스레 혈을 잡고 자침, 시구를 반복해주어도 섭생이 잘못 되어 있으면 병증이 제자리를 빙빙 돌게 마련이다. 폭식, 과식은 독소 정체와 연부조직 변형을 한꺼번에 조장하기에 제대로 된 치유를 위한다면 반드시 금기시켜야 할 항목이다.

발목까지 무너져내린 체형인데, 그 부은 발목마저 더 이상 못 견디고 처지면 결국은 족저근막염이 되거나 발등 및 발가락 끝까지 아프다.

인체 복원의 핵은 임독맥소통, 그중에서도 위장과 요추, 특히 위장이다. 육체의 큰 일이 먹고 움직이는 일이고, 나아가 마음, 정신까지 관장하는 힘이 여기에서 나온다. 제대로 된 자연치유를 위해서는 복원력을 극대화시켜야 하고 그러자면 제일 우선순위가 '좋은 음식을',

'제 때 천천히', '꼭꼭 씹어서', '소식하는 것'이다.

말 안 듣고 개선이 더딘 이도 밑빠진 독에 물붓기하듯 계속해서 정체된 임독맥과 배수복모를 터치해주면 오랜동안 망각된 감각들이 차츰 살아나 과식과 과로 및 오욕칠정이 개선되어진다. 사람이 되어 가는 것이다.

위장이 바로잡혀야 심폐도 편안하고 간담도 편안하고 소장 대장 방광 콩팥도 편안하다. 그뿐이랴. 척추 고관절 무릎 발목, 어깨 팔 손목도 위가 확장되고 처져 있는 상태에선 제기능을 못한다.

위장 바로잡지 않고 어디가 나았다? 그런 경우는 대부분 얼마 못 가거나 다른 곳에서 필히 문제가 터진다.

3부

쑥뜸
임상 개요와

쑥뜸
체험기

한의사 커뮤니티에 쑥뜸에 대한 글을 올릴 때마다, 언제쯤 임상 강의와 진료 참관을 허락해줄 것이냐는 질문들에 흔쾌한 답을 드릴 수가 없었다. 그때마다 들었던 생각은, 돈 안 되고 고생인 이 길을 과연 누가 끝까지 따라올 수 있을까란 걱정이었다. 또한, 하루하루 빠듯한 나의 일상에서 별도의 시간을 내어 후학을 양성함이 현실적으로 맞지 않다고 생각했다.

엎어지고 고꾸라지며 치러낸 쑥뜸 임상 22년, 제법 안정적인 임상 가이드라인이 잡힌 이제, 간략하게나마 복원을 위한 쑥뜸 임상개요(총론)를 정리해보았다. 한의학의 핵심 정수가 오롯이 담겨 있는 쑥뜸 임상은 특히나 안전, 또 안전에 만전을 기해야 한다. 불(쑥뜸)로써 불길(경락)을 열어나가는 근본치유의 치명적인 매력만큼이나, 적정혈 선정과 적정 취혈 등을 위한 사전 진단에 오차가 나면 화독의 위험 또한 크기 때문이다.

복원을 위한 쑥뜸 임상가가 되려면, 임상 개요를 제대로 숙지한 후 전신쑥뜸을 위한 진단 및 취혈법을 실전으로 배워야 하고, 그 전에 전신쑥뜸 여정을 직접 체험해보는 것이 좋을 것이다.

환우들은 함께 있을 땐 더없이 깊은 인연이나 병이 다 낫고 떠나면 개인사가 되는 것이고 특히 과거병력의 노출을 극히 꺼린다. 그 누구라도 대중들 앞에 솔직하게 공개하기란 쉽지 않다. 환우들이 직접 쓴 수기까진 미처 생각지 못했던 나에게, 단 몇 편이라도 좋으니 함께 수록하면 좋겠다고 한 지인이 조언해주셨다. 다소 귀찮은 일이라 그냥 넘기려다 어렵사리 얘기를 꺼냈을 때, 기꺼이 실명으로 쑥 뜸 체험기의 게재를 허락해주신 사랑하는 환우분들께 고개 숙여 감사드린다. 병들어가는 지구별에 진정한 소통, 해독, 치유, 복원이 널리 번져가기를 바라는 그분들의 간절한 염원에 나도 함께 두손 모은다.

바야흐로 환자도, 의사도 대증요법의 후유증과 리바운드의 늪에서 벗어나는 데에 전심전력할 때이다. 질병보다 생명을 바라보고 되도록 순한 약을 쓰고 인체의 복원력을 도와주어야 한다. 인간의 육체와 영혼이 제대로 복원되는 만큼, 위기에 처한 지구의 자연환경도 아름답게 복원될 것이다.

1장   쑥뜸 임상 개요

사전 고지

어느 혈위에 쑥뜸 혹은 온침을 시술해주었을 때, 어떤 호전 반응들을 거쳐, 어떤 복원이 일어나는가가 쑥뜸임상의 관건이다. 더 해서 적절한 휴식 및 금기음식(특히 화학독소 주의)까지, 이 모두를 사전 고지해주어야 한다.

복원이 될 때에 피로감, 무기력, 수면 증가 등을 통한 정기 회복, 대소변가스 증가 및 피부 발진, 때로는 전신 몸살 등을 통한 독소 배출, 소화기 회복 과정에서의 위장 예민, 갖가지 통증 및 염증 등의 호전 반응들이 나타난다.

흔히 쑥뜸 후에 몸이 좋아지는 대로 한계 끝까지 쓰는 우를 범하는데, 그렇게 소진해버리면 복원에 무리가 따른다. 복원이 되려다 주춤하기를 반복한다. 세상 공짜가 어디 있는가. 복원에도 일정 기혈이 소모된다. 특히나 쑥뜸은 가릴 음식이 많고 위장이 예민해지기에 적절한 휴식이 따르지 않으면 그 여정이 너무나 고단해진다. 적절히 쉬어주지 않으면 그만큼 치료 속도도 늦춰야 한다. 금기음식을 가리지 않으면 혈이 열렸다 막혔다를 반복하고, 독소가 쑥뜸의 소통을 방해하기에 당연히 복원도 잘 되지 않는다. 그러니 절식과 휴식을 고지하고 또 고지해야 한다.

꾸준한 전신쑥뜸 여정에는 사혈요법이 필수인데, 항상 척추 전체를 촉지해보고 독소가 솟아오를 때 과감히 습부로 빼내주어야 한다.(독맥습부/督脈濕附) 그 타이밍을 놓치면 피부로 광범위하게 번져나온 독소로 가려움에 시달리게 된다. 사혈 범위가 늘어나 의사도 더 힘들다. 사혈한 날은 푹 쉬어주도록 고지한다.

수 주에 한 번씩 독맥으로 독소가 올라오는 사람도 있고, 전신쑥뜸 여정 초기에 거의 매일 올라오는 사람도 있을 만큼 개인차가 있으니 독맥 쑥뜸 취혈시 면밀히 잘 살펴보아야 한다. 독맥습부도 강력한 해독법 중 하나이기에 하고 나면 전신 몸살 이후처럼 몸이 가벼워지고 피부가 맑아지니 이 사실 또한 사전에 고지해주고 사후에도 꼭 확인해야 한다.

국소쑥뜸과 전신쑥뜸

전신 복원혈에 국소 복원혈 및 아시혈을 배합해서 철저히 금기를 지키면서 각종 호전반응 및 리바운드를 각오하고 계획성 있게 하루하루 이상적인 치유 및 전신 복원을 유도하는 것이 전신쑥뜸이다.

국소쑥뜸은 국소 복원혈들 내지는 아시혈들 선에서 국소의 통증 완화나 국소의 복원만을 도모하는 비교적 소극적이고 무난한 치료이지만 결국은 전신쑥뜸으로 가는 전초이다.

쑥뜸 초보는 국소쑥뜸으로부터 조심스레 시작하는 것이 안전하다.

또한 그 환자의 정기에 맞추어 치료의 일정에도 간격을 두어 호전반응 및 리바운드가 다녀간 후 호전되는 결과를 확인하는 것이 좋다. 어지간한 호전반응 및 리바운드에 대처할 수 있는 노하우를 구축한 후에는 되도록 매일 내원을 지시한다.

전신쑥뜸엔 한약이 필수이다. 체질과 증상을 참고한 맞춤약으로 허해지기 쉬운 정기를 조심스레 돕고(소화력과 라이프 스타일에 맞게 경중조절), 쑥뜸몸살이 일어났을 때의 응급한약, 그리고 소양 및 발진이 있을 때의 한약 등이 기본이다.

전신쑥뜸의 매력 중 증상의 완화나 기능의 향상보다 더욱 가시적인 것이 전신체형의 조화로운 복원이다. 가령 척추 및 복부의 중심복원혈들과 어깨의 복원혈인 극천혈에 꾸준히 뜸을 떠주니 어깨가 한동안 아프다가 처짐이 개선되고 단단해지는 것처럼 말이다. 쑥뜸임상가는 인체조각가이다.

복원을 극대화시키는 침자법

복원을 위한 침자법은 일단은 소통이 위주이기에 사자斜刺가 아닌 직자直刺를 기본으로 하되, 그 사람, 그 시時의 혈의 상태에 따라 사자를 해주기도 한다. 되도록 침관을 쓰지 않고 충분히 수기로 개혈 후 혈의 모양새를 느끼면서 천천히 깊숙이 자입한다. 여기에 쑥뜸까지 배합한 것이 온침으로서 강력히 소통시키고 복원시킨다. 주로 복원의 중심혈들을 이 온침으로 강자극한다.

중심혈들이 충분히 개혈되고 나면 침도 부드럽게 미끌리듯 들어가고, 더 많은 복원혈들로 점차 쑥뜸 개수를 확장시켜갈 수 있다.

척추 및 복부가 먼저, 사지는 다음이다.

처지고 굽은 팔자어깨를 복원시키는 것도 기본은 척추와 복부를 잡아줘야 한다. 그러기 전에는 국소침이나 국소뜸 정도로 소통시키는 정도이고 제대로 된 복원이 일어나질 않는다.

다시 말하지만 복원력을 움직이는 핵은 척추와 위장이며 그 중에서도 위장이다.

중심혈들이 활짝 열린 상태에서는 국소 복원혈이나 아시혈 치료도 효과가 훨씬 빠르다.

쑥뜸 금기

혈穴이란 구멍이다. 내외內外의 소통점이다. 이 구멍이 활짝 열려 있을 땐 예리하게 촉지 가능하지만 병리적으로 막혀 있을 땐 되도록 수기手氣를 통해서 열어주고 쑥뜸의 열을 주입해주는 것이 바람직하다. 그래야 화독으로부터 안전하다. 의사의 의욕만 앞서서는 안 된다. 환자도 과욕을 부리면 탈난다.

통증과 염증이 심한 곳은 대부분 혈이 막혀 있다. 그런데도 억지로 그 자리에 침을 놓고 뜸을 뜨는 것은 진통을 위한 대증요법에 불과하다. 그 주위에 열려 있는 혈들을 자극해주면 차츰 소통이 되면서 막힌 혈들도 열리게 되고 순리적인 복원을 유도할 수 있다.

'홍종열통紅腫熱痛'의 부위에 쑥뜸 초보는 삼가는 편이 좋다. 차츰 진단이 예리해지면 홍종열통의 부위라도 치명적인 화농이 예상되지 않는 한 과감히 할 수도 있게 되지만 이 또한 전문가의 영역이다.

다시 정리하자면, 막힌 혈과 홍종열통의 부위는 쑥뜸에 신중할 것.

개혈을 위한 촉지법觸指法은 몇 번이고 수기로써 막힌 혈을 열릴 때까지 터치하는 것이지만 특수한 경우에 쓰고, 무리가 될 수 있으니 이미 열리어 있는 혈 위주로 차차 확장해가는 것이 좋다.

머리부터 발끝까지 어디든지 막힘없이 기혈이 흐르게 하는 것이 전신쑥뜸의 일차적 목표이며, 그 결과로 기능 및 형태의 바른 복원까지 유도함이 전신쑥뜸의 궁극이다. 이는 양생법의 실질적인 첨단이라 할 수 있다.

마음과 몸이 하나이듯, 기능과 형태도 결국은 하나다. 기능이 살아나면 형태도 살아나고 형태가 살아나면 기능도 살아난다. 올바른 치료라면 동시에 복원되게 마련이다.

어느 정도 복원이 탄탄하게 진행되기 전에 치료가 띄엄띄엄 허술해지면 복원과 퇴행을 반복하면서 더 지친다. 조금 낫다고 긴장을 풀면 도로 아프다. 계속 떠 나가면 한 번에 올라가지만, 게으름을 피우면 힘든 과정을 반복해야 하고 효율도 떨어진다. 일정 기간 힘닿는 대로 꾸준히 뜨는 것이 가장 좋다. 쑥뜸 뜨는 기간 동안 충분한 휴식은 바로 약이 된다. 한계 끝까지 쓰지 말고 기력을 남겨두어야 순조로운 복원이 진행된다. 병이 아직 작다 하여 무리를 멈추지 않는 자는 잘 복원되지도 않고 결국 그 병이 더 진행되기 일쑤지만, 중환자는 모든 것 내려놓고 쉬기에 오히려 하루하루 복원이 잘 진행되기도 하는 아이러니가 있다.

육류, 회, 밀가루, 찬 음식, 화학독소, 커피, 술, 담배 등을 가려야 한다. 처음에는 난색을 표명하다가도 쑥뜸으로 소통되고 청혈淸血되면 차츰 저절로 싫어진다. 기왕이면 같은 시간과 에너지를 들여 소화 잘 되고 독소를 남기지 않는 맑은 음식을 골라 먹는 것이 공해시대의 지혜이자 치료효과를 극대화하는 지름길이다.

그리고 천천히 꼭꼭 씹어서 소식하는 식습관은 쑥뜸 첫날부터 실천에 옮기는 것이 좋다. 처지고 확장된 위장이 제 위치로 올라 붙는 것이 안 되면 백날 치료해도 근본적인 문제가 해결 안 되지만 단 하루를 조심해도 움츠렸던 복원력은 날개를 편다.

고통스럽지만 거울을 보면 환희가 몰려온다. 안과 같이 밖에서도, 밖과 같이 안에서도 건강해지는 징후는 안색, 이목구비, 체형 등으로 확연하게 드러나게 마련이다. 밖을 살피면 안이 보인다. 안에서 느껴지는 것은 밖으로도 표가 난다.

또한 체형 변화는 곧 얼굴 변화이다. 굳었던 복부가 부드러워지면 인상도 부드러워진다. 허리가 잘록해지면 목 라인도 살아나고 턱선도 샤프해진다. 그뿐인가. 내면도 아름다워진다. 굳은 것을 풀고 독소를 내보내니 마음도 부드러워지고 사리에 밝아진다.

해독이 되면서 살이 급속도로 빠질 때는 구석구석이 아프다. 이때에 환자는 불안감을 가지기 쉬운데, 복원통증은 일정방향이 있으니 의사에게 물어보고 확인하면 된다. 곧 어디가 아프고 어떤 증상이 나타날 것이라는 얘기를 한발 앞서 해주어도 막상 아프면 불안하게 마련이다.

쑥뜸 혈위는 그 사람, 그 시에 따라 유동적이라 전술한 바 있다. 미립대(쌀알크기)로 말아서 향으로 불을 지펴 피부 깊숙이 직접적인 열을 전달하는 직접구는 그 취혈이 더욱 정밀해야 한다. 국소 복원혈 한두 개 정도라면 모르겠지만 전신의 기혈을 소통하기 위해 복부, 척추, 사지 등등의 주요 전신 복원혈들을 동시에 소통하는 전신쑥뜸은 망문문절과 기감 등의 한의학적 신단이 극도로 예리하게 숙련된 한의사에 의해서만 그 안전성을 보장할 수가 있다. 특히, 온침은 반드시 혈을 헤집어서 개혈시킨 후 시술하도록 한다.

하루에 뜨는 양도 그 환자의 정기에 맞게 달라져야 하니 매일매일의 섬세한 망문문절은 필수인 것이다. 전반적인 척추의 흐름, 특히 경추와 요추 상태를 면밀히 보고 취혈하며, 복부에서는 중완, 기해 등을 중심으로 전후좌우를 살핀다.

역기逆氣가 되어 있거나 중초가 심하게 막힌 경우 화火의 염상炎上을 예방하기 위해 족삼리, 구허 등 하지의 복원혈들을 먼저 열어주고 복부를 취혈하기도 한다. 그러나 보통은 상에서 하로, 중심에서 사지로 순차대로 떠준다.

복원의 커다란 문들

사실 인체의 모든 혈은 쑥뜸에 복원을 일으킨다. 경혈의 신비이자 쑥뜸의 신비이다. 그렇지만 그 중에서도 특별히 커다란 문들이 있다

막힌 혈에 무리해서 뜸을 뜨면 화독을 입을 수 있고 염증이나 형태변형이 심화될 수 있기에 주의를 요하며, 임·독맥과 위·방광경 등 인체 중심을 가로지르는 척추 및 복부의 경혈들을 먼저 열어나가는

것이 좋다. 그 중에서도 중완, 하완, 기해, 명문, 요양관, 대장수 등은 핵 중의 핵이다.

물론 진정한 복원을 섬세하게 유도하기 위해서는 이런 중심혈들에 주변의 열린 혈들을 예리하게 촉지해서 적절하게 배합시켜야 되지만 이는 일정한 수련을 거친 전문가의 영역에 맡겨 두고, 손쉽게 접근 가능한 중심혈들을 여기에 공개하는 것은 이러한 큰 문들마저 꽉꽉 막히기 전에, 병이 골수에 이르기 전에, 담痰이 적취積聚가 되고 암癌이 되기 전에 미리 한발 앞서 예방하고 대처하라는 뜻이다. 어깨가 하수되고 골반이 하수되어 그 하위 관절, 즉 팔, 손목, 무릎, 발목까지 처져 내려오기 전에 척추와 복부라도 일단 잡아주라는 뜻이다.

쑥뜸은 소통시키고 해독시키고 치유시키고 결국은 복원시킨다.

태양혈太陽穴

정상인이라면 그 중앙에 걸림 없이 침이 쑤욱 들어가지만 노화 등으로 안면근육이 처지면서 종종 덮여버리기도 하는데, 이 경우 이 혈이 막혀 제 역할을 못하니 순환이 저체되어 부어 있다가 억지로 침을 밀어 넣게 되면 출혈이 일어나기도 한다. 멍이 사그라들 때쯤이면 어느 정도 개혈이 되는 좋은 결과를 낳기에 너무 걱정할 필요는 없으나 태양혈이 부어 있는 환자들에게 출혈과 멍에 대한 사전 고지는 꼭 필요하다.

이 혈이 막혀 있을 경우 안질이 나쁜 경우가 많고 단계적인 세밀한 치료를 통해 개혈開穴시켜서 눈을 맑게 해준다. 백내장, 녹내장,

황반변성 등 안과질환과 두통에 빼놓을 수 없는 명혈이건만 취혈 및 침 자입시 주의를 요하고 환자가 자국을 남겨도 좋다고 동의하면 살짝 직접구를 떠주기도 한다. 침과 뜸을 결합한 온침은 더욱 강력하지만 흉이 깊이 남기에 이 혈을 포함한 안면부의 혈은 절박한 경우에만 쓴다. 물론 전신의 복원혈들을 일깨운 상태에서 이런 각과에 해당하는 국소복원혈을 배합할 경우에라야 근본적이면서도 신속한 호전을 보는 것이기에 중증일수록 제대로 된 전신쑥뜸을 해주어야 하고, 이 역시 숙련된 전문가들의 영역이며 환자들도 쑥뜸자국과 호전반응 및 리바운드에 동의하고서야 제대로 치료를 받을 수가 있다. 태양혈 치료 후 호전반응이나 리바운드가 올 경우 눈이 일시적으로 따갑거나 아프거나 눈물이 흐를 수 있고 염증이 다녀갈 수도 있으나 그 결과는 좋다.

안과 치료에서 주요한 부분 역시 복원의 핵인 임맥, 특히 중완, 하완, 기해이다. 장위腸胃가 하수되어 있으면 안면근육도 하수되어 눈가가 붓거나 처진다. 복부를 복원시키면서 동시에 태양혈 등의 안과 복원혈들을 소통시켜준다.

지창혈地倉穴

잘만 촉지해서 섬세하게 자입해주면 잇몸 통증, 구안와사 및 그 후유증, 구내염 등에 좋은 효과를 볼 수 있는 복원혈이다. 대영, 협거 등과 배합하여 턱관절 치료에도 도움을 줄 수 있는 혈로 임상에서 쓰임새가 많다.

천돌혈天突穴

이 또한 눈대중하지 말고 손끝에 기를 실어 헤집어보면 그 사람마다, 그 시時마다 부침浮沈이 달라짐을 감지할 수 있다. 정확한 혈을 감응시킨 후 직접구를 하면 단 한 번에도 제대로 된 효력을 발휘한다. 초기 감기의 인후통이나 기관지 증상에도 좋고 목이 쉰 데에도 좋고 만성 폐질환이나 후두염 등에 요긴하며 늘어진 목의 형태 복원에도 빼놓을 수 없는 명혈이다. 물론 이 또한 척추 및 복부의 중심혈들과 배합하여야 상기한 효과를 제대로 볼 수 있다. 특히 직접구로 좋은 효과를 볼 수 있지만, 뜸 자국을 우려한다면 미립대라도 다 타기 전에 일찍 핀셋으로 눌러주는 등 약자극해준다. 어떤 경우든 직접구 시술동의서(자국이 남을 수 있다는 데 대한 동의)는 받아두는 것이 좋다. 사실 조절해서 잘 떠주면 눈에 띌 정도의 흉이 생기지 않고 시술 직후 아로마오일 등을 발라주면 잘 아물며 흉이 생기더라도 시간이 흐르면 점점 옅어지는데, 의외로 세월이 갈수록 젊은 여환우들도 신경을 쓰지 않는 추세이다. 예전에는 나이 든 여환우들도 쑥뜸 자국에 아주 민감했었는데. 암튼 임상에서는 쑥뜸 자국에 대한 충분한 사전 고지 및 동의서는 필수이다.

중완혈中脘穴

위하수, 위확장 등으로 복부가 처져 있거나 부풀어 있는 경우 해부학적인 위치보다 더 아래에서 잡아야 하며 아예 꽉 막혀 있을 경우는 자침 후 곧잘 멍이 들기도 하니(간신히 혈을 열어서 자침했더라도 발

쑥뜸 임상 개요와 쑥뜸 체험기

침하면서 혈관이 건드림) 이 경우, 자침 전에 미리 '막힌 혈을 부득이하게 침으로 열어주어야겠으니 조심스레 놓아도 멍이 들기도 합니다만, 멍이 사라질 즈음 오히려 순환이 활성화되어 개혈開穴에 도움이 될 것입니다.'라고 고지해드리고 조심스레 자입한다. 복원의 핵인 중완혈의 중요성은 말할 것도 없지만, 안타깝게도 세월이 흐를수록 스트레스, 과로, 잘못된 식섭생, 환경공해로 이 기본적인 혈조차 막혀 있는 사람들이 느는 추세이다. 이런 경우 자침 후 멍도 잘 들지만 직접구 후 화농이 잘 되기도 하는데, 쑥뜸으로 인한 화농은 되도록 화학연고를 바르지 말고 천연 아로마오일로 살짝 발라주는 것이 좋으며 음식 금기를 지켜야 잘 낫는다. 결국 그 결과는 좋으니 너무 염려치 않아도 된다. 화학독소에 찌들어 있거나 음식 금기를 어기는 경우, 상처가 잘 낫지 않거나 많이 가려울 수가 있다. 이 중완혈이 완전히 개혈되고 자기 자리에 잡히는 때가 터닝포인트로서, 비로소 전신복원이 활발해진다. 그러니 의사는 기본적으로 늘 이곳을 면밀히 촉지해보고 소화 상태를 가늠할 줄 알아야 한다. 「복원의 핵」에서도 언급했듯, 위장을 바로잡지 않고 어디가 나았다면 그 효력은 얼마 못 가거나 다른 곳에서 문제가 터진다. 왜냐하면 스스로의 복원력에 의한 회복이 아니기 때문이다.

중완혈과 더불어서 하완, 기해, 관원, 중극 등의 복부 임맥혈들은 하나하나가 너무도 소중한 중심복원혈들이다. 급만성 안이비인후과 질환의 케어에 태양, 영향, 관료, 대영, 협거, 지창, 청궁, 천돌 등의 국소복원혈들과 복부의 중심복원혈들을 적절하게 배합하여 드라마틱한 효과를 볼 수 있다.

관원혈關元穴

중완혈이 후천의 핵이라면, 관원혈은 선천의 핵이다. 근원 정기의 바다이기에 이곳에 뜸을 뜨게 되면 제반 질환에 직간접적으로 도움을 줄 뿐 아니라 정기도 단단해진다. 호흡이 차오르도록 늘 바쁘고 독소에 찌든 현대인들은 막혀 있는 경우가 많은데, 중완, 기해 등을 먼저 열어주다 보면 여기도 서서히 열리어진다. 관원이 열리면 직접구 다수, 또는 온침 등의 강자극으로 근원 정기를 잡아주기 용이해진다. 또한 쑥뜸의 화기火氣가 역상逆上할 우려가 영 줄어들어 전신쑥뜸을 좀더 확장해가며 적극적으로 떠줄 수 있게 되며, 뜸 기운도 제대로 깊이 스며들게 된다.

요양관혈腰陽關穴

호발하는 요통 아시혈이자 제대로 자입해주면 즉각적인 효과도 큰 곳이지만, 전신복원의 척추중심으로서, 이 혈에 꾸준한 직접구를 배합해줄 때 고관절, 무릎, 발목 등의 하체관절 복원들도 비로소 제대로 일어난다.

더불어 대장수, 명문, 신수, 소장수, 환도 등도 매우 중요한 복원혈들이다. 요추중심이 살아야 복부순환도 좋아지며, 경추도 함께 살아난다. 그러니 요양관혈은 요추질환 뿐 아니라 경추질환 및 복부질환, 나아가 전신복원에 빼놓을 수 없는 혈이다.

이러한 척추 복원혈들을 제대로 직접구 해주었을 경우, 손도 안 댄 하체 구석구석에서 갖가지 복원신호들이 나타나는 경우가 많다. "치료받고 나서 무릎이 아팠어요." 내지는 "다리가 가려웠어요." 등등. 제대로 치료해 준 것이 맞다면, 그러한 호전반응이나 리바운드 후 점차 다리가 가벼워진다.

환도혈環跳穴

주로 온침을 시술하여 엉덩이 처짐을 개선하고 골반강의 순환을 도와 각종 골반병변을 호전시키고 하지의 기혈순환도 개선시킨다. 환도혈 단독보다, 명문, 신수, 요양관, 대장수, 소장수 등의 척추 중심 복원혈들과 배합했을 때 둔부의 복원 또한 극대화된다.

슬안혈膝眼穴

이 두 혈 역시 그 사람에 따라, 그 시의 컨디션에 따라, 무릎 변형 상태에 따라, 사이가 좁아지기도 하고 넓어지기도 하고 조금 더 아래로 잡히기도 하는 등 유동적이기에 면밀하게 촉지해볼 것이며, 여기에는 침보다는 쑥뜸이 낫다.

쑥뜸이 유난히 뜨거운 혈들이 있는데 그중 하나이기에 특히 직접구를 할 때에 그 사람의 정기 상태에 따라 경중 조절이 필요한 혈이다. 물이 찼다든지 해서 무릎이 부어 있을 때는 화농이 되기도 쉬우니 조심해야 할 혈이기도 하다.

사실은 환자의 상태를 면밀히 사전 체크하여 그에 맞게 시술해주고, 금기음식을 충분히 주의시키면 쑥뜸으로 생긴 화농이 깊어지며 컴플레인 내지는 의료사고로까지 이어지는 경우는 드물다.

오랜만에 내원하신 한 환우분이 상처에 세균 감염으로 좌측 발등이 빨갛게 부어 있었는데 상태가 좋지 않았다. '홍종열통'이어도 정기가 강하고 환부의 색이 밝고 촉감이 탄력 있는 경우는 쑥뜸이 빠른 치유를 돕기도 하지만, 순환이 잘 안 되어 환부로 원활한 기혈 전달이 안 되는 상태에서 홍종열통 부위의 직접구는 깊은 화농을 일으키는 수가 있다.

특히 발은 더욱 조심하여야 한다. 그 환우분께 한약으로 조리하고 다시 오시라고 했고 다음 날 환부의 암적색이 선홍색으로 바뀐 것을 보고서야 침을 놓아드렸다. 그것도 족삼리, 구허 등의 원위취혈로 말이다.

평소 식섭생이 문란하고 충분한 라포가 형성되지 않은 환자라면 이런 부위들은 바로 손대지 않는 것이 좋다. 특히 심장질환자들, 스텐트 시술 후 대증약 복용자들은 신중해야 한다.

당뇨약 장기 복용자들은 조금씩 시도해보고 괜찮으면 차츰 뜸 개수를 늘려간다. 사실 당뇨병에는 올바른 식섭생과 꾸준한 쑥뜸이 근본적인 치유를 가져오는 경우가 많다.

상기 환우분은 다음 날 적극적인 사혈(사혈도 이런 경우는 감염된 조직 상태를 봐가면서 신중하게 해야 한다) 이후 부종과 화농이 치유되었고 그 다음 날 비로소 병변국소의 직접구로 탄력이 저하된 연부조직을 복원시켜드렸다.

족삼리혈足三里穴

이 혈 역시도 그 사람에 따라, 그때의 컨디션에 따라, 무릎 변형 상태에 따라, 위나 아래로, 그리고 전면 또는 후면으로 유동적이다. 그러니 천편일률적인 해부학적 위치를 비로 잡지 말고 상하좌우로 깊게 촉지해본 후 감응이 되는 열린 혈로 침을 자입하면 깊게 쑤욱 들어가면서 거슬림이 없고 효과도 정확하다.

슬안혈과 더불어 무릎의 중심 복원혈이기도 하지만, 하퇴부 기혈소통의 큰 문으로서, 여기를 열고 구허혈을 열면 하퇴부위와 발의 복원이 진행되기 시작하는데, 특히, 족삼리혈이 더욱 유의미한 점은 위장과 직통하는 혈이라는 점이다. 위장이 제 위치로 복원되고 소화가 잘 되면, 고관절도 바로잡히고 하지의 병변들, 특히 무릎병변이 저절로 좋아지는데, 그 중심을 관장하는 혈이다. 그러나 이토록 유의미한 혈도 제대로 취혈하지 않으면 헛다리 짚는다.

구허혈丘墟穴

정상인이라면 우묵하니 들어가지는데, 하중이 부담되어 부어 있거나 염좌로 부어 있을 경우, 이 역시 침도 뜸도 조심스레 시술해줄 필요가 있다. 특히 순환이 안 되어 발이 얼어 있는 경우는 더욱 그러하다. 보통 척추 및 복부가 어느 정도 열리고 무릎, 하퇴까지 다 열린 후 구허까지 접근하는 것이 순리적이긴 하다. 염좌의 경우에도 심하게 부어 있는 경우, 환자의 정기 상태가 안 좋은 경우, 조심하는 것이 좋다. 기해, 족삼리 등의 원위취혈로 하지순환을 돕는 것이 순리적이다. 어느 정도 부기가 가라앉고 혈이 열리면 침도 놓아주고 마지막은 직접구로 형태의 깔끔한 복원을 돕는다. 사실은 전신쑥뜸에서 루틴하게 많이 잡는 중심혈들 중 하나로서, 발끝까지 기혈순환이 잘되게 유도하는 명혈이다.

극천혈極泉穴

팔꿈치를 구부리고 팔을 든 상태에서 혈을 취하는데, 어깨가 처진 사람일수록 이 자리가 부어 있고 막혀 있거나 심지어 덩어리가 만져지기도 한다. 그래도 면밀하게 헤집어보면 둥그렇게 부어 있는 살집 중앙에 미세하게라도 혈이 촉지되는데 여기에 침을 자입하거나 뜸을 뜨면 놀라울 정도의 어깨복원이 일어난다.

어깨가 처져 내려올 때에도 갖가지 통증이 수반되지만, 도로 복원될 때에도 갖가지 통증이 따른다. 심한 경우 한동안 어깨를 들지 못하거나 돌리지 못하는 현상도 생긴다. 그러나 그 로킹locking을 통해 절약된 기력이 복원에는 유리하게 작용한다.

고통스런 이석증 때문에 내원해서 전신쑥뜸을 뜨던 중 어느 날, 갑자기 어깨가 너무 많이 아파서 응급실에 가서 진통제를 맞고 온 젊은 새댁이 있었다. 호전반응 및 리바운드에 대해 다시 조근조근 설명해준 후 한동안 아플 것이지만 그 결과를 지켜보라 설득했고, 다행히 믿고 따라준 결과는 약골에 육아로 지쳐 팔자八字로 처져버린 어깨가 봉긋하게 다시 솟아올랐으며 사다리꼴 목도 라인이 들어갔다, 그 이후는 턱 선이 날렵해졌고 오랜 지병이던 이석증도 좋아졌다.

쑥뜸 임상 개요와 쑥뜸 체험기

물론 근본적으로는 전신쑥뜸을 통해 기혈 흐름을 바로잡아 주었기에 이석증까지 자연스레 치유될 수 있었던 것이지만, 안이비인후과 질환에는 특히 목과 어깨 복원이 절실한 경우가 많다.

다시 강조하지만 기능과 형태는 결국 하나다. 올바른 형태라야 기혈순환이 잘되고 기혈순환이 잘되어야 다부진 형태도 살아난다. 어깨의 복원에 중요한 혈들은 이 극천혈을 위시한 중부혈, 견정혈肩貞穴 등이다.

소해혈少海穴

보통 어깨 처짐이 심한 사람은 액와에 위치한 신경, 혈관, 임파절 등이 압박받아서 팔도 전반적으로 부어 있고 손목도 수지관절들도 이상이 생기는 도미노로 고통받는데, 소해혈이 부어 있는 정도를 보면 그 변형 정도를 짐작할 수가 있다. 슬안혈처럼 직접구 시술 시 지나치게 뜨겁지 않도록 주의할 혈이지만(화농 호발), 팔의 변형에 없어서는 안 되는 중심 복원혈들 중 하나이다.

양지혈陽池穴

양지혈이 100퍼센트 잘 열려 있다면 손목 변형이 심각하지 않은 상태이고 또 양계, 양곡 등과 배합하여 침이나 뜸으로 손목의 병변을 쉽게 개선할 수 있는 혈이다.

어깨와 팔이 처져 내릴수록 양지혈은 막혀버리거나 심하면 부어오르거나 결절이 생기기도 하는데, 어깨부터 차근히 복원시키는 것이 근본이지만 시간적 경제적으로 여유가 없는 경우 막힌 양지혈에 직접구로 어느 정도 개혈이 가능하고 통증 완화에 적지 않은 도움을 줄 수가 있다.

양지뿐 아니라 막히거나 부은 혈에 직접구를 하면 화농이 잘 되고 특히 양지혈처럼 접촉이 많은 부위는 그 화농이 오래 가기도 하니 주의해야 한다. 어차피 쑥뜸은 흉터의 각오가 필요한 치료이지만 되도록 안 생기게 조심하자.

노궁혈勞宮穴

마치 액와 정중에 극천이 있듯, 손바닥 중앙에도 움푹 들어가는 노궁혈이 있는데, 이 또한 손목이 부어 있거나 해서 기혈소통이 원활하지 않을 땐 막혀버린다. 노궁혈이 막힐 정도면 손도 부어 있거나 수지관절에 무리가 따르고 차차 울퉁불퉁 변형이 진행된다. 조금 막혔을 때는 침자가 가능하지만 많이 막혔을 땐 억지로 침을 넣기보다는 직접구가 낫다.

수지관절주름 정중

수지관절주름 정중에 직접구를 해주면 손의 각종 관절염으로 인한 형태 변형과 부종 통증에 좋다. 즉, 손가락의 중심복원혈이다.

많이 움직이고 물 접촉이 많은 부위이기에 화농되면 오래 가기도 하니 강도를 조절해서 떠준다.

모든 뜸 강도는 그 환자에 맞게, 그 피부에 맞게 떠주는 것이 좋다. 뜨거움에 대한 민감도도 천차만별이다. 긴장한 상태로 그 뜨거움을 밀어내지 않도록 깊은 호흡을 시키면서 이완된 상태에서 받아들이도록 한다.

복원을 위한 쑥뜸과 사혈요법(특히 안면 및 독맥)은 일정 기간 충분히 숙련된 한의사에 의해서만 가능합니다. 단 3일 동안만 진료 참관을 하고 가신 미국의 어느 한의사 샘이 대충 따라하다가 의료사고가 난 적이 있습니다. 그러니 책만 읽고 섣불리 따라하지 말 것을 신신당부 드립니다.

2장 쑥뜸 체험기

중증척추협착증과 쑥뜸

제가 쑥뜸치료를 받은 지 2년 4개월이 된 것 같습니다. 우연히 남편이 말해주고 퇴근 후에도 바로 갈 수 있어서 제가 선택을 해서 왔다고 생각했습니다. 지나고 보니 누군가의 이끌림에 의해 오게 되었더군요. 그분께 항상 감사드리며 살고 있습니다.

처음에 한의원에 가려고 했을 때는 병원에서 처방해준 약이 더 이상 몸에서 받질 않아서 이제는 한방치료를 받아보자는 생각이 들어서였습니다. 한의원에서 첫 진료를 받을 때 원장선생님께서 제 몸의 심각한 상태에 관해 상세히 말씀해주셨습니다.

치료를 받으면서 가만히 생각해보니 안 되겠더라구요. 대충 받다가 직장을 그만두면 그때 제대로 치료를 받아야겠다는 생각이 바뀌었어요. 지금 안 받고 다음에 받으면 치료 시기를 놓치고 더욱더 몸이 악화되어 방구들 귀신이 되어 가족들에게 민폐를 끼치게 되겠더라구요. 그래서 첫 진료를 받고 나서 일단은 6개월 진료를 받게 되었습니다.

처음에는 가족들이 수술을 하면 빨리 나을 수 있는데 한방치료를 받는다고 반대가 심했습니다. 그런데 아들은 엄마의 생각을 존중하겠다면서 엄마가 선택한 거니까 절대 후회하지 말라고 했습니다. 그리고 직장에 제 몸 상태를 말씀드리고 허락을 얻어 본격적으로 치료를 받기 시작했습니다.

　원장선생님의 말씀과 침, 쑥뜸, 음식 조절을 병행하면서 치료를 시작하고 나서 조금씩 서서히 몸에 변화가 생기기 시작하였습니다. 그런데 고된 직장 생활을 계속하다 보니 항상 제자리걸음이었습니다. 치료를 받으면서 정말 그만두고 싶을 때가 많았습니다. 남편도 그만받아도 되지 않냐고 옆에서 자꾸 싫은 소리를 했습니다.

　제가 지금까지 치료를 받게 된 이유는 처음에 한의원에 왔을 때의 마음을 생각했기 때문입니다. 정말 절박해서 와놓고 이제 살 만해졌다고 해이해졌구나 하고 다시 마음을 다잡고 계속 치료를 받고 했습니다. 그러다 보니 어느덧 정년이 되어 뒤돌아보지 않고 꾸준히 앞만보고 침과 쑥뜸을 받다 보니 지금은 더 이상 수술 생각은 안 날 정도로 상당히 좋아졌습니다.

　원장선생님, 사랑하고 고맙습니다. 그리고 항상 건강하시고 행복하소서. 선생님의 가르침대로 잘 살아볼게요. 다시 한 번 더 감사드립니다.

(2020. 9. 10. 스텔라)

나는 중독자입니다

　나는 중독자입니다. 어느덧 60을 바라보는 나이가 되어 유년 시절을 떠올려보면 기억의 저편에 있는 나의 모습은 항상 힘없이 고개 떨구고 걸어 다니고 제대로 앉아 있지를 못해 눕기만 하니 척추가 없냐며 타박받기 일쑤였고 아주 어릴 적부터 허리가 아팠기에 어린 마음에 모든 여자들은 당연히 허리가 아픈 줄 알고 참기만 했었습니다.

청년기에도 환절기마다 몸살감기, 편도염, 평상시는 편두통 빈혈증상을 달고 살았으며 입 안도 자주 헐어 항생제 주사는 내게 생활이었습니다.

결혼과 출산 후 아이들 어릴 적에는 일주일 걸러 병원에서 몸살주사 맞고 진통제로 견디며 생활했었는데 어느덧 중년의 내 모습은 걸어 다니는 종합병원으로 소화제와 진통제 그리고 항생제 중독자가 되어 있었습니다.

그중 나를 제일 힘들게 한 건 입 안이 너무 자주 허는 것이었습니다. 365일 중 거의 3백여 일이 헐은 상태였고 그 와중에 갱년기 증상이 겹쳐 온갖 좋다는 약과 병원 주사도 더 이상 효과가 없는 상태까지 왔을 때 마지막으로 한의원에라도 가볼까 스치듯 생각하던 차에 지인의 소개로 클레오파트라 한의원 주서영 원장님을 만나면서 나의 삶은 완전히 새로운 세상을 경험하게 되었습니다.

자기 몸을 스스로 챙기지 않고 이렇게까지 내버려뒀다고 원장님께 야단맞던 첫 진료 면담 때 울컥 하면서 위로가 되었던, 그래서 벌써 다 나은 기분이었던 기억도 새록새록, 그렇게 내 몸 바로 세우기 여정이 시작되었습니다.

쑥뜸을 시작하면서도 입 안은 여전히 계속 헐어 있었고 조금씩 나아지는 것 같다가 다시 헐기를 계속 반복하였는데 그 주기가 차츰 길어지고 통증은 짧아지는 경험은 정말 새로웠습니다. 지난날이 너무 힘들었기에 조금의 변화도 바로 기쁨 그 자체였습니다.

제일 급했던 입 안의 상태가 호전되면서 나의 쑥뜸에 대한 믿음은 더욱 커져 욕심 같아서는 매일 진료를 받고 싶었지만 사정상 일주일에 두세 번 정도라도 꾸준히 다닌다는 생각으로 본격적으로 치료가 시작되었습니다. 쑥뜸을 하면 예전에 다쳤거나 아팠던 부위가 다시 아프게 되는 호전반응이 오고 오래된 부위일수록 치료시간이 많이 걸린다는 말씀을 듣고 믿고 치료를 받았지만 초창기에는 치료과정에서 너무 아파 힘들어 하니까 병원에 가서 사진이라도 찍어봐야 하지 않느냐는 가족들의 성화를 이겨내는 것도 덤으로 힘이 들었습니다.

신기하게 한 곳이 괜찮아지면 또 다른 곳이 아파오고 계속 반복하며 호전반응을 완전 체감하는 피부가려움과 어깨통증 턱관절통증 두통 고관절통증 손목 무릎 등등 하나씩 차례로 호전반응이 올 때 혹여 예전에 아팠던 적이 있었는지 질문하시는 원장님 말씀을 들을 때마다 떠올랐던 지난날 내 몸에 일어났던 일들을 기억할 수 있었던 신기한 체험을 2년차까지 하였고 언젠가부터 아침에 일어날 때면 손가락과 팔다리가 굳어져 스스로 움직이지 못해 옆에서 주물러서 간신히 일어나던 증상이 나도 모르는 사이 언제 그랬냐는 듯 말끔히 없어진 걸 인지했고 노안으로 안경을 쓴 지 10년이 넘었는데 눈이 침침하니 글자가 흐려 보여 다시 안경을 바꾸기 위해 검사를 했더니 그 사이에 시력이 좋아져서 기존 안경 도수가 내 눈에 맞지 않게 되어 흐려 보였다는 사실을 알게 되고 가벼운 안경을 쓰게 된 일 등 많은 변화가 일어났으며 그렇게 아팠던 몸의 통증이 서서히 사라지고

3년이 지나 4년째 접어들고 있는 이 순간 이제는 편안한 마음으로 아픈 부위를 바라보며 쑥뜸을 하고 있는 나를 발견합니다.

진료받을 때마다 여기가 아프다 저기가 아프다 말씀드리기가 민망하여 말을 안 하는 날은 내 속마음을 들여다보는 듯 귀신같이 내 아픈 곳을 짚어내시고 뭔 일 있었는지 물으시는데, 정말 신기한 경험이 한두 번이 아니었고 나만 겪은 일이 아니었습니다.

나는 내 삶 전체를 되돌아보건대 지금이 몸 상태가 제일 좋은 것 같습니다. 하지만 아직 여전히 문제가 많다고 먹는 음식 조심하라는 말씀 항상 듣고 있지만 나는 이제 두렵지가 않습니다. 나에게는 내 몸의 의사인 복원력을 일깨워주시는 원장님과 쑥뜸이 있으니까요.

오랜 세월 주사와 약물에 의존하여 소화제와 진통제 그리고 항생제로 중독되었던 내 몸과는 이별을 고하였고, 이제는 새로운 내 몸의 동반자 쑥뜸에 기꺼이 중독되어 오늘도 내일도 매일매일 끝까지 함께 할 거라는 사실을 믿어 의심치 않으며 쑥뜸 전도사가 되었습니다.

저마다 살아온 세월이 다르기 때문에 효과의 결과는 모두 다르겠지만 제 경험으로 비추어 믿고 꾸준히 치료하다 보면 누구나 자기 몸의 주치의인 복원력을 가지게 되어 만족할 만한 결과를 체험할 수 있다는 사실입니다.

백세시대 겨우 반고개 넘은 지금 이 순간 이제부터라도 내 몸 돌아보는 시간을 갖게 해주신 원장님께 다시 한 번 깊은 감사의 인사를 전하며 정성을 다해 치료를 도와주시는 선생님들께도 고개 숙여 감사 인사드립니다. 클레오파트라 식구들과 환우님들 모두 건강하고 행복하시길 기원합니다. 고맙습니다. 감사합니다.

(2020. 9. 12. 이채순)

이름이 아깝지 않은 클레오파트라

클레오파트라 한의원! 발을 들여놓은 지 벌써 3년여. 처음 이곳을 방문했을 때가 생각난다. 웬 클레오파트라? 이집트의 요란한 여왕 이름이 우리나라 전통의술의 한의원 이름이라니. 부조화도 이런 부조화가 어딨담 생각하며 한의원을 찾아갔다.

헐, 외관이 고풍스러운 데다 그 자재들도 넘 멋스럽고 앤틱 소품들 또한 내 마음을 확 사로잡았다. 그리고 재즈까지. 클레오파트라라는 이름이 아깝지 않았다. 간단한 문진과 상담 후 시술받으러 들어갔을 때도 헐, 아랫도리만 가리고 다 벗어야 한단다. 10여 분 코 박고 엎드려 척추의 중요성에 대한 원장님의 설명과 함께 침과 쑥뜸 세례. 그리고 반듯이 누워서 복부와 손가락, 다리 관절에도 쑥뜸과 침. 너무나 힘들고 지루한 시간이 흘렀다.

근데 헐, 오른쪽 다리 대퇴부에서 발목까지 낚싯줄 당기듯이 신경을 건드리던 통증과 무릎 관절의 통증이 싸악 가신 게 아닌가. 단 한 번 시술에. 난 너무 기뻤다.

평균보다 큰 키에 평균치보다 많은 몸무게, 그리고 왕성한 식욕, 안 하면 안 했지 일단 시작하면 몸 사리지 않는 나의 성격은 내 몸의 모든 관절에 과부하가 걸리게 했다. 한때는 왼쪽 무릎이 넘 심하게 붓고 물이 차 근 1주일을 꼼짝하지 못한 적도 있었다. 양의와 근처 한의원에서 열심히 치료를 받았지만 조금만 무리하면 재발하곤 했다. 마음 한 켠에 항상 건강에 대한 불안감이 자리하고 있었다. 그런데 어느 날 우연히 오랜 세월 많이 쓰고 닳은 몸에 양기를 불어넣어 처지고 늘어난 신체를 복원시켜주는 한의원이 있다는 얘기를 들었다. 처음엔 '진짜 그런 데가 있을까?' 반신반의했다. 그런데 시술받은 지 거의 1년이 다 돼간다는 그녀의 얼굴은 반짝반짝 빛나고 있었다. 예전과는 다르게 탄력 있고 맑은 피부 톤이었다. "거기는 한두 번 가서는 소용없고 적어도 6개월 이상은 다녀야 효과를 볼 수 있어요. 끈기가 있어야 돼요." '그래 나도 함 가보자. 가서 상담이라도 받아보자. 밑져야 본전이지.' 딱 한 번 시술(처음에는 아주 조심스러워 쑥뜸과 침을 많이 해주지 않는다)했는데 다리 저림과 무릎 부기가 가라앉았다.

창원 상남동에서 진해 클레오파트라 한의원까지는 그리 가까운 길이 아니다. 하지만 좀만 과하면 찾아오는 무릎 부종과 통증, 그리고 복부 비만과 빵빵하게 찬 가스로 불룩하던 배가 어느새 제자리를 찾아가고, 불은 찐빵 같던 얼굴도 제법 매끈하게 선이 살아났다. 아, 이래서 클레오파트라였구나. 미의 상징 클레오파트라!! 주서영 원장선생님의 원력과 혜안이 비로소 느껴졌다. 나의 거처가 울산에서 서울로 서울에서 창원으로 옮겨져 온 것엔 삶의 후반기를 쑥뜸과 함께 부족한 건강을 보완해 잘 살라는 운명의 끈 같은 게 이어진 것 같다. 이 인연에 감사할 따름이다. 한의원을 다니면서 원장님과의 이런저런 대화 또한 빼놓을 수 없는 즐거움이다. 거의가 다 치료효과를 극대화하기 위한 훈육이긴 하지만.

쑥뜸 임상 개요와 쑥뜸 체험기

금하는 음식을 먹은 날은 영락없이 들통이 난다. 마치 귀신 같다. "어제 뭐 드셨어요?" "!!" "제발 소식하시고, 밀가루 음식 드시지 마시고, 몸에 좋은 음식 드시고, 많이 쉬세요. 충분한 휴식이 복원력을 키워줍니다. 차도 너무 많이 드시지 마시고." 시어머니도 이런 시어머니가 없다. 가녀린 몸 어디서 그런 에너지가 솟아나는지 난 꼼짝을 할 수가 없다. 승복하는 수밖에. 치료 시작한 지 정확히 2년 9개월. 덕분에 나는 건강이 많이 좋아졌다. 변 색깔도 그야말로 황금색이다. 원하는 일은 무리 없이 할 수가 있다. 원장님께서는 아직도 부족하다 하시지만 내게는 더할 나위 없는 상태다. 그래서 나는 오늘도 클레오파트라 한의원으로 간다.

(2020. 9. 14. 윤정미)

유방암과 쑥뜸

오십 평생 특별히 아픈 곳 없이 건강하게 살다가 2016년 5월 건강검진에서의 암 선고는 너무 건강한 나였기에 황당하고 믿을 수 없었습니다. 암 수술 후 경기도 조용한 요양병원에서 2개월 동안 요양하면서 서울에 있는 병원으로 방사선 치료를 받으러 다녔습니다. 암 수술 후 나를 더 사랑하며 살자 다짐하며 하루하루 살아가고 있었고 더 이상 나쁘지 말자는 예방차원에서라도 나자신을 챙겨야겠다는 마음으로 몸의 온도를 높이고 면역을 개선하는 쑥뜸치료를 하는 한의원을 찾고 있었습니다. 마침 아는 동생이 클레오파트라 한의원을 추천했습니다. 원장님이 자연치유에 소신을 가지고 치료하는 분이라고 들었고 그 마인드가 마음에 들어 2017년 6월부터 클레오 파트라 한의원을 다니기 시작해서 3년을 지나 4년째 거의 매일 다니고 있습니다. 암 수술 후 항암치료제 복용 때문인지 갱년기가 왔고 그로 인해 불면증도 왔었는데 침과 쑥뜸의 효과인지 어느 날부터인지 모르지만 숙면을 하게 되었습니다. 쑥뜸 하기 전에는 늘 나의 아랫배가 차가웠는데 4년째 쑥뜸을 하고 있는 난 언제부터인지 모르지만 배를 만지면 따뜻하다는 걸 느낍니다. 나와 비슷한 암 수술 후 항암치료제 복용으로 인해 부작용이 많다는 이야기를 많이 듣습니다. 그러나 난 4년 넘게 부작용이 없는 것은 클레오파트라 한의원의 쑥뜸과 침 효과 덕분이라고 생각합니다. 한의원을 빠지지 않고 계속 다니는 이유도 이곳에 오면 마음이 편안하고 든든함이 있기 때문입니다. 원장님의 치료에 믿음을 갖고 있기에 지인들에게 추천을 하게 됩니다. 나로 인해 클레오파트라에 오시는 분들 아니 이곳에 오시는 모든 분들도 끝까지 치료 잘 받으셔서 건강한 삶이 되시길 바랍니다. 끝으로 사랑과 정성으로 치료해주시는 원장님과 선생님들 정말 고맙습니다. 클레오파트라 한의원과 소중한 인연이 되어 참 행복합니다.

(2020. 9. 15. 민성여)

쑥뜸으로 다시 찾은 행복

건강하게 걸을 수 있는 발이 있음에도 불구하고 마음대로 다닐 수 없었던 6년 간의 창살 없는 감옥살이(찻집 경영)를 2017년 9월 어느 날 탈출하였다. 아니 해방되었다. 그동안 받은 스트레스, 그리고 갱년기를 보내면서 내 몸 컨디션이 최악임을 감지할 수 있었다.

첫 아이를 출산하면서 청천벽력 같은 진단을 받게 되었다. 내가 B형간염이라고? 믿을 수 없는 사실이었고 가급적 모유수유를 하지 말라 했지만 난 8개월까지 수유를 했다. 다행히 아이는 잘 자라 건강한 청년으로 성장해 결혼도 했다. 계획에 없이 둘째가 생겼고 열 달을 가슴 졸이며 출산을 했고 다행히 아무 문제 없이 건강히 잘 자랐다.

몸에 좋다는 녹즙부터 시작해 온갖 건강보조식품은 다 사 모으고 먹기는커녕 버리기가 일쑤였다. 삼십대 초반에 자궁 외 임신으로 개복수술에 혈소판 수치가 낮아 골수검사까지, 요로결석, 맹장염, 잦은 두드러기에 응급실 단골손님이자 움직이는 종합병원이었다. 심장판막2기 등 기타 나열하기 부끄러울 정도의 신체 상태로 6년 간 찻집을 운영해왔었다.

원장님의 첫 말씀. 어떻게 이런 몸으로 찻집을 했냐고. 첫날부터 사혈을 하셨다. 2년 가까이 남편과 거의 매일 치료를 받았고 어느 순간인지도 모르는 사이 서서히 몸이 좋아지는 걸 느낄 수 있었다. 아침이면 벽을 짚지 않으면 바지를 입기 힘들 정도로 허리가 아팠는데 언제인지도 모르는 사이 아팠던 허리는 멀리 도망가고 새 허리가 되어 있었다. 원장님의 집요하신 처방 덕분으로 S라인 실루엣이 생기기 시작했다. 예전에 지방종이 곪아 외과 시술을 받았는데 다시 커지자 침과 쑥뜸을 맞고 더 이상 자라지 않았다.

올해 초에는 턱이 아파 아침이면 입을 못 벌려 밥도 겨우 먹을 수 있었고 지난 겨울 담아 놓은 알타리 무김치는 아예 씹을 수가 없었다. 그 상황이 계속 이어졌다면 아마 심한 우울증에 빠졌을지도 모른다. 원장님이 얼굴에 쑥뜸을 뜨면 자국이 남을 수도 있다고 했지만 침과 쑥뜸을 며칠 뜨고 나니 하루가 다르게 통증이 사라져갔다. 지금은 신기할 만큼 아무 증상도 보이지 않는다.

해독을 담당하는 간이 건강하지 않기에 장염에 걸려 3일 낮밤을 고생해도 약을 먹지 않았고 감기몸살이 와도 온전히 자연치유로 이겨냈다. 간이란 장기는 열 번 좋은 것보다 한 번 나쁜 게 치명적이라 했기에 극한 상황이 아니고서는 늘 자연치유 쪽에 관심이 많았고 내 몸의 작은 변화에도 예민한 반응을 보였다. "천천히 꼭꼭 씹고 소식하셔야 됩니다." 너무나 간단하고 쉬울 거 같지만 습관을 바꾼다는 건 쉬운 일이 아니었다. 지금은 먹을 것 앞에 메아리처럼 귓가에 속삭이는 거 같다. 어떤 것에도 흔들림 없이 소신 있게 환자를 대하시는 원장님이 계셨기에 지금 우리 부부는 회춘을 했다며 서로를 놀려대며 행복해한다. 때론 인생상담까지 품어주시는 원장님이 가까이 계시기에 언제나 마음 든든하다. "건강하게 오래 사셔야 됩니다." 천사의 목소리처럼 귓가를 스쳤다. "원장님과 함께라면 가능할 거 같아요."

올해 초 나는 새로운 직장에 도전했고 그동안 원장님과 여러 간호 선생님의 지극 정성 덕분으로 재미나게 직장생활도 하고 있다. 인생을 살면서 좋은 인연을 만난다는 게 보통 복은 아닌 듯싶다. 이른 저녁을 먹고 오는 가을을 맞이하러 오랜만에 진해루에 나왔다. 갈바람에 흔들리는 그네에 몸을 맡기고 지난 4년 간 한의원을 다니며 변화된 크고 작은 몇 가지를 정리해보았다. 보다 많은 환우들이 귀와 마

　쑥뜸 임상 개요와 쑥뜸 체험기

음의 문을 활짝 열고 원장님과 좋은 인연이 되어 무병장수의 복덕을 누리시길 두 손 모아본다.

(2020. 9. 15. 안병선)

쑥뜸으로 견뎌낸 지난한 세월

클레오파트라 한의원!

난 서양미인 근처에도 못 가지만 그래도 본래부터 예쁜 여자라고 자신 넘치게 살아가고 있는 거 같은데 어린 시절부터 친정아버지 술주정에 아침에 일어나면 엄마 얼굴은 푸른 물감을 칠한 눈으로 아침밥을 짓는 모습. 어떤 날은 밤늦게까지 아버지 술판은 끝날 줄 몰라 도망 나와 짚단 사이에 잠을 자던 어린 시절을 보내고 인생을 같이 시작한 남편이 매한가지 술버릇으로 항상 가슴에 한기가 차고 온몸은 돌덩이처럼 굳어지고 교통사고 후 우연히 찾아든 우둔한 곰 같은 사람이 바로 저입니다.

참 오랜 시간 쑥뜸을 뜨고 수많은 호전반응이 지나가니 거북이처럼 굽었던 등이 펴지고 시커멓던 안색이 맑게 변했습니다. 너무 힘들고 지쳐도 살아야 될 이유는 뚜렷하게 정해놓지도 못했지만 고쳐 살아야 될 것 같아 아플 때마다 달려와 아무 계산 없이 쑥뜸을 뜨지만 남편의 술주정에 내 몸은 어쩔 수 없는 반응을 하고 30년 동안 법원을 두 번이나 다녀왔어도 남편의 술버릇은 고쳐지지 않습니다.

술로 인해 대상포진이랑 살이 썩어 문드러지는 피부병을 앓을 때 클레오파트라 한의원 원장님이 죽을 고생을 하며 고쳐줬어도 소중한

게 무엇인지를 모르고 다시 술독에 빠져 사니 어쩌겠습니까.

참 술이라는 놈은 무서운 존재. 언어폭력에 물건 파손, 밖에서 다른 여자 보고 좋다 하고. 인생 어찌 이럴까요. 난 30년 살붙여 자식 낳아 기른 의리 지킨다고 몸져 누운 남편 대신 밤낮으로 공장을 돌렸는데 죽을 맛입니다.

이혼을 결정했을 때 죽 써서 남 줄까 하다 그 죽 먹을 개가 개같지 않아서 죽을 쓰자고 공들인 시간이 아까워서 제가 처리할까 생각 중입니다.

(2020. 9. 16. 문지영)

쑥뜸으로 풀어낸 마음속의 이야기

클레오파트라 한의원과의 인연을 기억해본다. 2014년 어떤 모임에서 쑥뜸 자국이 있는 사람을 보고 병에 대해 어떻게 호전되었는지에 대해 상세하게 이야기를 들어 친정 엄마를 모시고 가게 되었다. 당시 고등학교 3학년 딸은 허리 디스크 진단을 받고 병원에서 수술이 최선의 방법이라는 말을 들었다. 침 치료와 한약을 복용하면서 매우 호전되어 무사히 수험생활을 끝마쳤다. 이런 이유로 클레오파트라 한의원에 대한 믿음과 신뢰가 쌓여 있었다.

세월이 지나면서 나에게 아픈 증상들이 나타났다. 이때 나의 몸 상태는 좋지 않았다. 2015년 12월 만성 위축성위염을 진단받았다. 밀가루음식, 기름진 것을 먹고 나면 견딜 수 없을 만큼 속이 쓰렸고, 그 증상이 밀가루 때문인지도 모르고 단지 위가 좋지 않아 그런 줄

쑥뜸 임상 개요와 쑥뜸 체험기

알았다. 잘 체해서 마시는 소화제를 집에 구비해두고 먹었을 정도였다. 밥도 많이 먹었다. 입맛이 좋아서 그런 줄만 알고 위에 많은 부담을 주는지 몰랐다. 그리고 얼굴색을 목과 비교하면 칙칙하고 많이 어두웠다.

언제부터인지 자주 묽은 변을 봤지만 무심히 지나쳤다. 2016년 5월, 오른쪽 눈은 황반변성을 진단받았고, 병원에서 약을 처방받아 복용했지만 약을 먹지 않을 때 다시 재발했다. 머리 뒷통수에 주기적인 통증이 있었다. 마치 가느다란 바늘이 머리를 콕콕 찌르는 듯 고통스러웠다. 환절기에는 알레르기성 비염 때문에 지르텍을 하루에 한 알씩 십여 년 넘게 복용하고 있었다. 무릎도 일어설 때마다 찢어지는 것 같은 소리가 났고, 출산 이후부터 발이 거칠해지더니 발 갈라짐이 심해져 겨울에는 피부가 갈라져 피가 났고, 걸을 때마다 고통스러웠다. 이것을 고치려고 많은 민간요법을 시도해보며 노력했지만 소용없었다. 몸과 마음이 병들어 있었다.

자고 나면 오른쪽 손가락 마디들이 부어 손가락이 잘 구부려지지 않아서 쑥뜸치료를 받고 있던 중, 2017년 3월에 오른쪽 어깨가 아파 움직일 수 없었다. 어깨에 열이 후끈후끈 나고 옷을 입을 수 없었다. 마치 그냥 팔이 매달려 있는 느낌. 아침에 한의원에 갔다. 원장님의 침 치료와 쑥뜸치료를 병행하면서 초감탕을 먹고 집에 바로 돌아갈 수 없어서 한의원 침대에 마칠 때까지 누워 있었다. 원장님과 간호사선생님들의 보살핌 속에 늦게나마 집에 겨우 갈 수 있었다. 어깨 통증은 눈물을 쏙 뺄 만큼 표현할 수 없는 아픔이었다. 어깨가 아프니 일상적인 생활이 되지 않았다. 매일 한의원에 가서 치료를 받으며 호전되었다. 여전히 팔은 불편했지만 다시 기본적인 것들을 할 수 있게 되었다.

쑥뜸치료를 받으면서 어깨는 많이 좋아지고 있었지만 회복할 수 있는 에너지가 남아 있지 않았다. 몸이 아픈 근본적인 원인을 이야기하면서 나의 이야기를 꺼내게 되었다. 지금까지 누구에게도 속 시원하게 말하지 못하고 살아온 나의 무거운 짐이 한순간 모두 녹아내리듯 마음이 편해졌다. 원장님은 몸이 아픈 것만 고쳐야 되는 것이 아니라 마음도 같이 편해져야 병이 나을 것이라 하셨다. 이십여 년 동안 혼자만 속으로 생각하고 그에 빠져 있던 나에게 꼭 와 닿는 말이라 나도 모르게 눈물이 쏟아지면서 누구에게도 말한 적 없는 속내를 이야기했다. 나의 마음을 너무나 잘 알고 이해해주신 원장님은 지금도 항상 잘 다독여주신다. 원장님 치료법에 따라 꾸준한 치료를 받으니 지금은 자유롭게 쓸 수 있게 되었다. 그뿐 아니라 눈의 황반변성이 더 이상 재발되지 않고, 손가락 마디도 붓지 않고, 오른쪽 발도 매끈하게 좋아졌다.

음식을 조심하며 먹고 위와 장까지 좋아지고 있다. 지금은 건강한 변을 보고 있다. 몸이 좋지 않던 시기에 적절한 치료를 받지 못했더라면 나는 어떻게 살고 있을까 생각을 해본다. 무엇보다 몸도 좋아지고 있지만, 좋은 마음을 가질 수 있는 치료 덕분에 생활의 많은 변화가 생겼다. 앞으로는 지금까지 하지 못한 것들을 하면서 살아가려고 한다.

쑥뜸 임상 개요와 쑥뜸 체험기

쑥뜸은 따끔한 정도로 겁먹을 만큼의 고통은 아니다. 치료를 받으면서 가장 힘들었던 것은 섭생이다. 금기 음식을 먹은 다음 날이면 원장님께서 전날 먹은 음식에 대해 물어보고 몸의 변화를 지적하신다. 그럴 때는 항상 마음이 불편하다. 항상 섭생을 조심하라고 당부하시기 때문이다.

처음 치료를 받을 때에 비해 점점 건강한 사람이 되어가고 있다. 나 자신을 우선순위로 생각하고 공주처럼 살아보면 더 나아질 것이라 생각한다.

나에게 클레오파트라 한의원이라는 마음의 안식처가 있기에 행복한 마음으로 살아가고 있다. 나는 변함없이 쑥뜸치료를 받을 것이다.

(2020. 9. 25. 이효영)

쑥뜸, 좋은 인연입니다

이렇게 좋은 계절에 좋은 선생님의 쑥뜸 체험 수기를 쓰게 되어 감사합니다. 저는 친정어머니께서 뇌졸중으로 쓰러지셨을 때, 쑥뜸치료 덕분에 돌아가실 때까지 모든 가족 알아보시고 맑은 정신으로 가셨기에 쑥뜸치료가 좋은 줄을 일찍이 알고 있었답니다.

클레오파트라! 선생님과의 인연은 친구의 치료 과정을 보면서부터입니다. 처음에는 반신반의했지만 하루하루 친구의 얼굴 혈색이 좋아지고, 관절이 좋지 않았는데 헬스를 할 정도로 좋아지는 모습을 보았습니다. 그러던 참에 저도 진해로 이사를 오게 되어 좋은 인연은 시작되었습니다.

클레오파트라라는 이름만큼이나 천편일률적인 한의원의 분위기를 뛰어넘어 편안한 휴식의 공간, 앤틱한 분위기, 곳곳에 세심한 배려와 깔끔함이 선생님의 치료와 일맥상통하게 느껴졌습니다.

저는 오래 전에 조금 높은 곳에서 발을 삐끗해 넘어지면서 다쳐 여러 정형외과를 전전했고 한 달 동안 걷질 못했습니다. 인대주사를 많이 맞으며 겨우 걸었지만 고무줄처럼 신경이 당기듯 아픈 고통이 시작되었습니다. 어쩔 수 없는 운명인가 생각하고 기도의 힘으로 버틸 뿐이었습니다.

세월이 흘러 갱년기가 오면서 소화가 잘 되지 않고 자주 체했고 갑상선 기능의 저하가 오면서 몸무게는 늘어나고 무릎도 아프기 시작했습니다. 그래서 3년 전부터 클레오파트라에서 치료를 시작했습니다.

선생님께서 진맥을 하시고 위부터 다스려야 하며 늘어진 몸이 제자리로 복원되려면 6개월 이상을 꾸준히 해야만 효과를 본다고 하셨습니다. 그리고 침과 쑥뜸을 등과 배, 무릎, 발목에 놓아주셨습니다. 치료가 끝나고 속살차를 지어주시며 소식하며 꼭꼭 씹고 밀가루, 고기, 유제품 등 금기음식을 말씀하셨지만 정말 지키기가 힘들어 먹은 날은 어김없이 통하려던 기운이 막히는 것을 알 수 있었답니다. 다음 날 선생님께서 귀신같이 알아보시고는 '어제 뭐 드셨어요.'라며 다시금 음식금기의 중요성을 말씀해주셨고 등에 독소가 올라왔으니 사혈 세례를 맞는답니다.

치료를 하다 보니 어느 날은 온몸이 아프다고 호소하면 그 날은 초감탕을 주시며 여러 호전반응이 나타나는데 그 고비를 넘겨야 치료를 끝까지 할 수 있다고 하셨습니다. 2개월 정도 지나니 높은 곳에서 내려올 때 바로 걷지를 못했던 무릎이 높은 산 등산까지도 가능하며 편안해지니 일상이 바빠지기도 하고 매일 한의원 간다는 게 너무 힘들어 서서히 치료를 중단하고 있다가, 다시 위 기능이 나빠지며 묽은 변을 자주 보게 되면서부터 치료를 재개하게 되었고 2개월 정도 치료하던 중 인도 여행 일정이 있어서 여행 중 일행한테 민폐 끼치지 않게, 속살차를 지어주신 덕분에 별 탈 없이 여행을 잘 다녀왔으며, 내분비내과에서 조금만 더 나빠지면 약을 투여해야 한다는 소견이 나와 선생님께 말씀드렸더니 목에 두 점의 쑥뜸을 떠주시고 그 다음 검진 결과가 "어 갑상선 기능이 좋아졌어요." 하는데 역시 쑥뜸 효과구나 하고 얼마나 감사한지 원장 선생님과 간호사 선생님들 덕분입니다.

바쁜 일상으로 1년여의 치료 공백 후에 2020년 5월부터 이젠 매일 가지 않더라도 평생을 클레오파트라와 함께 해야겠다는 마음으로 다시 치료를 시작하고. 이대로 두면 풍이 온다고 진맥하시고 약을 주시며 치료 시작하고 4개월이 흘러 지금은 섭생을 잘 지키며 위기능도 거의 정상으로 되면서 몸무게가 줄어들기 시작했답니다. 더불어 머리부터 아픈 신경당김 현상이 나으면서 숙면을 취하게 되었습니다.

앞으로도 계속 쑥뜸 여정을 이어가며 하루하루 클레오파트라 덕분에 행복해지려 합니다. 빨리 글 마무리하고 한의원 가야 되는데.

선생님, 20여 년 간 갈고 닦은 의술서 출간을 진심으로 축하드립니다. 감사합니다.

(2020. 9. 28. 김연진)

담낭암과 쑥뜸

2018년 7월 어느 날, 30년 간 앞만 보고 달려왔던 공직생활이 주변의 이해집단 프레임에 엮여 억울한 모함 때문에 부정당하고 항변조차 한번 못 해본 채 직장에서 해임을 당했었다.(지금은 허위로 판명되어 복직, 정상적인 공직생활을 하고 있음) 명예를 목숨보다 소중히 여기며 살아왔기에 너무나 원통하여 심한 스트레스, 불면증, 두통 등에 시달리다가 그해 12월 어느 날 새벽에 참을 수 없는 심한 복부통증으로 진해 S병원 응급실로 긴급 이송된 후 장염의증으로 입원과 퇴원을 반복하다가 1주일 정도 시간이 흐르자, 초음파상 담낭염이 의심된다는 진단을 받고 좀 더 큰 병원으로의 전원을 권고 받았다.

그 이후 창원 S병원에서 급히 담낭 제거 수술을 받고 최종 조직검사 결과 5년 생존율이 평균 30퍼센트 이하라는 청천벽력 같은 담낭암 진단이 떨어졌다. 간, 쓸개 및 주변 조직 확대 제거 수술이 필요하며 시간이 급하다는 소견을 받고 담낭 제거 수술 상처가 채 아물기도 전에 우리나라에서 손꼽히는 서울 S병원에서 간과 림프절을 포함한 확대 담낭 제거 수술, 그야말로 중요 장기를 대폭 제거하는 대수술을 10일간 2회나 반복하여 받아야 했다. 체중은 98킬로그램에서 70킬로그램으로 28킬로그램이 갑자기 감소하여 어지럼증과 두통이 동반되었고 담낭 제거로 인한 소화 장애 발생 등 수술후유증에 시달리게 되었다.

병원에서 방사능과 항암치료를 권유받고 고민하던 중 친누나의 간곡한 권유 때문에 주변 지인 암환자 중에 한방치료를 받고 효험을 많이 보고 있다는 이야기를 듣고, 사실 처음에는 반신반의하여 방사능과 항암치료를 받을까 많은 고민을 하다가 클레오파트라 한의원을 찾게 되었다.

처음 한의원을 찾았을 때 원장님의 깡마른 체형과 까칠한 외형에서 풍기는 고자세, 웃음기 없는 인상과 호통 치는 듯한 어투 등에 나도 모르게 위축되었고, 처방은 올바른 섭생과 쑥뜸 등이었다. 진료 후 받은 A4용지 1/2 분량의 금기음식은 또 왜 그리도 많은지. 일상에서 먹을 만한 음식을 찾을 수 없었고, 특히 암환자는 무엇이든 잘 먹어야 한다는 양의 쪽에 익숙하고 길들어 있었기에 원장님이 지시하는 금기음식은 도저히 받아들이기 힘들어, 국수 등 밀가루 음식의 유혹을 견디지 못하고 살짝 섭취한 날은 진맥을 통해 여지없이 귀신같이 짚어내신 원장님의 불호령이 떨어졌다. 치료를 해주시면서 잘못된 섭생 부분을 신기할 정도로 곧장 지적하셨다.

사실, 매일매일 지속해서 쑥뜸을 해야 한다는 원장님 말씀을 수긍하기가 더 힘들었다. 하루 수십 군데의 쑥뜸 상처와 화상이 채 아물기도 전에 반복되는 고통과 물집, 그에 따른 호전반응인 전신 가려움증 등으로 불면의 밤을 지새우고 따끔거림의 연속으로 샤워도 힘들었다. 뜨거운 열기를 기본으로 하는 쑥뜸으로 암을 치료한다는 자체가 상식적으로 이해가 되지 않았다.

　그러한 인고의 세월을 거쳐 클레오파트라 한의원에서 원장님의 쑥뜸으로 소통, 해독, 치유, 복원 등 진료의 손길을 받은 지도 어언 1년 6개월이 흘렀다. 첫 대면에서부터 원장님은 스트레스가 가장 큰 원인이니 당장 소송도 직장도 그만두고 모두 내려놓고 쉬라 하셨지만 소송도 직장도 아직까지 계속 붙잡고 있다. 하지만 그 외에는 이젠 완전히 원장님 말씀과 지시를 순한 양처럼 진심으로 믿고 따르고 있다.

　몸 상태와 컨디션이 굉장히 좋아졌다가도 갑자기 다운되고 우울해지는 현상이 반복되지만, 그것 또한 지나치게 용력을 하지 말고 모든 것을 차분히 내려놓으라는 신호라 말씀하시는 것을 처음에는 이해를 못했었다.

　그동안 무도인武道人으로 힘찬 기백만 믿고 스스로 운동을 통해 체력을 증진하는 것만 암 극복 최고의 가치와 철학으로 여겼으나, 평생 발산으로 소비해온 정기를 차분히 복원하기 위해 언행을 줄이고 섭생을 지속해서 유의하며 과감하게 생활환경과 패턴을 변화시켜왔다. 더불어, 건강을 복원하고 암를 극복하고자 매일 이미지 트레이닝을 하고 있다. 원장님의 진료와 지도도 중요하지만, 환자 본인의 의지와 적극적인 노력이 병행되어야 쑥뜸의 효험이 극대화될 수 있다고 생각한다.

　클레오파트라 한의원 주서영 원장님의 쑥뜸치료를 통해 분명한 건강증진 효험과 암 극복의 효과를 지속해서 보고 있다고 자부한다.

그것은 느낌이나 추상적 의미가 아니다. 방사능이나 항암치료 없이 쑥뜸만으로 그 주변 조직의 좋은 세포들을 잘 유지하고 있다는 사실을 수시로 관찰하는 CT, MRI, 혈액 검사 등의 암수치 결과가 증명하고 있기 때문이다. 꾸준한 인내심을 갖고 쑥뜸치료를 통해 암을 극복하고자 하는 신념으로 가득 차 있다.

클레오파트라 한의원에서 효험을 볼 수 있도록 친누나를 통해 소개해주시고 지금도 매일 한의원을 다니면서 쑥뜸을 통해 암을 극복하고 계시는 환우님께 지면을 빌어 감사의 마음을 전하고 싶고 항상 정성을 다해 진료해주시는 원장님과 간호사선생님들께 다시 한 번 진심으로 감사를 드립니다. 이 책의 발간으로 고통받고 있는 환우분들께 한 줄기 빛이 되기를, 주서영 원장님의 22년 쑥뜸 임상이 모든 아픈 분들이 병을 극복함에 실질적인 도움이 되길 간절히 염원합니다.

(2020. 10. 10. 조춘환)

꾸준한 쑥뜸으로 고친 난치피부병

회사 생활 18년차, 온갖 산전수전을 겪으면서도 건강에 대해서는 자신을 하고 있었습니다. 2018년 초가을 어느 날, 운동을 하는데 갑자기 피부가 따끔함을 느꼈습니다. 처음에는 아, 세신한 지 오래되어 그렇구나 하고 쉽게 넘겼지요. 그리고, 생각했습니다. 아! 보통 추워지면서 피부가 건조해지니까 살짝 땀이 나면 항상 몸이 가렵거나 하는 그런 증상이지 하고 쉽게 여겼습니다. 하지만, 하루 이틀, 며칠이 지날수록 증상은 완화되지 않고, 점점 심해지는 겁니다. 결국 연말까지 그럭저럭 견디면서 지내다, 본가가 있는 서울로 연말 휴가를 보내러 갔지요. 서울은 춥더라고요. 영하의 추운 날씨에 가족들이랑 서울 구경을 나서는데, 가는 곳마다 저는 외투를 입을 수가 없었습니다. 증상이 너무 심해져서 땀이 나면 온몸이 저릴 정도로 아파서, 차라리 그 고통보다 추위를 견디기가 더 쉬웠죠. 반팔로 서울 거리를 다녔습니다. 그 모습을 지켜보시는 부모님께서도 걱정이 많으셨지요. 지금 생각해도 너무 아찔한 경험이었습니다. 피부에서 땀이 나야 할 곳이 땀이 안 나고 땀구멍에서 털들이 쭈뼛쭈뼛 서면서 전신이 괴로운 현상이 제 몸에서 벌어지고 있었습니다.

그해 전, 몇 해 동안 회사 전략부서에 근무하면서 밤낮이 바뀌면서 받은 스트레스, 그리고 음주과다. 이런 것들이 원인이었나 봅니다. 한 4년을 잦은 야근을 하다가 개발부서로 옮기면서 해외 출장이 잦아지고, 해외 출장도 한번 나가면 미국 갔다가 유럽으로 이동하는 이런 식이었습니다. 어느 날 위에서 물이 흔들리는 느낌도 있었습니다. 그 당시에는 대수롭지 않게 느꼈지만, 지금 생각해보면 모든 증상들이 전조였던 겁니다.

견디다가 힘들어서 병원을 찾게 되었습니다. 모든 신경이 피부 트러블에 집중되니 솔직히 생활이 너무 힘들었습니다. 양병원을 찾아갔습니다. 내과, 내분비과, 그리고 혹시 스트레스가 과도했기 때문인가 싶어 정신과까지 가봤지만 차도가 없었습니다. 아, 너무 과로했기 때문인가 보다, 그래 좀 쉬자 싶었습니다. 3개월 정도 쉬려고 회사에 휴직계를 내고 집에서 요양하던 어느 날, 제 상태를 아는 지인의 전화가 와서 클레오파트라 한의원에 가봐라, 거기 가면 한 3개월 하면 웬만한 병은 낫는다라고 추천해주었습니다. 네네, 알겠습니다. 하고 처음에 저는 무시했습니다. 두 번 세 번째 전화로까지 추천을 하기에 뭐 한번 가보지 히면서 한의원에 왔습니다. 네 그렇습니다 그날 클레오파트라 한의원을 처음 다니게 됐습니다.

처음에는 이름도 요상하고 여의사라 해서 반신반의했습니다. 첫날 진맥을 받으면서 느낀 점은 점쟁이인 줄 알았습니다. 제 삶을 너무 잘 맞히셔서. 그 당시 거의 자포자기라 마음속으로 일단 한번 다녀보자 했습니다. 그리고 시작된 치료. 아마 다녀보신 분들은 아시겠지만 침과 쑥뜸, 이거 무시 못합니다. 매일 온몸에 꽂히는 침, 그리고 계속되는 쑥뜸의 향연. 한 2주 정도는 온몸이 찌릿찌릿 정말 싫었습니다. 솔직히 너무 힘들었지만 제 피부에서 솟구치는 털들의 아픔이 더 큰지라 참고 그럭저럭 지나갔습니다.

한 달인가 지나면서 100킬로이던 체중이 20킬로 정도 줄어들고 점점 음식은 못 먹게 되고. 죽을 맛이었습니다. 이렇게 지내다가 어느 날 전 위기를 맞이합니다. 아버지 생신날 본가를 방문하고 쑥뜸에 금기인 이런저런 음식들을 조금씩 먹고 있는데 갑자기 배에서 소식이 옵니다. 너무 아픕니다. 위경련이 난 거죠. 어쩌지. 어떡합니까. 와이프랑 응급실로 직행했습니다. 이런 저런 진통제를 맞고 집으로 돌아오는 길에 이렇게 살아야 하나 싶더라고요.

치료를 계속 받던 어느 날 두 번째 위기가 또 옵니다. 엉덩이에 커다란 종기가 나서 일주일이나 회사를 못 가고, 식사도 제대로 못해서 몸무게는 5킬로 이상 더 빠졌습니다. 종기가 아물어가던 어느 날 다시 찾아온 위경련. 이때는 와이프도 직장에 있었고 집에 아이들과 같이 있었는데 첫째가 침착하게 119를 불러줘서 응급실에 무사히 가게는 되었습니다. 이날 이후에도 위경련의 신호가 가끔씩 오지만, 이제는 응급실을 가지 않고 해결하고 있습니다.

언제 위경련이 끝날 것인지 걱정이고 아직 내장의 탄력이 없어서 처져 있는 느낌이 항상 있습니다. 오래 서 있거나 걸으면 항문까지 처지는 느낌이 듭니다.

그렇게 1년을 훌쩍 넘기면서 찾아온 변화들. 소화기관에 최대한 부담을 덜 주기 위해서 덜 먹습니다. 당연히 술은 눈으로만 감상합니다. 회사는 휴직 기간이 끝나서 다니고 있지만 아직 치료를 꾸준히 받고 있고 술 약속이나 무리한 일상을 피하다 보니 가족이랑 좀 더 가까운 생활을 하고 있습니다.

그새 피부가 많이 호전되어서 땀도 제대로 나고 아프지 않습니다. 가끔 기력이 소진되면 몸에서 힘들구나 하는 느낌이 옵니다. 그래서 나름 업무량도 조절합니다.

처음 한의원을 찾은 그날이 생각납니다. 추운 2월인데도 땀나면 아프니깐 항상 반팔을 입고 다녔거든요. 이제는 추위를 많이 타서 꼭 긴 팔만 입습니다.

끝까지 관리해서 늘어진 장까지 복원하고 싶습니다. 마지막으로 한의사님 간호사님들께 감사하다는 말씀 전하고 싶습니다.

(2020. 10. 14. 이장석)

쑥뜸으로 뿌리뽑은 신우신염과 불면증

올해 제 나이 육십 하고 세월이 조금 더 지났습니다. 저는 몇 년 전 지인으로부터 클레오파트라 한의원에 다니면서 살도 빠지고 몸이 좋아졌다는 이야기를 들었습니다. 자세한 얘기는 들어보지 못했기에 그냥 그랬구나 하고 지나갔습니다. 그런데 클레오파트라라는 이름은 저의 뇌리에서 계속 맴돌았던 것 같습니다. 뭔가 특별할 것 같다는 생각이 들었기 때문입니다.

저는 20대 초반에 생각 없이 갑자기 결혼하게 되었습니다. 시댁에서 시할머님과 시부모님을 모시고 살게 되었고, 새벽부터 잠자리에 들 때까지 엉덩이 땅에 닿을 시간도 없이 하루종일 종종걸음을 했습니다. 이 나이까지도 저는 참 일복이 많은 사람이네요.

62~63킬로그램을 자랑하던 체중이 결혼 생활 몇 달만에 46~47킬로그램으로 빠지면서 얼굴은 새까매지고 여기저기 아픈 곳이 시작되었습니다. 몸이 너무 지치고 아프고 힘들어 병원에 갔더니 많이 무리해서 신우신염과 방광염이 함께 왔다고 해서 입원하게 되었습니다. 이때부터 시작된 아픈 신호는 쉼 없는 일복과 더불어 쌓여온 것 같습니다. 저의 미련함도 병을 더 키운 것 같습니다. 나로 인하여 상대방이 불편할까 봐 항상 혼자 감수하고 했었으니까요. 긍정의 힘으로 살자, 긍정, 긍정 외쳤는데 그러나 긍정이라기보다 참고 견디고, 체념하면서 그냥 받아들이고 살아왔던 것 같습니다. 이런 삶은 고스란히 내 몸과 마음에 끊임없는 아픈 고통으로 신호를 보냈습니다.

거의 매달 행사처럼 신우신염과 방광염, 후두염, 위장염, 입 안은 항상 헐어 있고 입천장이나 볼이 살짝 씹히면 커다란 검붉은 피멍 방울이 생겨났습니다. 나열하기가 부끄러울 정도입니다. 이 와중에 2007년에 허리가 너무 아파 창원에 있는 병원에 갔는데 당장 입원해서 수술해야 된답니다. 고민하다가 서울 허리 전문병원에 예약을 하고 버스를 탔는데 허리가 너무 많이 아파서 앉을 수가 없어서 몸을 뒤틀어가며 의자를 붙들고 꼬박 서서 간 기억이 납니다. 허리는 디스크와 협착에 4번 이하는 많이 닳았다고 했습니다. 신경 차단술이라는 주사를 맞고 집으로 왔지만 수시로 아팠고, 여기 저기 아픈 곳이 많으니 사흘이 멀다 하고 병, 의원을 들락거리며 독한 주사를 맞고 약을 한 줌씩 먹어가며 하루하루를 버티고 살았습니다.

약 먹는 것도 차츰 무서워지고 힘들고 싫었지만 세월이 갈수록 아파지는 횟수가 더 잦아지고 있으니 이제는 약을 먹으면 조금 통증이 줄어들다가 며칠 지나면 도돌이표가 되곤 했습니다. 더 센 주사(혈관 주사라는 큰 주사), 더 강한 약이 주어지고 있었습니다. 앞으로 시간이 흐를수록 나이가 더 들어갈수록 더 나빠질 텐데 어떡하지 답답했습니다. 그렇다고 '딸칵' 죽어지는 것도 아니고 수많은 일들이 내 손을 기다리고 있고, 차라리 소리소문 없이 조용히 눈 감고 눈 떠지지 말았으면 하는 생각까지, 온갖 걱정으로 머리는 복잡했습니다.

그래서 한의원을 한번 가보자 생각하고, 여기저기 잘한다고 소문난 한의원들을 찾아 다녔습니다. 그곳들은 제가 치료받고자 하는 곳들 중에 하루에 한 군데씩만 치료가 가능하다고 했습니다. 여러 한의원을 다녀봤는데 아픈 곳이 많은 나에게는 성에 차지도 않고, 치

쑥뜸 임상 개요와 쑥뜸 체험기

료가 잘 되지도 않았습니다. 앞으로 망가진 아픈 몸을 어떻게 감당을 해야 하나 차츰 더 불안해져갔습니다. 그렇게 시간은 흘렀고 클레오파트라 한의원 소문도 제 귀에 들려왔습니다. 제가 자동차 사고가 났는데 다행히 큰 사고는 아닌지라 부딪힌 타박상은 한의원에서 치료받는 게 좋다고 하길래 클레오파트라 한의원을 찾게 되었습니다.

첫 진료 때 교통사고 때문에 왔는데도 진맥을 해주셨습니다. 원장님께서 진맥을 보시더니 제 몸이 피폐하다고 말씀해주셨습니다. 그리고 딱하신 표정으로 치료를 받아보자고 하셨습니다. 우선 위장이 제대로 돌아가야 하고, 허리가 바로 서야 한다고 하시면서 짧은 바지만 입고 따뜻한 침대에 코 박고 엎드려 전체를 침, 쑥뜸으로 치료해주시고, 다시 반듯하게 눕혀서 전체를 침, 쑥뜸으로 치료를 해주시는 겁니다. 그리고 음식을 천천히 꼭꼭 씹어 먹고, 소식해야 하고, 금기음식 말씀해주시고, 그리고 몸살도 할 것이니 될 수 있으면 쉬는 시간을 많이 가지라고 당부하셨습니다.

허둥지둥 하루를 뛰어야 하는 나로서는 쉽지 않았습니다. 당부 말씀을 지키면 훨씬 더 빨리 좋아질 텐데 말입니다. 신기한 점은 내가 여태까지 여러 군데 다녀봤던 한의원에서의 치료들과는 너무 다른 치료방법이었습니다. 전신 쑥뜸은 온몸의 기혈을 소통시켜 자기 몸 스스로 병을 치유하게 하는 치료라고 설명해주셨습니다.

하루하루 치료를 받으면서 나는 감동이었습니다. 이렇게 따뜻했던 손길은 처음이었습니다. 축 처져서 눈 뜰 힘도 없이 누워 있는 제게 침을 놓고 혈자리를 짚으실 때 느껴지는 따스한 손길의 온 정성이 그대로 내게 온전히 느껴졌습니다. 몸살도 많이 했습니다. 해야 할 일은 산더미고, 몸은 나른하고, 쉬고 싶은 마음이 꿀떡 같고, 몸이 흐느적거릴 때가 많았습니다. 체력이 떨어져 있으니 더한 것 같았습니다. 좀 더 쉴 수 있었으면 몸살도 덜하지 않았을까 하는 생각이 듭니다.

근데 참 이상했습니다. 몸살은 하는데 왠지 기분이 좋은 몸살이라는 느낌을 받았습니다. 조금 쉴 수 있는 날은 몸이 한결 빨리 가벼워졌습니다. 이렇게 몸살하고 좋아지고를 반복하면서 몸은 많이 좋아졌고, 치료를 받는 동안에 예전에 아팠던 곳이 다시 아파지는 경험도 했습니다. 몸살이 오고 아플 때는 초감탕, 면역탕을 먹으면서 치료를 받아 좀 더 빨리 편해졌습니다. 조금씩 호전되는 것이 확연히 느껴져서 행복하게 치료를 받으러 다녔습니다.

그런데 치료를 받은 지 1년 정도 됐을 때, 예전에 피곤하면 겪어오던 신우신염과 방광염 증상이 나타났습니다. 한의원에서 쑥뜸치료를 받으면서 1년 정도는 증상이 없었거든요. 그때의 아찔한 기억은 몇 년 전 일이지만 지금도 또렷하게 기억에 남아 있습니다.

고통은 아주 심하게 찾아왔습니다. 2~3일 치료를 받을 동안 전혀 차도가 없는 것같이 생각되었습니다. 매일 일은 해야 하고 정말 지옥이었습니다. 참고 견디는 힘은 미련하리만치 강한 나라고 생각했는데 갈등했습니다. 병원 가서 그냥 주사 맞고 약 먹고 얼른 이 고통에서 벗어날까 하는 갈등 속에서 나도 모르게 발걸음은 병원 쪽으로 향해가고 있었습니다. 병원 문 앞에 섰을 때 순간 이건 아니지 하고 얼른 다시 돌아섰습니다. 이러면 안 될 일이었습니다. 도로아미타불이 될 뻔했으니까요. 한치의 흔들림도 없이 늘 같은 모습으로 치료해주시는 원장님이 떠올랐습니다. 되도록 대증약은 먹으면 안 된다고, 대증약은 병을 잠시 눌러놓을 뿐이라고, 그 약의 독성은 고스란히 몸속에 쌓여 자연치유를 더디게 한다고 자분자분 일러주시던 원장님께서 가녀린 몸이시지만, 단단하고 담대하고 우아한 모습으로 지켜주고 계셨던 것입니다. 죄송한 마음이 들었습니다. 나는 좋아질 것이다 좋아질 것이다 좋아질 것이다 주문을 외우면서 고통을 떨쳐내려 했습니다.

그리고 4일 5일이 지나면서 아주 조금씩 조금씩 좋아진다는 느낌이 왔습니다. 10일째 치료를 받고 나오는데 왼쪽 옆구리가 완전히 가벼워지면서 불편했던 소변의 고통과 온몸의 불편함들이 사라졌습니다. 좀 느리고 조금씩이지만 확실히 좋아지면서 몸이 가벼워지니 마음에 얹혀 있던 돌덩어리가 사라졌습니다. 아, 이렇게 좋아지는구나, 잘 참아냈다, 기뻤습니다. 신우신염과 방광염이 동시에 온 것을 병원약을 먹지 않고 한의원 치료받으며 좋아진 것은 처음 있는 일입니다. 쑥뜸과 자신의 모든 걸 동원하여 치료해주시는 원장님께 믿음의 확신이 생겼습니다. 몸이 소통되고 복원되는 데는 좀 더 많은 시간이 필요하고 힘든 과정이 필요하지만 클레오파트라 한의원 원장님의 쑥뜸치료는 참 생명을 살리는 치료라는 것을 온몸으로 느꼈습니다. 다른 곳은 이곳 저곳 견딜 수 있을 만큼 아팠다가 나아지고 아팠다가 나아지고 하였습니다. 그 이후 신우신염과 방광염은 몇 년이 지난 지금까지 한 번도 찾아오지 않았습니다.

그러던 중 2018년 겨울, 전북 남원에 살고 있는 언니로부터 잠이 오지 않아서 고통을 겪고 있다는 전화를 받았습니다. 하는 수 없이 수면제를 먹고 잔다고 합니다. 수면제는 몽롱함 등 여러 부작용이 있고 습관화될까 봐 무섭고 뇌에도 좋지 않은 영향을 미친다고 약사인 언니는 걱정이 많았습니다. 서울에 있는 유명한 병원과 잠 클리닉에도 다녀봤지만 아무 소용이 없다고 했습니다. 제가 클레오파트라 한의원을 소개했더니 다급한 언니는 바로 우리집으로 왔습니다. 치료는 적어도 6개월 이상은 받아봐야 하니까 치료하면서 경과를 지켜본 후에 다른 것을 생각하기로 하고 치료부터 받았습니다.

처음 하루 이틀은 모르겠다고 했습니다. 3일째 치료받고 온 날은 잠을 5시간 정도 푹 잤다고 좋아했습니다. 오랜만에 수면제 먹지 않고 잠을 푹 자고 나니 너무 기분이 좋아서 어쩔 줄을 몰라 했습니다. 근데 그 다음 날은 못 자고, 또 다음 날도 못 자고. 언니는 갈등하는 듯 보였습니다. 언니에게 어차피 시작했으니 그리고 다른 뾰족한 수가 없으니 믿고 가보자 했습니다. 그러기를 한참 동안 반복 반복. 잤다 못 잤다 했습니다. 표정이 밝아졌다 흐려졌다 했습니다. 언니도 심란했을 것입니다. 먼 곳 동생집까지 와서 하루 이틀도 아니고 쉽지 않은 치료에 많이 힘들었을 겁니다.

시간이 흐르고 흘렀습니다. 언니의 마음에 조금씩 변화가 오고 있는 게 보였습니다. 안색이 조금씩 밝아지고 확신이 생기는지 우리집에서 두 달을 보내고 한의원 근처에 원룸을 빌려 짐을 옮기고 치료를 받았습니다. 조금씩 호전이 되자 혼자 계시는 형부 식사가 걱정되어 토요일이면 오전 치료를 받고 남원으로 갔다가 월요일이면 다시오는 생활을 했습니다. 한약도 열심히 먹고 침과 쑥뜸으로 치료받는시간이 늘어갈수록 언니는 차츰 더 좋아졌습니다. 원장님의 따뜻한 배려와 정성과 간호사선생님들의 정성이 정말 가족 같았다고 고마워했습니다.

오랜 시간 더 많이 치료받고 싶은 심정은 굴뚝 같은데 더 이상 상황이 쉽지가 않아서 언니는 8개월 간의 한의원 치료를 마치고 아쉬워하며 짐을 쌌습니다. 그 이후로 언니는 잘 잔다고 합니다. 세월이흐르고 나이가 더 들어가니 여기저기 아프고 시린 곳이 나온다고 하면서 가까이에 있었으면 얼마나 좋겠니, 하며 안타까워하고 있습니다. 언니가 올라가고 저도 몸이 많이 좋아졌습니다.

그 후 제가 너무 바쁜 상황이 되어 이리 뛰고 저리 뛰어야 해서 1년 정도를 한의원을 다니지 못하는 동안에 짊어진 삶의 무게가 정말온몸을 견딜 수 없게 짓눌러 왔습니다. 내 몸 아끼지 않은 대가는 컸습니다. 바쁘다는 핑계로 굶었다가 과식했다가 대충 때우기식 식사는 역류성 식도염이 되어 가슴이 불타는 것처럼 아프고 답답하고 속이 쓰리고 더부룩하고, 수시로 위, 장염까지 왔습니다. 음식을 먹을수가 없고 물을 먹어도 힘들었습니다. 머리도, 다리도 시리고 숨이잘 쉬어지지 않아서 하루하루 힘들었습니다.

그러던 어느 날 저녁에 호흡곤란이 오면서 쓰러졌습니다. 남편이119를 불러 진해 연세에스병원으로 갔더니 큰 병원으로 가라고 하더랍니다. 창원 경상대 병원으로 가서 응급처치 후, 다음 날 여러 가지 검사를 한 후 집으로 왔습니다. 며칠 후 검사결과는 '폐동맥 고혈압'이라는 생소한 병명이었습니다. 나는 일반적인 고혈압과 비슷한 거냐고 물었더니 완전히 다르다고 하시면서 조금 어려울 수 있는 병이라고 2020년 11월 3일에 다시 검사해야 한다고 했습니다. 얼른 집으로 와서 핸드폰으로 찾아봤는데 심장 우측에서 이어지는 동맥의 혈관벽이 좁아지는 것으로, 폐 압력이 증가하면 피로와 숨가쁜 증상이 나타나는 흔하지 않은 질병이고 꽤 위험한 병이라고 적혀 있었습니다. 열심히라기보다는 미련스럽게 살아온 대가로구나라고 생각을 하면서 그냥 담담하게 받아들였습니다.

클레오파트라 한의원의 쑥뜸을 몰랐다면 앞이 캄캄했을 것이고 하늘이 무너졌을 것입니다. 치료하는 데 조금 힘든 난치병일 뿐이라는, 이겨낼 수 있다는 쑥뜸에 대한 믿음이 제겐 있습니다. 하지만 불필요한 욕심을 내려놓겠습니다. 나는 지금부터라도 나 자신을 많이 사랑해야겠다고 생각했습니다. 세상 일 혼자 다하는 것처럼 나 자신은 멀리 밀쳐 놓았었네요. 이제 아껴줘야겠습니다. 그동안 산다고 애썼다고, 모두 다 괜찮아질 거라고 처음으로 나를 토닥여줬습니다. 주책없는 눈물이 눈치도 없이 앞을 가리네요.

다음 날 한의원으로 가서 원장님께 숨이 잘 쉬어지지 않는다고만 말씀드리고 치료를 받기 시작했습니다. 첫날 침과 쑥뜸치료를 받고 나오는데 거짓말처럼 숨쉬기가 수월해지는 겁니다. 진맥을 짚어주신 원장님께 큰절 드리는 심정으로 살려주셔서 감사합니다, 인사를 드리고 나왔습니다. 그만큼 겪어보지 않은 사람은 모를 겁니다. 혼자서 얼마나 절박했던지.

마음의 상처까지도 보듬어주시는 원장님! 속의 아픈 것들을 훌훌 털어내야 병도 빨리 낫는다고 토닥여주시는 원장님 앞에서 오열하고 맙니다. 위, 장이 먼저 회복되고 바로 서야 한다고 하시면서 상태가 아주 안 좋은 저의 위와 장을 하루에 두 번씩 치료해주시는 고마운 원장님. 금기 사항들을 일러주시고 또 일러주시는 따뜻한 원장님. 여기가 아픕니다 저기가 아픕니다 하면 원장님께서 필요하다고 판단하시면 다 치료해주십니다. 어디에서도 찾아볼 수 없는 지극 정성이십니다. 늘어지고 삐뚤어지고, 처져 있고 부풀어 있는 내 몸 속의 모든 장기들이 제자리를 찾아가기 위하여 몸살로 인한 나른함이 반복되는 동안 내 몸은 조금씩 조금씩 느리지만 안전하게 회복될 것을 믿습니다. 큰 숙제를 안고 가지만 나는 두렵지 않습니다. 매일 한의원으로 출근하는 발걸음은 행복합니다. 쑥뜸으로 생기는 화상 자국쯤이야 아무렇지도 않습니다.

예전에는 매일 한의원 가는 것이 조금 번거롭다는 생각을 했던 적이 있었습니다. 지금은 한의원에 가는 시간에 방해받는 일이 생길까 봐 두렵습니다. 요즘은 남편도 제가 한의원 갈 수 있도록 많은 배려를 해줍니다. 오늘 아침에는 남편이 클레오파트라 한의원 원장님이 진정한 의술인이시다라고, 진정 존경 받아야 할 분이다라고 해서 같이 박수를 쳤습니다. 그러고 보니 저는 일복뿐 아니라 클레오파트라 한의원과 인연이 되어 원장님의 귀한 쑥뜸치료를 받을 수 있는 행운과 큰 복도 가졌네요. 수많은 사람들이 병마와 힘겹게 싸우며 살아가고 있으면서도 이런 저런 사정으로 또는 몰라서 이렇게 좋은 치료를 받지 못한다는 생각을 하면 안타깝습니다. 고통받는 많은 사람들에게 알려져서 쑥뜸치료를 함께 받고 함께 웃으며 살았으면 하는 바람을 가져봅니다.

클레오파트라 한의원 원장님의 22년의 힘든 여정을 책으로 엮어내신다는 기쁜 소식에 진심으로 축하드리면서 저는 글 쓰는 소질이 없어 생각나는 대로 부끄럽지만 두서없이 적어봤습니다. 클레오파트라 한의원 원장님! 그동안의 노고와 간호사선생님들께 마음 다하여 감사드립니다.

(2020. 10. 12. 이현진)

살아간다는 것은 독을 버리는 일

벚꽃이 흐드러지게 피던 4월! 코로나19로 인해 진해군항제가 취소되고 세상이 잠시 멈추어버린 듯한 날에 몇 번을 가보자 말하는 남편 말을 못 이기는 척 따라나섰던 길. 그 길이 이렇게 길 줄은. 설렘과 기대감으로 찾은 클레오파트라 한의원! 어떤 변화가 날 기다릴까? 정말 치료는 잘 될까? 원장님과 상담하면서 왠지 모를 신뢰감으로 가득차버림은 무얼까? 바로 쑥뜸과 침으로 시작한 첫 날, 좋다는 생각으로, 나를 온전히 맡겨도 되겠다는 생각으로, 쭉 치료받기로, 남편과 함께 꾸준히 해보리라 마음먹고 시작했습니다.

그런데 점점 견디기 어려울 정도로 힘들고 아팠습니다. 금기 식품

쑥뜸 임상 개요와 쑥뜸 체험기

은 거의 내가 즐겨먹는 것들로 잘 참고 따를 수 있을까? 또 많이 쉬어주라는 말씀……. 세상의 속도를 따라가느라 숨이 찰 때 멈추고 나를 보게 하는 시간. 무수리가 공주가 되고 왕비가 되는 그 과정들…….

나의 병명은 류마티스, 고혈압, 고지혈증, 비만. 매일 먹는 약들과 건강식품 등 몸에 좋다는 것은 이것저것 가리지 않고 먹었던 것들이 내 몸을 이렇게 만들었구나 하는 생각에 내 자신이 얼마나 미련하고 무지하게 느껴졌던지. 살아보려고 했던 것들이 내 몸을 죽여가고 있었음을 깨달았습니다.

그런데 이것이 다는 아닌 것 같았습니다. 예전에 아팠던 것들이 하나둘 나타나면서 견딜 수 없는 아픔과 고통이 찾아왔습니다. 참아야 한다! 이겨내야 한다! 굳은 마음으로 원장님의 "우리 거울 보고 이겨냅시다." 하시는 말씀에 다시 힘내고 또 힘내고. 어느 날 보니 내 살들이 다 어디로 갔을까 싶을 정도로 붓기가 빠지고 몸이 가벼워지기 시작했습니다.(그것은 살이 아니라 독소였습니다)

이렇게 내 몸이 쑥뜸으로 복원되는 것을 느끼며 나를 살려주신 원장님께 감사를 드립니다. 내 몸에서 일어나기 시작한 질서가 무엇인지 무엇을 버리고 무엇을 취해야 하는지도 모르고 버리고 내려놓지 못한 그게 뭔지 몰라 가지고 있는 수고스러움을 면치 못했습니다.

"살아간다는 것은 독을 버리는 일 그동안 나도 모르게 쌓여만 가던 독을 버리는 일 버리고 나서 또 버리는 일."(정호승「사랑에게」) 시인님 말에 공감하며 내 안에 쌓여 있던 독소들을 다 빼내고 새로운 생각과 새로운 몸으로 모든 것을 바꾸는 삶을 살아가야겠습니다.

세상에서 가장 귀한 일은 사람을 알아보고 믿는 것입니다. 클레오
파트라 한의원 원장님, 나이 70에 원장님을 만난 건 제 남은 인생에
행운이자 터닝포인트의 시간이었습니다. 원장님과 간호해주시는 선
생님들, 그리고 매일 나와 함께 동행해주는 남편에게도 고맙다고 말
하고 싶습니다.

덕분에 좋아져가는 제 모습에 오늘 주어진 것을 감사하고 지금 이
순간에 머무르며 감사합니다. 이제는 또 다른 아픔들이 나타나면 나
를 돌아보며 그 아픔들을 토닥토닥해주며 견디어냅니다.

"더하기보다는 빼기, 곱하기보다는 나누기를 잘해야 한다."는 외할
머니의 말씀이 명언임을 이제야 알겠습니다. 봄부터 수고한 논이 막
벼를 베어내고 한숨 돌리고 있는 오후의 풍경입니다.

(2020. 10. 22. 임영희)

클레오파트라의 아침

사람들은 저마다 자기의 가슴속에 장편 대하소설이 되기도
하고 영화가 되기도 하는 그런 사연들을 간직하며 살아가고 있으리
라. 때로는 잔잔하면서도 때로는 함께 가슴이 먹먹해지는 환우분들
의 기막힌 사연들을 들으면서 진한 감동을 느낀다. 나에게도 클레오
파트라를 찾아 이렇게 매일 쑥뜸으로 하루를 시작하게 된 사연이 있
지만, 지금도 누가 그 사연을 건드리거나 혼자서 생각만 해도 눈물이
먼저 쏟아지는 그런 슬픔이 아직도 가슴속에 남아 있어서, 비록 원

쑥뜸 임상 개요와 쑥뜸 체험기

장님께는 이미 모두 다 아뢴 사연일지라도 그 사연을 또 공개적으로 풀어놓기는 쉽지 않다.

그래서 눈물이 앞서는 사연은 일단 접어두고 클레오파트라 한의원에서의 아침 쑥뜸 풍경을 가볍게 묘사하는 것으로 체험수기를 대신하고자 한다.

내가 클레오파트라 한의원을 찾은 것은 나에게도 간절함이 있었기 때문이다. 그 끝도 없이 허하고 허한 마음과 슬픔, 늘 명치 부분에 돌덩이가 앉은 듯한 괴로움, 불면증, 잠을 잘 때마다 수건을 베개에 얹어서 자야 할 정도로 끝없이 쏟아지는 땀, 가만히 있어도 몸 안의 모든 근육과 장기가 쉬지 않고 활동하듯 내 몸은 언제나 피곤하고 입에서는 단내가 났다. 그래서 이대로는 도저히 안 되겠다고 생각하고 힘을 다해 뛰어보기도 하고, 골프 연습도 더 힘을 들여서 해보았지만, 자꾸만 줄어드는 몸무게와 무력감을 느끼기 시작하고 겁이 덜컥 나기 시작했다.

마침 친구와 상의했더니 침을 잘 놓는다는 어느 한의원을 소개해주었고, 아내에게 그 한의원을 가보려 한다고 얘기했었다. 그런데 아내는 마치 까맣게 잊고 있다가 갑자기 생각난 사람처럼 클레오파트라 한의원에 대해서 얘기를 해주기 시작했다. 몇 년 전 아내도 클레오파트라 한의원에 다녔던 경험이 있어서 나도 이름은 익히 알고 있던 터였다.

아내는 바로 원장님과 통화를 했고, 그날 오후 원장님께서 따로 시간을 내주셔서 아내와 함께 찾아뵌 것이 첫 만남이었다.

한 달 반이 넘게 거의 매일을 아침 일찍 한의원에 도착해서 서로 순번을 확인하면서 안도의 한숨을 쉬기도 하고, 때로는 첫 번째 순서에 들지 못해서 속상한 마음을 안고 시작되는 기다림이 우리들 앞에 있다. 처음에는 다른 환우분들과 그저 가벼운 눈인사나 목례 정도만 하고 지냈었는데 함께 기다리는 시간이 반복되는 동안에 서로 나이도 물어보고 이런저런 이야기를 나누다보니 이제는 어느새 묘한 동질감과 공감대마저 형성된 느낌이다.

9시 20분쯤 되면 실장님이 우리의 이마에 체온측정계를 대고 발열체크를 하시는데, 어느 분이 그런 모습을 보고는, "실장님은 우리에게 레이저 총을 쏘시고, 원장님은 우리에서 사혈침을 쏘신다."라고 해서 다 같이 웃기도 했다. 잠시 시간이 지난 후 실장님이 "이제 들어가실게요."라고 하시면, 순번 안에 있는 여덟 명이 복도를 따라 안으로 들어간다.

각자 커튼으로 구역이 정해진 진료테이블로 반바지 하나만 입고 엎드려 누워 있으면 어느샌가 다른 환우분들을 진료하시는 원장님의 목소리가 멀리서 들려온다. 원장님은 때로는 거침없이 높은 톤으로 밝고 호쾌하게 말씀하시고는 만족하신 듯 껄껄 웃기도 하시고, 또 어떤 때는 낮은 목소리로 조곤조곤 이런저런 이야기를 일러주기도 하신다. 그러다 어느 순간 내게로 오셔서 대뜸 뒷목에 덥석 손을 얹으시고 서너 번 쓰다듬듯 짚으신다. 그리고 원장님이 항상 휴대하시는 단 하나의 비밀병기, 시커멓고 기다란 몸통에 하얀 뚜껑이 달린 '사인펜'으로 뒷목에서부터 척추를 따라 차례로 쑥뜸을 뜰 부위를

쑥뜸 임상 개요와 쑥뜸 체험기

표시하고 허리에 침도 놓아주신다. 또 어떤 때는 "나중에 사혈 하겠습니다."라고 하시기도 한다. 그렇게 쑥뜸치료가 시작된다.

15분 정도 지난 후에 간호 선생님이 오셔서 "발침하실게요."라며 침을 뽑고 쑥뜸 부위를 정리하고 나서는 "천천히 돌아누우세요."라며 나가신다. 그러면 각각 크기가 다른 네 개의 전구가 걸려 있는 천정을 바라보며 누워서 다시 기다린다. 가만히 허공을 보다 보면 커튼으로 구역이 정해져 있는 나의 천정에는 천정 붙박이등 두 개가 밝게 켜져 있고, 그 사이에 검은 전선줄에 매달린 네 개의 전등은 한번도 켜지는 것을 보지 못한 것 같다. 그런데도 꺼져 있는 채 매달려 있는 크기가 다른 전구들은 언제나 운치가 있다.

이상하게도 경건해지는 시간이다. 요즘은 그 시간에 복식호흡을 연습하다가 살짝 코를 골며 잠이 들기도 한다. 그러다 보면 어느 순간 원장님이 저 멀리 지리산 자락이라도 한 바퀴 돌고 오신 듯 홀연한 모습으로 거침없이 커튼을 휘익 젖히면서 다시 들어오신다. 나는 살짝 쌀쌀한 것 같아 목과 어깨를 덮고 있던 수건을 얼른 옆으로 내려놓으며 공손해진다. 왠지 그래야 할 것 같다는 생각에서이다.

원장님은 명치 부분부터 왼손으로 짚어가면서 오른손으로는 다시 그 비밀병기로 무릎까지 표시해 나가신다. 어떤 때는 침을 서너 개 또 어떤 때는 열 개쯤 놓아주신다. 침을 놓으실 때는 내가 따라서 호흡할 수 있도록 항상 먼저 호흡을 해주신다. "후우, 후우."

배 쪽에 쑥뜸을 뜰 때는 등 쪽에 쑥뜸을 뜰 때보다 조금 더 뜨거운 것 같아 살짝 긴장하게 된다. 처음에는 뜨거워서 살살 해달라는 부탁을 자주 했었는데, 이제는 그 뜨겁고 아픈 고통마저도 받아들이기로 했다. 그런데도 여전히 뜨거울 때가 많다. 쑥뜸을 다 뜨고 나서 천정의 불을 꺼주신다. 다시 시간이 지나고, 간호 선생님이 오셔서 침을 뽑고 쑥뜸 자리를 정리해주면서 "수고하셨습니다."라고 하면 모든 치료가 끝난다.

그런데 며칠 전부터는 내년 봄에 찾아올 알러지성 비염을 대비해서 미리 코에 침을 맞고 있다. 그동안 원장님께서 코에도 침을 놓자고 말씀하셨는데 깜빡 잊고 있다가 말씀드린 첫날에 원장님은, "아참 코!" 하시더니 일말의 망설임이나 주저함도 없이 오른쪽 콧날에 하나, 왼쪽 콧날에 하나를 꾸욱 꽂아주시고는 다시 쑥뜸할 곳을 표시하기 위해 명치부터 짚기 시작하셨다.

아무런 준비동작도, 아플 것이라는 예고도 없이 순식간에 코에 침을 맞았다. 갑자기 묵직하게 양 콧날에 전해지는 생각지도 못했던 아픔 때문에 눈물이 핑 돌면서 아무 말도 못하고 한참을 어이없이 웃기만 했는데, 그제야 원장님도 내가 아파서 그러는 줄 아시고는 따라 웃으시는데, 살짝 배신감마저 느껴지는 순간이었다.

사혈을 하는 날에는 다시 돌아누워 엎드리고 원장님이 척추를 따라 다섯 군데 또는 일곱 군데, 어떤 때는 열 군데가 넘는 사혈침 자리를 표시하시는데, 그곳에 미리 부항을 뜨고 나면 사혈침을 따갑게 쏘아대신다. 그곳에 다시 부항을 뜨는데 등 뒤에서 벌어지는 일이라 볼 수는 없지만, 좋지 않은 피가 밖으로 배출되고 그 피를 다시 닦아내면서 부항을 계속해서 뜨는 것을 느낄 수 있다. 피를 닦아내고 마지막으로 알코올 솜으로 닦아낼 때는 상처 부위에 알코올이 닿는 따끔함과 시원함을 느끼게 되는데, 간호샘은 한결같이 "사혈하신 날은 푹 쉬어주세요."라고 하시지만, 나는 그냥 웃기만 한다. 직장 일 때문에 푹 쉴 수가 없기 때문이다.

그렇게 진료가 끝나면 옷걸이에 걸어둔 옷을 다시 챙겨 입고 나와서 원장실 앞에서 기다린다. 진맥을 위해 기다리면서 어제 점심부터 저녁까지 내가 무슨 음식을 먹었는지 차분히 다시 생각해본다.

내 차례가 되면 내가 아는 모든 예의를 갖추어 조심스럽게 의자에 앉아 두 팔을 원장님께 내어 드린다. 내 양쪽 손목의 맥을 짚으시는 동안 나는 눈을 감고 기다린다. 원장님은 진맥하는 동안에도 가끔 말씀을 시작하기도 하시고, 진맥을 마치고 나서 말씀하실 때도 있는데, 주로 음식이 문제이고, 과거의 병력이 문제이고, 각종 대증약을 복용했던 것들이 문제이다. 게다가 아직도 나의 마음속에 남아 있는 슬픔과 불안, 걱정들이 문제이다.

진맥을 할 때마다 내가 먹은 음식들에 대해서 낱낱이 고하고 또 어떤 때는 내가 먹을 음식에 대해 미리 허락을 구하기도 하지만, 지나고 나면 매번 나도 모르는 사이에 몸에 부담이 되는 음식을 섭취할 때가 있었다는 사실을 알게 된다.

원장님과의 대화에는 한계가 없다. 음식에 대한 이야기, 쑥뜸에 대한 이야기뿐만 아니라 내 아내에 대한 이야기, 고향에 계신 내 어머니의 이야기, 형제들 이야기, 종교에 대한 이야기, 심지어 원장님의 이야기도 해주시는데, 단언컨대 그 말씀에 반박이나 반론을 제기할 생각은 꿈에도 해본 적이 없다.

진맥을 하신 후에 원장님이 보시기에 내 몸속의 맥이 시원하게 통하지 못하는 것 같은 날에는 몇 알 죽염을 먹으라고 주기도 하신다.

몸무게가 너무 많이 줄어서 걱정하는 나에게 "왜 그렇게 살에 연연해 하는지 모르겠다."고 하신다. 억지로 키운 근육과 지방으로 지탱되었던 그동안의 나의 몸은 모두가 다 '헛빵'이었다고 하시면서 이제 필요 없는 살이 다 빠지고 쑥뜸으로 기 흐름이 원활해지면 훨씬 더 단단한 몸이 될 것이라며 웃어주신다. 진심으로 감사한 마음을 담아 인사를 하고 클레오파트라를 나온다.

그렇게 지난 한 달여 동안 진료가 있는 날이면 매일매일 첫 번째 그룹에 속해서 진료를 받기 위해 아침 일찍 한의원에 가서 진료를 받아왔다. 그동안 이틀만 빼고 매일같이 아침 일찍 도착해서 쑥뜸치료와 진맥을 마치고 나서 집에 와서는 조금 이른 점심을 먹고 출근한다. 이제 나의 오전 스케줄은 모두 클레오파트라를 위해서 비워두었다.

지난 9월 8일 오후, 아내의 권유로 클레오파트라를 찾아서 쑥뜸치료를 받기 시작한 지 이제 한 달 반이 조금 더 지났다. 아내와 함께 한의원에 들어선 순간 진한 편백나무향이 코끝에 닿으면서 기분 좋았던 청량감이 아직도 생생하다. 특별히 시간을 내주신 원장님을 뵙는 순간 갑자기 눈물이 가득 솟구쳐 올랐다. 내가 원장님께 인사하면서 맨 처음 한 말은 "원장님, 저 좀 살려주세요."였다. 처음 뵙는 분에게 어떻게 그렇게 살려달라고 말할 수 있었는지 지금도 그때를 생

쑥뜸 임상 개요와 쑥뜸 체험기

각하면서 혼자 쑥스러운 미소를 짓기도 한다.

이제 기운도 많이 회복되고 다시 힘찬 모습으로 살아가고 있음에 감사하다. 원장님께 감사하고, 아내에게 감사하고, 나를 클레오파트라 한의원으로 인도하신 그분께 감사드린다.

(2020. 10. 30. 이요한)

치유와 복원, 환자를 의사로 만들기

우연히 접하게 된 주서영 원장님의 치유와 복원, 몇 번이나 되뇌이며 생각했다. 평범한 치유가 목적이었으면 아마도 관심 밖이었을 것이다. 왠지 복원이라는 두 글자가 자꾸 나의 마음을 흔들었다.

류머티스 관절염으로 고생하는 집사람에게 가보자 하니 처음엔 거절하더니 마음을 움직였다. 산청에서 진해, 가까운 거리는 아니지만 원장님을 만나고 치료를 시작했다.

나 역시 몇 년 전 폐렴으로 얻은 당뇨와 그동안의 과로로 인한 면역이상, 진찰 결과는 장기와 관절 어디 하나 성한 곳이 없다 하신다. 치료 과정이 매우 아플 수 있고 오랜 시간이 걸릴 것이라는 원장님, 거리가 멀어 정말 다닐 수 있을까 반신반의하셨다.

쑥뜸과 침, 처음 한 달은 경과가 좋았다 나쁘기를 반복, 사혈까지 하고 오는 날은 정말 많이 힘들었지만 일을 해야 하니 쉴 수도 없었다.

점차 쑥뜸의 효과가 있는 건지 몸이 반응을 한다. 첫째로 체중이 많이 빠졌다. 둘째로 다발성 포진이 올라왔다가 사라졌다. 셋째로 고관절이 아파서 한동안 고생했다. 넷째로 족저근막염까지 몸 전체가 뒤집혔다. 걷기조차도 불편할 만큼, 그렇게 아픔을 참고 견디며 가능한 치료를 거르지 않으려 노력했다.

3개월이 지나고 4개월째부터는 아픔이 점차 사라지고 어딘지 모르게 몸의 균형이 잡히는 느낌이 들었다. 처진 어깨도 많이 올라갔고 발목 통증도 많이 좋아졌다. 병원에선 평생 업고 가야 할 당뇨와 고혈압, 약을 끊을 수 없다 하였는데 원장님이 시키시는 대로 식습관을 바꿨다. 커피와 술, 기타 가공음료와 식료품을 일절 절제한 결과인지 모르지만 지금은 당뇨약, 혈압약, 고지혈약까지 끊은 지 4개월, 다행히 당뇨 수치는 약 복용할 때보다 오히려 많이 낮아졌다. 공복 수치 90~100사이, 아직 완전하지는 않지만 체중도 78킬로그램에서 66~67킬로그램으로 점차 탄력을 받아가는 느낌이다.

8개월째 접어든 지금은 몸의 통증도 많이 사라져가고 활동하는 데 별 무리없음을 느낀다. 좋아졌다 하여 무리한 운동 하지 말라 하시는데 가끔은 축구도 즐긴다. 치료 시작 전 콩팥이 안 좋아 밤이면 1시간 단위로 화장실 가느라 깊은 잠을 못 잤는데 요즘은 증상이 많이 좋아져 한 번 정도 일어난다.

그동안 한길만 고집하며 걸어오신 주 원장님께 감사드리며 쑥뜸의 위대함을 전한다. 함께 치료 시작한 아내도 지금은 많이 안정적이다. 체중 조절에 통증도 많이 완화되었다. 다른 때 같았으면 벌써 포기했을 텐데 잘 참아주니 고맙다.

완치되는 그날까지 더 열심히 치료받으리라 다짐하며 정성을 다해

보조해주시는 간호사선생님들께도 감사드린다. 좋아지고 있다 하시며 다만 정기가 약하다 걱정하시는 원장님, 치료 받다 보면 언젠가는 정상으로 돌아올 거라 믿습니다.

주어진 삶에 충실하며 살다 얻은 지병이기에 열심히 치료 다니시는 환우분들을 보며 그 안에서 삶의 희망을 본다. 언제부턴가 첫 타임의 멤버가 되신 환우분들과의 만남, 그 안에서 얻어지는 체험담의 소중함 또한 소홀히 할 수 없는 듯 만남과 인연의 소중함을 느낍니다.

오늘 하루도 환우분들을 위해 최선을 다하신 원장님, 수고하셨습니다. 감사합니다.

(2020. 11. 13. 황동선)

한의사는 어떻게 탄생하는가

우리의 걸어온 길이

생각보다 일찍 그 끝을 맞이하더라도

지나온 삶까지 부정되어야 하는 것은 아니듯

우리의 인연이 생각보다 일찍 다한다 할지라도

사랑하며 함께 했던 지난 날들은 영원히

그녀를 그리며

1980년대 공단이 들어서던 창원, 나의 초등학교는 빈부의 격차가 유별났었다. 풀장이 딸린 아파트에 살던 서울에서 전학 온 친구들은 구절시체 인형을 갖고 놀았는데 기껏해야 종이인형을 갖고 놀며 1년 내내 진고동색 학교체육복을 입고 다녀야 했던 나의 눈에 비친, 해외출장 다녀오며 아빠가 사다 준 3단 원피스를 입은 절친의 모습은 먼나라 공주님 같았다. 서울대, 이대 등 명문대 출신 부모를 둔 그네들의 화목한 가정 분위기에 비해 나의 부모님은 늘상 언성을 높여 싸우셨고 형제들끼리도 싸우고 또 늘 야단맞고⋯⋯ 이런 극과 극의 분위기는 내게 슬픔을 안겨주었다.

학수고대하던 반장 선거에서 가까스로 당선되어 가슴을 쓸어내리자마자 담임선생님은 재투표를 시키셨다. 가난한 집 아이가 반장이 되면 여러모로 골치 아프니까. 재투표에서 오히려 내 표가 더 많이 나오자 선생님은 표가 나도록 아쉬워하셨고, 그로부터 며칠 후 방과 후 아이들 다 가고 반장으로서 늦게까지 남아 시키신 일을 하던 중에 반장선거 후보였던 친구 어머니가 오셔서 선생님과 소곤거리는 대화를 들었다. "워낙 압도적인 표 차라 어떻게 손 쓸 수가 없었습니다." 그 순간 나의 어린 힘으로는 넘어설 수 없는 장벽을 느꼈다. 그리고 그토록 순수하게 존경했던 선생님이란 존재가 멀어지며 예전처럼 수업에 집중이 되지 않았다. 막상 반장이 되고 보니 좋지도 않았다. 두루두루 원만했던 교우관계만 멀어지는 느낌이었다.

상처투성이 사춘기를 보낸 초등학교를 졸업할 즈음, 6학년 담임선생님의 말씀. "너희들 긴장해라. ○○초등학교에서 아예 작정하고 우리 관내 중학교에 전교 1등부터 10등까지 뽑아서 보낸단다." 아니다 다를까 ○○초등학교에서 온 아이들이 입학하자마자 우리 중학교를 휩쓸었고 초등학생 때부터 4시간 수면법을 훈련 받은 J라는 아이가 전교 1등을 했다.

당시 우리 중학교는 마산연합 합격률이 최고였고 주변에 유해시설이라고는 일절 볼 수 없는 산으로만 둘러싸인 요새와 같은 곳이었는데, '독사'라 불릴 정도로 무섭기로 소문난 과학 선생님께서 불철주야 군기를 잡으셔서인지 남학생들조차 온순했었다. 나를 비롯한 우리 초등학교 출신들이 J란 아이에게서 한 번도 1등을 뺏어보지 못한 채 2학년이 되었고, 그러던 어느 날 수학 선생님께서 수업시간에 혀를 끌끌 차시며 "머저리 같은 녀석들, 새로 전학 온 애한테 1등을 뺏기냐." 하셨을 때 또다시 반전, 전라도에서 갓 전학 온 여학생이 J랑 공동 1등을 한 것이다. 보통 전학을 오면 새로운 환경에 적응하느라 힘들어서 성적이 떨어지게 마련인데 철옹성 같았던 1등 자리를 어떻게 바로? 어떤 아이인지 호기심이 발동했고 그녀에 대한 온갖 소문 또한 금세 파다하게 돌았다. 얼굴도 예쁘고 성격마저 좋은 그녀는 성적순위뿐 아니라 남학생들의 인기까지 휩쓸었다.

시간에 끌려 다니지 않고 시간을 지배하는 아이, 그랬다. 평소 다른 아이들이 펑펑 놀 땐 4시간씩 자며 공부에 집중하다가 시험기간 1주일 전부턴 손에서 책을 놓고 여유롭게 뒷짐지고 어슬렁거렸던 J와는 대조적으로 그녀는, 평소엔 거의 불량청소년(?)처럼 질펀하게 놀다가 시험 직전에만 고도의 집중력으로 원하는 바를 얻어내곤 했다. 선생님들의 통념과 통제를 벗어난 자유로운 영혼, 그런 그녀에게 묘한 라이벌 의식과 호감을 동시에 느꼈던 건 나만은 아니었으리라.

3학년이 되고 우린 같은 반이 되었다. 그녀를 가까이서 볼 수 있음에 가슴이 설레었지만 먼저 다가갈 수 없었고 그녀 또한 그런 내게 약간의 거리를 두고 있었다. 쾌활하고 적극적인 성격으로 여, 남학생들에게 두루 인기가 많았던 그녀가 전교 부회장이 되는 건 의심할 여지가 없었다.(당시 아무리 날고 기어도 회장은 무조건 남학생) 회장 및 부회장 임명권은 3학년 주임선생님께 있었는데 뜻밖에도 나를 지목하셨다. 평소에 쭉 지켜보며 어딘가 그늘진 모습이 안타까웠고 그래서 부회장을 하며 밝고 활달해졌으면 좋겠다는 선생님의 깊은 마음에 감사했지만 초등학교 때 가난한 아이가 리더가 되면 얼마나 눈총을 받는지 뼈저리게 겪었던 나로선 덜컥 겁부터 났다. 돈도 돈이지만 남들 앞에 나서기엔 너무 소심해져버린 후였다. "선생님, 저희 집은 가난합니다. 어머니께서 돈 드는 일은 절대 맡지 말라 하셨어요." 눈을 내리깔고 담담하게 말했지만 속으로는 혼돈스런 감정에 목구멍이 울렁였다. 황당한 표정으로 더 이상 말씀을 못하시던 선생님은 일하느라 바쁘신 어머니를 학교로 불러 설득하셨다. 돈의 논리로 아이 앞길을 막는 것 아니냐며. 그래도 안 된다시던 어머니 마음은 어떠셨을까. 두 분의 실랑이를 지켜보던 나의 가슴속에도 착잡한 바람이 일었다.

조용히 부회장 시키려던 계획은 그렇게 깨어졌지만 어떤 굳은 결심이신지 선생님은 학생들이 모두 보는 앞에서 그녀와 나를 세워놓고 쪽지 두 개 중 동그라미가 있는 것을 집는 쪽이 부회장을 맡기로 하자 강권하셨고 먼저 집어든 나의 쪽지는 다행히도 엑스였다. 안도의 미소를 짓는 내게 끝내 아쉬워하며 "행운의 여신이 누구에게 미소지었는지 지켜보면 알게 되겠지." 하셨던 선생님은 수업시간에 역사와 정치 이야기를 재미있게 들려주곤 했던 로맨티스트이셨다.

모르겠다, 적극적이고 쾌활한 그녀가 부회장을 맡아 대내외적인 행사를 통해 더욱 사려 깊은 리더로 성장해가는 모습에서 조금은, 아주 조금은 내심 부러웠는지도. 졸업이 다가왔고 친구들과 삼삼오오로 기념사진을 찍을 때 용기를 내어 그녀랑 한 컷을 찍었다. 지금도 그녀의 상큼한 웃음이, 그 쾌활한 향기가 스쳐지나가는 듯.

당시, 이해하기 힘든 유행이 있었는데 여자는 전문직종을 가지는 것보다 시집을 잘 가는 게 낫다는 판단에서 서울대보다는 이화여대를 선호했기에 친구들은 죄다 이화여대를 갔고 나만 한의대를 가서 드센 남자들 틈에서 공부해야 했다.

"야, 이 기지배들아, 이과 가. 문과 가면 기껏해야 나처럼 선생밖에 못해." 회초리를 들어가며 모질게 공부시키셨던 영어 선생님의 반복되던 일갈에 백퍼센트 문과 체질인 나도 망설이다 결국 이과를 갔건만 가장 선망했던 산업디자인과가 예체능으로 넘어가는 바람에 다음으로 선망했던 한의과대학을 기어이 가게 된 것은 지금 생각해봐도 운명의 장난 같다.

이화여대 신문방송학과를 갔던 그녀. 언제쯤 TV에서 볼 수 있으려나 하며 개원의로 바쁜 진료생활을 하는 중간중간 이상하게도 의사가운을 입고 바쁘게 다니는 그녀 모습을 꿈속에서 보았다. 정신없이 바쁜 모습, 그 모습이 꼭 나인 듯 일체감이 느껴지는 것이었다.

세월이 흘러 이화여대를 간 다른 친구를 길에서 우연히 만나 이런 저런 이야기를 나누다가 그녀의 근황에 대해 물었는데 친구는 한참을 멍하니 뜸들이다가 말했다.

"죽었어……."

"뭐? 어쩌다가."

"과속으로 달리다가 사고로."

"아……."

언젠가 두 사람 모두 멋지게 성공한 모습으로 만날 수 있으리라 여겼던 오랜 나만의 꿈이 허무하게 무너져버린 그 이후로 그녀는 내 꿈속에서조차 사라졌고 두 번 다시 나타나지 않았지만, 그 불꽃같던 영혼의 빛은 내 가슴 깊은 곳에 고스란히 남아 지금도 타오르고 있다.

'25시'의 추억

'천진난만'이라는 꽃말의 프리지아. 해마다 2월이면 시리도록 화사한 그 내음이 상상 속 코끝을 자극하며 새봄을 재촉한다. 이내 봄꽃들이 앞 다투어 피어오르기 시작하고 어느새 벚꽃잎이 흩날리던 1992년, 그해 봄도 온통 설렘으로 가득했다.

한의사가 되고 싶다는 생각을 처음 한 건 중학생 때였다. 초가집에 대롱대롱 달린 약봉지들과 고즈넉한 텃밭이 떠오르며 평화로운 기분이 들었던 이유는 지금까지도 수수께끼다. 그 후 산업디자인학과에 매력을 느끼고 이과를 선택하고 나니 그 과가 갑자기 예체능이 되는 바람에 결국 한의과대학을 지원하게 되었다. 그 외엔 가고 싶은 과가 없었다. 피리나 불고 시나 읊조리는 곳인 줄 알았던 한의대에서 양의학을 배우고 해부실습까지 하게 될 줄은 꿈에도 모른 채.

한의사이셨던 증조할아버지는 늘 베풀기만 하셨고 장남인 할아버지는 다섯 동생들을 먹여 살리기 위해 밤낮없이 고생만 하다 아버지를 남겨두고 일찍 돌아가셨다. 할아버지의 희생으로 동생분들은 교육도 제대로 받고 사회적으로도 성공했건만 가난한 우리 가족에게 부자 친척들은 '가까이하기엔 너무 먼 당신'들이었다. 그분들 슬하에도 한의사, 의사, 치과의사, 약사 등등 의료인들이 줄줄이 나왔건만 아들도 아닌 딸을 한의대 보낸다 했을 때 무슨 돈으로 공부를 시키려 하느냐며 은근히 비웃었을 때 나의 어머니는 손 내밀지 않을 테니 걱정 말라며 속옷을 팔아서라도 시킬 거라고 입술을 깨무셨다.

우리가 고3 수험생이었던 1991년은 드라마 〈동의보감〉이 전국을 강타한 해였다. 허준이 중풍병자를 일으켜 세우는 장면이 어찌나 감동적이었던지, 그렇지 않아도 한의학이 새로이 조명받고 있던 시기에 전국의 중풍병자들을 한방병원으로 대거 쏠리게 했을 뿐 아니라 한의대 커트라인도 동반 상승시켰을 정도로 드라마의 위력은 대단했다. 취약과목인 수학이 너무도 쉽게 나왔기에 각오했던 재수를 하지 않고도 바로 합격한 나와는 달리 경쟁률이 유난했던 그해, 수많은 청운의 꿈들이 좌절되었으리라. 입학하고 보니 나처럼 바로 합격한 동

부록 | 한의사는 어떻게 탄생하는가

기는 20퍼센트도 못 되고 재수, 삼수, 심지어 사수생, 그리고 서울대 등을 졸업하고 적성에 안 맞는 직업현장을 뒤로 하고 입학한 '아저씨'들도 꽤나 많았던지라 나같은 소심한 피라미는 숨조차 마음 편히 쉬기 힘든 분위기였다.

고등학교 때 딱 한 번 미팅에 나가 애프터를 받았을 때 엄하셨던 어머니의 일언지하로 남자 세계는 끝, 학교와 집만을 오가는 얌전한 여고생이었던 나는 막연한 핑크빛 환상에 부풀었는데, 입학도 하기 전에 향우회 선배들로부터 전화가 와서 신입생 신고식이란 모임에 참석하라기에 뭣도 모르고 차디찬 겨울밤 마산 창동 거리를 헤매다 다 쓰러져가는 '25시'라는 술집에 간신히 당도하고 보니 이미 한바탕 술판이 벌어지고 있었고 나와 같은 신입생들이 커다란 양푼에 가득 부은 막걸리를 차례로 돌아가며 '원샷'을 하고 있었다.

내 눈 앞에 펼쳐진 살인적인 술판과 야수 같은 선배들의 모습은 상상해왔던 핑크빛 낭만과는 거리가 멀어도 너무 멀었고 빨간색 코트를 입은 덜떨어진 나를 보던 선배들은 일제히 실소를 터뜨렸다. 누군가의 동생이 따라온 줄 알았다고.

동기 중 기독교인이 몇 있었는데 술을 거부하는 그들에게 만취한 한 선배가 큰소리로 설교하듯 외쳤다. "성경이 뭐야! 인간이 하고 싶은 걸 죄다 못하게 하는 게 바로 성경이야!" 너무도 단순 명료한 지적에 어안이 벙벙해진 나.(그 선배는 먼 훗날 술 한 모금 마시지 않는 장로님이 되셨다)

H동아리와 우주변화의 원리

　나는 특정한 우상이나 집단최면에 좀처럼 빠져들지 못하는 타입으로 대학 입학 전까지 그 어떤 종교나 심지어 연예인에게조차 빠져본 적이 없었다. 예수를 절실히 믿는 한 절친을 보고 "예수라는 자는 스스로를 우상화시켜 놓았네?"라며 비웃을 정도였으니.

　예과 1학년 1학기 내내 살인적인 술문화(그 질펀한 놀음 속에 모두를 하나로 혼융시켜버리는) 속으로 발을 들여놓기가 내키지 않았고 그런 나를 안타깝게 바라보거나 빈정거리는 이들도 있었다. 심지어, 아버지가 술주정뱅이냐고 물어보는 선배도 있었다.

　향우회 선배들은 주로 풍물패, 몸짓패, 노래패, 철학동아리 등에 소속되어 있었고 학생회도 도맡다시피 했는데 공부 열심히 해서 병 잘 고치는 '소의'보단 세상을 고치는 '대의'의 길에 관심이 많았고 고심 끝에 내가 지원한 학술동아리 H는 죄 안 지으려면 제대로 공부해야 한다는 '소의'의 길이었고 그 어떤 동아리보다 규율이 엄격한 스파르타식 동아리였다.

　수진 언니, 그녀와의 첫 만남은 신입생 오리엔테이션 때 조별 대항 닭싸움 때였다. 뽀얀 피부에 단아한 얼굴, 잘록한 허리와 섬섬옥수, 전형적인 동양미인이었던 그녀의 자그마한 체구를 향해 잽싸게 돌진했던 나의 몸은 예상치 못한 탄탄한 압력에 붕 날다시피 뒤로 나자빠졌고, 바로 그때 마주쳤던 그 강렬한 눈빛이라니. 여성스러움과 강인함의 조화 속에 번득이던 카리스마에 내 마음마저 빼앗겨버렸다.

　H동아리에 그녀도 지원했다는 사실을 안 건 동아리 통과의례인

'우주변화의 원리(한동석)' 정리과제를 할 때였다. 역대로 기수당 단 한 명만의 여자를 허용하는 동아리 전통상 둘 중 한 명은 탈락될 처지였다. '우주변화의 원리'를 서양식 교육에 길들여진 사고체계로 1주일만에 정리하는 미션은 스스로와의 처절한 싸움이었다. 한번도 접한 적 없는 생소한 단어들, 문맥 파악조차 안 되는 문장들을 자존심을 팔지 않고서는 그 시간 안에 정리해낼 수는 없는 노릇.

길이 갈렸다. 아무도 그 의미를 이야기해주지 않는 자신과의 싸움을 집어치우자는 부류와, 책이 어려울수록 더 오기가 생겨 어떻게 해서든 동아리에 들어가고 보자는 부류, 나는 후자에 속했다. 어쩌다 수진 언니의 정리노트를 흘깃 보았을 때 너무도 단정한 글씨에 충격받았다. 그 상황에서도 지극히 침착해 보이는 그녀의 내공에 기가 눌렸다.

대학생활에 채 적응도 안 되고 긴장의 연속이던 어리바리한 내게 재수생 재희는 그새 좋아하는 선배가 생겼다고 털어놓았다. 힘든 타향살이를 서로 의지하던 그녀의 고백은 나를 당황케 했고 이내 그가 누구인지 알게 되었다.

그는 조각상처럼 이목구비가 수려한 전직 학생회장 지우 선배였다. 무려 4기수나 차이 나는 본과 3학년. 그녀를 통해 바라본 선배가 내 가슴속에도 자리 잡기 시작했고 가족 같던 한의대 특성상, 그리고 선배가 향우회 선배들과 친하고 워낙 후배들을 아끼며 잘 챙겼기에 재희도 나도 금세 그가 기억하는 후배들이 되었다. 얼마 지나지 않아 재희는 자신이 들어간 학술동아리의 선배에게로 마음이 옮겨

갔고 나는 순수한 인간애로 가득한 지우 선배에게 깊숙이 매료되어 갔다. 학생회장까지 했던 그가 폐쇄적이라는 이유로 지탄받는 H동아리 소속이란 사실은 뜻밖이었다. 대의와 소의의 길을 동시에 조화롭게 걷고 있었기에 그토록 따스하고도 명민했을까?

한의학개론 교수님과 F4

예과 신입생환영회의 클라이막스는 '블루스타임'이었다. 내게 춤을 청한 예과 선배들 중 지나치게 허리를 감싸 안고 지압하듯 꼭꼭 누르는 이가 있었는데 낯색 하나 붉히지 않고 신수혈, 지실혈이 여자들의 가장 예민한 성감대라고 뻔뻔스레 떠벌이는 그를 향해 아무 느낌도 없고 기분도 나쁘다고 왜 그땐 쏘아붙이지 못했을까. 그가 이 글을 보게 된다면 지금이라도 가슴 깊이 뉘우치길 바란다.

채영, 뽀얀 피부에 호리호리한 몸매, 커다란 사슴 눈에 그림처럼 오똑한 코, 음악에 맞춰 자연스레 몸을 흔들며 나지막하게 노래를 흥얼거리던 그녀의 첫인상을 나는 잊지 못한다. 지우 선배 못지 않게 순수하고 따스하고 세상을 향해 무한히 열린 그녀의 가슴속으로 아이처럼 풍덩 뛰어들어 대학생활 내내 한없는 사랑을 받았다. 기품 있고 우아하지만 상냥하고 화사하게 잘 웃는 그녀는 단연 한의대의 퀸카였다.

예과학생회 선배들이 요주의인물로 지명한 교수님은 전년도 예과학생회를 이끌면서 충돌이 잦았던 학생회 간부들을 가차없이 유급

시킨 한의학개론 교수님. 한의학의 기초뼈대를 세우는 과목의 중요성
은 인정하지만 사정없이 선배들을 자르셨던 교수님은 둥근 얼굴, 웃
음기 띤 눈매 속에 단호함이 번득이는 조금은 불편한 인상이셨다. 내
심 긴장해야지 하면서도 수업시간에는 어찌나 졸음이 쏟아졌던지.

전년도 예과학생회 회장이었던 승주 선배와 총무였던 민재 선배,
그리고 나 같은 어리숙한 후배들을 염려하며 잘 챙겨주었던 찬도 선
배와 어릴 적 신동이었는데 머리를 다쳐서 지능이 떨어졌다는, 그래
서 어딘가 어벙해 보였지만 가끔 놀라운 영감이 번득였던 영준 선배,
이 네 사람은 한의대 'F4'(F학점 유급으로 입학동기들과 함께 본과로 올라
가지 못하고 예과에 1년을 더 머물렀지만 초연하게 역경을 이겨나가며 후배들
에게 음과 양으로 도움을 준 선배들)였다.

그렇다. 그들 4인방은 한의과대학 생활에만 매몰되지 않고 폭넓은
시야와 방대한 식견으로 후배들을 깨우쳐준 또 다른 스승이었다. 모
였다 하면 갑론을박 F4 선배들의 각종 영성서적 '썸머리'는 나의 영
혼 속에 은밀하게 이식된 아련한 추억들이다.

향우회 선배이기도 했던 승주 선배와의 잊지 못할 추억 하나. 어느
날 지하 호프집에서 선배들과 술을 마시고 나와서 멍하니 육교 계단
을 오르고 있었다. 계단 위에서 다급히 뛰어 내려오던 두 사람의 발
이 서로 엇갈려 굴러 떨어지고 말았는데, 바로 내 곁에 한 명이 뒹굴
었고 꼼짝하질 않았다. 건드려보니 정신을 잃은 듯했다. 동생 또래쯤
되어보였다. 사람들이 몰려들고 경찰이 왔다. 도와주려고 온 줄 알았
던 경찰이 쓰러진 사람의 덜미를 확 낚아채는 걸 보고 깜짝 놀랐다.

"빨리 병원에 데려가야 해요." 나의 부탁에 아랑곳 않고 "7인조 강도야, 다 도망가고 하나 잡았어." 하고는 그냥 내버려두는 게 아닌가. 마음이 급해진 나는 발을 동동 굴렀다. 더 시간이 흐르면 어찌 될지 모르는데 눈물을 흘리며 빨리 데리고 가봐야 한다고 외쳤을 때 가만히 서 있는 구경꾼들. "아는 사람입니까?" "아니요." 속수무책 아무것도 할 수 없는 상황이었다.

마침 지나가던 승주 선배가 내 얘기를 듣더니 가만히 안고 토닥여주었다.

"나는 열 번 정도 그런 처지를 당하고서 실마리를 잡았다. 너는 어찌할 수 없는 자신의 무능력함에 운 거냐, 아니면 어찌할 수 없는 상황에 운 거냐. 해결책은 있다, 울지 마라."

승주 선배는 이후로 전개되는 약사법 투쟁에서 전한련회장(전국 11개 한의과대학 연합 회장)이란 어려운 자리를 맡아 상충하는 이해집단들 간의 분쟁 속에 죽기보다 더한 고통을 받았다.

민재 선배는 입학 당시 별명이 김목사였을 만큼 순수 절정 '주의 어린 양'이었는데 홀연히 바뀌어 김보살로 불린다고 했다. 선배가 권해준 경허스님의 『길없는 길』이란 책도 읽고 함께 숱하게 영화도 보았지만 한의과대학 전교생이 모인 총회 자리에서 당시 장안의 화제였던 〈질투〉를 열창했을 때 그 노래가 나를 향한 것을 알게 되면서 더 이상 함께 다니지 못했다.

찬도 선배는 예지력이 있는 사람이었다. H동아리는 전통을 깨고 수진 언니랑 나, 둘 다 받아들였고 최종적인 우리 기수는 5명으로 구성되었는데(제대 후 우리 기수로 복학한 예준 선배, 삼수생인 수진 언니, 재수생 호연, 나랑 동갑인 성윤) 바로 그때 H회원도 아닌 그가 다섯 명에 대해 예언했던 일들이 결국엔 이루어졌음이 지금도 신기하다.

향수: perfume & nostalgia

내게 파고드는 옛 추억은 공감각적인 찰나로서 모종의 풍경, 소리, 향, 맛, 재질이 하나로 혼융되어 순식간에 오감을 저격한 후 사라지곤 한다.

향수의 메카, 프랑스 그라스를 배경으로 어느 천재적인 조향사의 연쇄살인을 통한 향수에의 집념을 그린 영화 〈향수〉.

천연의 식물에서 추출한 향으로 심신을 치유하는 요법을 향기요법(아로마테라피)이라 부른다. 단지 이 무형의 향으로써 치유하는 질병의 범위는 대단히 폭넓다. 향기요법의 심신치유효과가 천연허브를 그대로 달여먹는 탕약 못지않음을 임상을 통해 수없이 체험해왔다.

그렇다면 동물에서 추출한 향은? 대표적으로 사향이 있다. 공진단에도 들어가는 진품 사향은 극미량으로도 강력한 효과를 발휘한다. 과연 이 영화 향수에서처럼 사람에게서도 영원불멸의 향기를 추출해낼 수 있을까? 그렇게 추출된 향기는 어떤 작용을 할까.

장미꽃잎 2천 킬로그램에서 단 1리터의 로즈에센셜오일이 추출되듯이 인체로부터 불멸의 향을 빼내기 위해 젊은 여인을 죽여서 통째로 용매추출과 냉침추출을 시도하는 조향사. 그리도 원했던 '악마의 향수'를 얻게 되지만, 그리고 그 향수 한 방울이면 수많은 이들의 마음을 미혹시켜 자신의 것으로 만들 수 있는 파워를 갖게 되지만, 후각이 극도로 예민했던 주인공이 가지고자 했던 건 사랑을 받아보지 못했던 그가 최초로 사랑(?)을 느꼈던 과일 파는 소녀의 체취였고 그 애틋했던 기억을 되살리고자 연쇄살인도 서슴지 않았건만. '악마의 향수'에 미혹되어 서로 몸을 뒤섞는 사람들을 보며 과연 그는 무슨 생각을 했는지 자신의 온몸에 향수를 붓고 흔적도 없이 사라져버린다. 세상 그 어떤 향도, 심지어 아름다운 여인의 향기조차 박제시킬 수 있었으나 그토록 애원했던 첫사랑의 향기만큼은 박제에 실패했던 것이다.

남자들이야 첫사랑의 순정을 가슴 깊숙이 품고 산다지만 대체 그 무엇이 아름답지만도, 그립지만도 않은 박약하게 시든 내 청춘을 이즈음 복기시키는 것일까? 추억은 추억 그대로일 때 가장 아름답다. 그것을 다시금 헤집고 재구성하는 작업은 일정의 노고와 심리적인 고통까지 수반하지만 나의 기억이 더 사라지기 전에 파릇했던 그 시절의 감성만큼은 박제해두고 싶다. 채색된 그림이 아닌 옅은 소묘로라도.

"괜시리 부담을 주지 않았나 해서 미안하군요. 전에 윷놀이를 대중화 하신다는 것처럼 저도 제가 싫어하지 않는 사람들에게 저의 세계를 권하는 여러 가지 고집이 있습니다. 무관심 속에 사람들이 등한시하는, 그러나 속 깊은 곳엔 자신의 감정과 취미를 기를 수 있는 여러 가지 의식들을. 뭐 구체적으로 말하진 않겠습니다. 제 방식은 '서서히 그리고 모르게'이니까. 이 책은 그 중의 하나입니다. 원래는 캐나다에서 만든 애니메이션을 아직 구하지 못해서 대신 책을 구한 것입니다. 제가 아는 사람은 모두 강제로 보게 했으니 오해는 하지 마시고 그렇다고 특별나게 재미가 있거나 하진 않습니다. 단지 이 작품 속에 나오는 이런 사람도 세상을 가꾸고 있고 또 저 같은 사람도 있다는 것을 알아주셨으면 하는데 참고로 이 책을 구하기 위해서 서울에서 제일 크다는 교보문고, 종로서적, 영풍문고를 다 뒤졌으니 정성을 생각해서 보십쇼. 직원이 책상 깊숙한 곳에서 꾸역꾸역 찾는 것이 되게 인기는 없었나 봅니다. 이로서 지방까지 전파하는 자부심을 얻게 됐군요. 이런 게 더 부담이 되나?"

메이데이에서부터 대동제에 이르기까지 푸르렀던 오월이 막바지에 접어들고 중간고사를 망쳤기에 기말고사를 앞두고 걱정 안 되는 과목이 하나도 없었던 내게 뜻하지 않게 들이닥친 편지 한 장과 한 권의 책, 『나무를 심은 사람』을 보내준 이는 소개팅으로 만난 타 대학 문성 선배.

지우 선배가 총학생회 몸짓패 리더인 시현 선배랑 연인 사이란 걸 알았어도 미련이 버려지지 않아 티브이에서나 나올 법한 인형 같은 시현 선배가 멋지게 몸짓패를 리드하는 춤을 추는 모습에 축제 내내 얼이 빠져 한숨만 쉬었던 나는 190이 넘는 장신에 나긋나긋한 서울말을 구사하는 문성 선배가 서울에서 애써 보내준 책을 읽으면서 알 수 없는 설렘과 희열에 휩싸였다.

성년의 날

　밤낮 술자리가 잦은 풍물, 노래, 철학동아리 등에 이중삼중으로 소속되어 있는 향우회나 학생회 선배들은 인간적이고 매력적이기까지 했지만 H동아리에 이어 고민 끝에 나는 방송편집국에 소속되었다. 단 하나의 동아리에 소속되지 않고도 꿋꿋하게 대학생활을 하는 이들도 있었다. 괴물들도 많았다. 평소 땐 술통에 빠져 지내다가도 시험 직전 1주일간 올나이트가 가능했던 한의대 '체력짱' 견우 선배는 이런 쪽지로 나를 협박(?)하기도 했다.

　"날씨가 정말 좋습니다. 주서영이란 사람이 어떤 사람인지 모르겠습니다. 선후배를 초월해서 친해져봅시다. 바람이 있다면 다음엔 서로 아는 척합시다. 어때요? 야이 開自識我! 술 한잔 합시다, 안 그라모 1년이 힘들다 봐야지."

　후배만 잡았다 하면 술을 어찌나 먹이는지 별명이 '폐인 제조기'인 선배도 있었고 '전설의 주먹'이라 불리던 선배도 있었고(배에 그어진 커다란 칼자국을 본 적이 있다), 기공의 달인, 심지어 귀신과 대화하는 선배도 있었다.

　자취방에서 TV를 보던 중에 갑자기 "썩 꺼져라." 하고 고함을 쳐서 함께 있던 선배들이 '깜놀'했는데 하얀 소복을 입은 처녀귀신이 검은색 긴 머리를 늘어뜨리고 TV 옆에서 웃고 있었다고. 서울대를 졸업한 후 한의대 재학 중에 스님으로 출가해버린 동기 오빠도 있었다. 그 오빠도 참 미남이었는데.

　H동아리에도 서울대 졸업 후 비구니가 되려다 한의대에 들어온

여자 선배가 있었는데, C.C 엄금 및 상명하복의 질서를 잡은 주요인물 중 한 사람으로 호랑이 같은 위풍에 남자 후배들도 벌벌 떨었다. 그토록 삼엄한 분위기 속에서도 동기인 수진 언니가 4기수나 차이 나는 지훈 선배랑 일찌감치 '썸'을 타기 시작했음을 먼 훗날에야 알게 되었다.

그때 눈치챘어야 했다. H동아리 첫 MT 때 신입생들이 각 조장을 맡아 음식준비를 했고 내 딴엔 미더덕까지 들어간 된장찌개로 선배들께 칭찬받겠거니 기대했건만 식사시간이 되자 '와' 하며 다들 수진 언니 조에 우르르 몰려가버렸다. 수진 언니는 무려 탕수육을 첫날밤 메뉴로 시전했던 것.

나중에 알고 보니 당시 같은 조에 지훈 선배가 있었다. 돼지고기를 절여온 건 그렇다 치고 과일 총총 수제소스까지, MT에서 요리실력을 제대로 발휘했다.

그녀는 성년의 날을 맞아 내게 이런 쪽지를 주었다.

"의식화된 어느 날이 누군가에게 형언치 못할 감정을 부여할 때가 있지. 특히 성년의 날과 같은 경우는 더하지 않을까? 동화 속 한 장면 같은 날들 속을 지나 문득 어른이 되었다는 자신을 보게 될 때 한편 당황스럽기도, 한편 멋쩍기도 하겠지만 결단의 순간이 왔을 때 용감히 응할 수 있는, 타인들도 그렇게 해주기를 바라는 나이가 되었다는 건 아무래도 기쁜 일 같아. 멋있는 이가 되렴."

반면 풍물패에 소속되어 뒷북을 치고 대학불교연합에서 목탁까지 두들기던 재수생 호연은 "푼수 낭자, 이제 성인이 되려고 할 때이니 여성의 가장 큰 덕인 음덕을 기르도록 노력하시오. 여성의 가장 큰 매력은 타인의 아픔을 감싸줄 수 있는 어머니 품과 같은 것이니."

그리고 복학생 익살꾼 예준 선배는 "성년의 날이라고 의미부여하고 싶지 않다. 우리 기수는 같은 세월을 공유하고 있으니까. 6년 동안 아니 평생 동안 같이 하는 삶을 살자꾸나. 서영이에겐 成年이란 말이 어울리지 않는 것 같다. 언젠가 聖年의 날을 맞이하길 바라며."

그리고 동갑인 성윤은 "네 첫인상은 너무나 깨끗해서 가까이 가기 어색했었다. 동아리를 통해서 조금은 알겠지만 여전히 너의 착함이 내겐 조금 부담스럽다. 하지만 그게 잘못일 순 없다. 오히려 나의 문제니까. 앞으로 6년 간 잘 지내보자. 언제나 너의 순수함을 지니길."

그렇게 H동아리 인연으로 우리는 독수리 5형제를 방불케 하는 극강한 결집력으로 똘똘 뭉쳐갔다. 알고 보니 이미 선배들은 木.火.土.金.水. 오행의 조화를 염두에 두고 우리 다섯을 뽑았던 것. 그 중에 중화의 역할인 土가 바로 수진 언니라 했다. 각자 개성이 강한 멤버들을 부드럽게 결합시킨 언니에겐 어머니 같은 자상함이 흘렀고 특히 나를 친동생 이상으로 아껴주었다.

그즈음 언니는 오석준의 〈헤어지고 난 후〉라는 노래가 '18번'이었다. 지우 선배가 첫사랑의 아픔을 못 잊어한다는 얘길 듣고 오석준 테이프를 갖다 주기도 했다.

지우 선배랑 언니가 흠모했던 지훈 선배랑은 둘도 없는 막역지우였다.

'basic destiny'와 무관팔자

1학년 봄, 동기들이 떼거지로 몰려가서 봤던 영화 〈원초적 본능(basic instinct)〉. 관계의 절정에서 샤론 스톤이 연인의 가슴을 얼음송곳으로 가격하는 장면은 충격과 엽기를 넘어 나에게 또 다른 심리적 메타포를 일으켰다.

모든 관계와 사랑은 한시적이다. 둘 중 누군가는 먼저 떠나는 악역을 기필코 감행할 수 밖에. 떠나는 자는 기다란 얼음송곳을 쥔 자이고 남은 자는 그것에 무방비로 가격을 당하는 자이리라. 그것을 'basic destiny'라 불러도 무방하리라. 첫사랑이 아프게 끝난 남자들의 심장은 대부분 죽은 심장이다. 그 후는 육체적 정념의 노예가 되기 십상.

'우주변화의 원리' 정리과제가 가까스로 통과되어 H동아리에 들어가고 나서야 고생의 이유를 들었다.

"너희들이 완벽한 정리를 해올 거라 기대한 게 아니다. 다만 이 과정을 통해 서양학적 사고관을 깨고 동양학에 입문하기 위한 기본적인 하심下心을 갖게 되길 바랐지."

크고 거무스름한 얼굴에 검은 뿔테안경, 두툼한 입술을 지닌, 나이 들어 보이는 한 선배가 나의 행색을 아래위로 살피더니 물었다.

"옷을 물려받아 입었구나. 아버지는 뭐하시냐."

"아버지는 경비원을 하십니다."

당시 어머니는 홀로 간신히 들어가 일할 수 있는 손바닥만 한 분식집을 여셨고 그곳에서 하루 종일 천 원짜리 국수, 김밥, 떡볶이, 팥

빙수 등을 만들어서 판 돈으로 나의 학비와 생활비를 힘겹게 마련하셨다.

"동아리 활동하려면 돈이 많이 드는데 얘 알바자리 소개시켜줘야겠네." 지우 선배랑 동기이면서 호리호리하고 훤칠한 체격에 작고 귀여운 얼굴의 수창 선배가 말을 이었다.

당시 나보다 훨씬 키가 큰 사람의 옷을 물려받아 입었는데 사이즈가 안 맞으니 눈치를 채셨던 대경 선배는 약대를 졸업하고 뜻한 바가 있어 한의대를 재입학해서 자신보다 한참 나이 어린 선배들을 깍듯이 봉양하며 미래를 준비하고 있었다. 우리보다 2기수 위인 책임지도 선배였다.(훗날 생태마을과 대안학교를 만들었다)

나도 모르게 얼굴이 홍당무가 되자, "괜찮다 서영아, 나는 부모님이 시골에서 연탄배달 하신다. 가난은 극복할 대상이지 부끄러운 것이 아니다."라며 위로해준 본과2학년 정식 선배의 가무잡잡한 얼굴은 항상 의기와 희망으로 빛났다.

방송편집국장 정민 선배는 뜻밖의 얘길 했다. "네 손금을 보니 결혼보다는 홀로 출세하는 데 운이 더 따르는구나. 부부금이 없긴 해도 운명은 숙명과는 달리 개척해가는 것이므로 네가 이제부터라도 주위에 관심을 갖고 학교를 다니며 짝을 찾겠다는 생각을 가지고 노력하면 결혼도 불가능하지 않을 거야."

내 손금에 부부금이 없다니 충격이었다. 누구보다 결혼을 당연시 여겨왔고 결혼과 아기는 내 인생과 떼려야 뗄 수 없는 일이라 여겨온 나였는데. 설상가상, 오행을 구체화하기 위한 기본적인 동아리 커리

큘럼이던 사주명리를 스터디하기 시작했는데 나의 사주에 관(남편)이 없는 것으로 드러나 그 후로 나를 아는 웬만한 사람들은 '무관팔자'라며 놀렸고 이것이 내겐 심각한 트라우마가 되고 말았다.

어머니는 그 바쁜 장사와 살림 틈틈이 자취방에 들러 반찬을 두고 가셨다. "서영아 오늘도 못 보고 가는가 보다. 엄마가 여기 오니까 8시더라. 방 청소 대강 해놓고 빨래 챙겨 간다. 냄비에 고등어조림 있다. 냉장고에 수박도 있는데 반쪽은 주인집 드리고 반쪽은 너 먹어라. 과일 꼭 사먹어라. 라면 먹지 말고 귀찮아도 꼭 밥 먹어. 늦어도 전화 좀 하고. 상 위에 3만 원 두고 간다. 공부도 중요하지만 잠을 자야지."

H동아리는 학기 중에는 밤늦게까지 스터디를 한 후 별을 보며 귀가를 했고 방학 때는 주로 절에 들어가서 합숙을 하고 기수별로 논문 발표를 했다. 모시는 스승도 전국적으로 다양해서 자연히 이런저런 행사도 많았다. 그런 판국에 방송편집국 수습기자까지, 예과인데도 눈코 뜰새 없이 바빴다.

나 자신을 사랑한다는 것

호연은 진주 출신으로 사투리가 심했다. 호리호리한 장신에 조화로운 이목구비, 건강한 구릿빛 피부. 매력적인 비주얼의 소유자였으나 입을 여는 순간 호감도가 팍 떨어졌다. 풍물패에서 장구는 못 치고 북만 쳤는데 그마저 항상 한 박자 늦게 쳐서 별명이 '뒷북'이었다. 수업시간에도 꼭 교수님이 마무리하실 때 "질문 있습니다." 하고 손을 번쩍 들어 "저 뒷북." 하며 동기들 욕을 들어먹었다. 마구간보다 못한 열악한 자취방에서 힘겹게 생활을 했는데 매일 4시간씩 참선을 하던 중 7개 차크라와 임, 독맥 및 기경팔맥에 이어 12경맥과 락맥, 표피까지 열리는 체험을 했고 유체이탈까지 했다.

"평소처럼 누워 있는데 잠들기 직전에 발꼬락이 간질간질하더니 물이 똑똑 떨어지듯 기가 통하는기라. 이윽고 폭포수 같은 기운이 위로 솟구치는데 머리털까지 다 서더라꼬. 그카더이 양미간 사이로 영혼이 빠져나가는데 무서워서 혼났다 아이가. 아기는 엄마랑 탯줄로 연결되듯 육체와 영혼이 인당혈을 통해 연결되어 있는 걸 그때 알았제."

그때 방 천장까지 올라갔던 영혼이 두려움에 즉시 돌아오지 않았더라면 어디로 날아갔을까. 그때만 해도 동정이었던 그는 불교동아리에서 술과 여자를 가까이하면서 예민하고 풍성하던 기감이 둔감해지고 약해져버렸다. 지극히 현실적이고 물질 중심인 그가 유체이탈 체험까지 하다니 아이러니였다.

반면 성윤은 독실한 기독교인으로 불교적 정서가 압도적인 한의대에 들어와서 흔들리는 시험의 연속이었다. 게다가 동문 선배 하나 없고 자기가 한의대 1호여서 술만 마시면 그 서러움을 토로했다. 살아 있는 성경말씀 그 자체로서 진실했고 명민했으며 유머가 넘쳤다. 본인도 적응하느라 힘든 와중에 어리숙한데다 엉뚱하기까지 한 내가 한의대의 '아싸'가 되지 않고 당당한 '인싸'가 될 수 있도록 끊임없이 격려하고 도와준 친구. 나더러 '쥬스'란 별명을 지어주고 유행시킨 사람도 그랬고 내 성격이 하도 우직해서 소나타(소나 타는 차)를 가리키면서 저기 니 차 지나간다며 '음메~' 하고 놀리곤 했다.

어느 만취한 밤, 학교병원 주차장에 있는 차단기 바를 부러뜨렸을 때(학교주차장으로 편하게 쓰던 공간에 차단기 바가 설치된 후 병원 위주로 운영되면서 불편해진 데 대한 불만이 쌓였다가 나도 모르게 객기로 그리 했던 것) 지도교수님께 자기가 그랬다고 할 테니 가만 있으라 했다. 계집애가 술 취해서 그랬다는 소문나면 얼마나 망신이냐고. 나는 그게 싫어서 교수님께 "제가 술 취해서 차단기 바를 부러뜨렸습니다."라고 이실직고해버렸다. 교수님은 황당해하셨다. "아니 그게 쉽게 부러지는 게 아닌데. 목격자 말로는 아예 매달려 철봉을 했다면서?" 세상 끝난 것 같던 그 흑역사의 순간도 다행히 학교 측과 병원 측 사이에 잘 마무리(?)되어 추억의 한순간으로 남았다.

지우 선배는 최호섭의 〈세월이 가면〉이라는 노래를 좋아했다. 선배를 흠모하는 마음이 점점 깊어져 가슴앓이까지 하게 된 나. 동아리 내 커플이 되면 둘 중 한 사람은 제명을 당하기에 제대로 표현 못하는 내 마음이 어쩌면 그래서 더욱 곪아 들어갔는지도. 콩깍지가 씌었는지는 몰라도 완벽한 외모보다 더 완벽한 선배의 성품 때문에 많이도 가슴앓이를 했건만 선배는 내 마음을 아는지 모르는지 가슴 아프게 헤어진 첫사랑에 대한 회상과 내가 다 알 길 없는 젊은 날의 고뇌들로 늘 술을 많이 마셨고 우울한 분위기였다. 시현 선배랑도 헤어지고 말았다.

그는 소인이 아니고 군자였다. 겉으로는 바보스럽게 웃었어도 고매

한 인품과 천재적인 재능을 숨기려야 숨길 수가 없었다. 아니, 족구
는 또 왜 그리 잘하는 건데. 부드러운 몸놀림과 정확한 슈팅이 일품
이었다. 물처럼 낮은 곳으로 흘러 늘 힘든 사람들 곁에 있었다. 곁에
있으면 기적조차 없었다. 호흡이 깊고 깊어 숨소리가 들리지 않았다.
기문둔갑 스승님이 청구기문좌우방의 차기 방주인 예주로 책봉하실
만했다.

가까이 하기엔 너무 먼 선배에게 좋아한다는 말 한마디도 못했는
데 H동아리 어느 술자리에서 다짜고짜 나에게 선배가 "너 자신을
사랑하지 않는데 어떻게 타인을 사랑할 수 있겠냐."고 했다. 웬만큼
술에 취해도 실수가 없는 그였기에 그 말은 충격 그 자체였고 가슴
이 아팠다. 동기인 순기 선배가 "짜식, 너 아직 덜 배웠어."라며 만류
하는 바람에 대화는 거기서 끊어졌다.

나 자신을 사랑한다는 게 도대체 무슨 의미인지 아무리 생각해도
답이 안 나오자 대경 선배는 "자신을 너무 사랑해서일 수도 있어. 극
과 극은 통하거든."이라며 더 알 수 없는 소리를 했다.

"이 바보야. 너는 왜 그렇게 네 것이 없냐. 왜 항상 자신 탓만 하냐
고! 선배들이라고 다 옳은 게 아냐." 성윤은 그런 나를 답답해했다.

타인을 과대평가하며 자신을 과소평가함이 미덕이라 여겨지던 나
날이었다. 나에 대한 과소평가와 자아비판이 마치 저를 향한 것이기
라도 하듯 무지 속상해하던 성윤 덕에 그 모진 시간들을 견뎠다. 사
람에게 혹하면 몰입도가 높은 편이라 스스로를 한없이 매몰시키긴
했어도 그것이 그르다고 생각하진 못했는데, 그래서 그 녀석의 속상

해하는 질타에도 끄떡하지 않았는데. 마흔이 넘기까지 가슴이 아닌 두뇌에 복종하는 삶을 살았던 나는 정말이지 나 자신이 좋아하는 것이 무엇인지조차 모르며 늙었다.

이제 나는 감히 말한다. 나 자신을 사랑하는 것. 그것이 말처럼 쉽지 않은 사람도 있다고. 청춘의 전부가 걸리는 사람도 있다고. 그래도 늦지 않다고.

한약투쟁 상경집회

berry berry strawberry~ 딸기 주스, 딸기 프라페, 딸기 푸딩, 딸기 케이크. 특급호텔에서의 딸기 페스티벌. 꿈인지 생신지 내 앞에 온갖 딸기의 향연이. H동아리에 들어간 지 얼마 되지 않아 서울에 계신 스승님께 인사드리러 갔을 때 막간을 이용해서 수창 선배가 사준 그 딸기들을 허겁지겁 먹어치웠던 식욕 왕성했던 나. 이젠 돈이 있어도 잘 안 사먹는 것들이지만 해마다 딸기 철이 되면 잠시 부르주아가 되었던 그때의 무아지경이 오버랩된다.

수창 선배는 골수 H맨이었다. 이를테면 성골. H의, H에 의한, H를 위한 존재. 전국 고속도로에 당시 돈으로 억이 넘는 교통비를 쏟아가며 스승 찾아 삼만 리 후, '이것이 한의학이다.'라는 모토로 H동아리를 일으킨 1기 노장 선배들(거의가 서울대 출신 아재들)이야 말할 것도 없지만 2기로서 동기들인, 양립하기 힘든 H와 학생회를 오갔던 지우 선배나 기공 수련과 음악에 조예가 깊고 자유분방했던 지훈 선배 등이랑 무탈하게 화합하면서도 동아리 내실 및 질서를 다진 역량 있는 인물이었다.

뭣 모르는 내 눈에도 실세인 게 보였다. 후배들을 리드하는 친화력과 더불어 무서운 군기반장이기도 했고 H동아리 학술파트를 꽉 잡고 있는 천재였으나 다소 지랄 맞은 AB형이었다. 나도 '한지랄' 하는 AB형이기에 선배랑 코드가 딱딱 맞아떨어졌는데(선배가 나한테 맞춰준 건지도) 나를 귀여워하는 표현이 지나쳐서 심심찮게 어깨를 그러안거나 목을 졸랐다.

노래방에서 당시 내겐 생소했던 서태지의 〈난 알아요〉 〈환상 속의 그대〉를 랩에 춤까지 곁들여 부르는 것을 보고 동기들이 다 넘어갔을 정도로 재기발랄했다.(후배들과 소통하기 위한 몸부림이었을지도)

1993년 한약투쟁에서 상경집회를 했을 때였다. 지하철 안에서 일장연설 후 전단지를 뿌리고 거리에서 시위를 하는 도중에 갑자기 진압경찰들이 잡으러 몰려왔는데 다들 순식간에 흩어져 도망가고 에스키모인처럼 두꺼운 방한복으로 온몸을 감쌌던 나는 몸이 무거워서 빨리 뛸 수가 없었고 구석으로 피한다는 게 어느 전봇대랑 외벽 사이에 딱 끼어버렸는데 그 위기의 순간에 생각지도 않게 수창 선배가 나타나 내 손을 잡고 빼내주었고 "어서 도망가라." 하고는 대신 잡혀갔다. 그 후로 한동안 동아리 내에서 흑기사로 회자되었다.

그 상경집회에서 호연은 바로 곁의 사람이 곤봉에 머리를 맞는데 수박 깨어지는 소리가 들렸다고 했다. 이어 피가 철철 흐른 것은 물론이고. 시위진압대를 피해서 도망간 곳은 조계사, 수백 명의 한의대

생들이 그곳에 갇혀 엉겹결에 삭발에 단식농성까지 하게 되었다. 옷
가지도 제대로 못 챙겼는데 굶은 데다 밤이 되니 얼어 죽을 지경이
라 그 수백 명의 남, 여학생이 최대한 밀착해 붙으니 웃지 못할 해프
닝도 일어났다. 호연 앞에 대구에서 온 여학생이 있었는데 점차 밀착
해 붙으니 급기야 호연이 그녀를 거의 안는 자세가 된 것. 경내를 순
회하던 한 스님이 호연 곁을 지나다 물끄러미 내려다봤는데 순간 호
연의 눈과 딱 마주쳤다. 순간 스님은 더 세게 목탁을 두들기며 "나무
아미타불관세음보살."을 나즈막히 중얼거렸다고.

　전한련 의장이 승주 선배였기에 우리 학교 사람들은 그야말로 단
식농성을 제대로 했고 얼굴이 새카맣게 타들어간 반면, 다른 학교
사람들은 몰래 빠져나가 먹고 들어오는 등 점점 얼굴이 좋아졌다고
한다.

경비행기의 꿈

　문성 선배와의 두 번째 만남은 서울에서였다. 그 알 수 없는
설렘과 희열에 휩싸여서 통일호를 타고 상경할 만큼 책『나무를 심
은 사람』은 나에게 강렬한 인상을 남겼다. 그때나 지금이나 숲을 동
경하는 나. 하지만 온통 지우 선배에게 쏠려 있던 내 마음은 탈출구
를 찾는 데에 결국 실패했다. 속심이 숨김없이 드러나는 내 표정에서
문성 선배도 낌새를 챘던 모양이다. 부산으로 내려오고 얼마 안 되
어 편지가 왔다.

"가끔은 그 사람의 마음을 알고 싶지만 표정 속에서 알 수 있는 것은 드러낸 마음일 뿐 더 깊은 마음은 알 수 없는 것 같아서. 나를 보러 올라온다는 당황 속에서 많은 기대와 상상이 그려낸 나의 모습에 괜시리 더 실망하지 않았을까? 하지만 한편으론 있는 그대로의 모습으로 나를 보아주지 않는다는 느낌에. 내가 아끼던 그 책이 서영이에게 조금은 힘과 맑음을 준 것 같아. 공감이랄까? 많은 타인들에게 내가 좋아서 했던 일들과는 다르게 서영이가 기뻐하고 공감하기를 속으로 바랐는지도. 대리만족? 그건 아닌데, 가장 적은 자료를 준 서영이가 가장 기뻐하는 모습에서 나를 이해해준다는 공감이. 착각과 상상은 이런 백지 속 검은 점인지도 모르겠다. 말할게. '고마워' 그리고 '힘내라' 가끔은 하늘도 좀 보고. 얼마나 맑은 하늘인데. P.S. 편지가 부담스러우면 언제든 거부하렴. 전화로 할 테니. 농담이고, 가끔 힘이 들 때 혼자라고 느끼면 하늘을 바라봐라. 상쾌한 바람이면 더 좋겠고."

지금 생각하면 참 바보 같은 짓인데 인간관계를 무 자르듯 자르는 게 미덕이라 여겼던 난 그 이후로 다시 선배랑 연락하지 않았다. 나의 또 다른 청춘의 고뇌들을 나눌 수 있는, 한의대에서는 볼 수 없는 색다른 개성의 좋은 사람이었는데 관계의 어정쩡함이 용납이 안 되었다.

문성 선배, 잘 살고 계시나요? 꿈이던 경비행기는 타셨나요? 그 순수한 마음 그대로 멋지게 나이 드셨겠죠. 우리, 같은 하늘 아래 있는 거 맞죠?

부록 | 한의사는 어떻게 탄생하는가

하계의료봉사

여름방학이면 각 학술동아리별로 무의촌 의료봉사를 떠난다. 짧은 며칠 동안의 진료를 위해 H동아리는 1학기 내내 임상자료며 재원 및 봉사지 '컨택'과 의료물품 각종비품 등을 준비한다. 회장단의 1년 행사 중 절반이었다. 선발대가 봉사지(주로 초등학교 건물)에 한의원을 방불케 하는 완벽한 세팅(베드에 커튼까지)을 한 후에 후발대가 합류하면 예과생들은 접수, 안내, 예진, 본과생들은 진료보조 및 실질적인 진료를 담당하는데 봉사기간 내내 군대를 방불케 하는 기강으로 팽팽한 긴장이 감돌았다. 준비 단계에서부터 한점 실수를 용납지 않으며 각종 강의 및 과제, 스터디, 세미나를 통해 체계화된 한의학 이론들이 실제 임상에서 어떻게 운용되는지를 고학년 선배들이 보여준다. 그 당시 이미 다양한 약침들이 진료시스템에 포함되었을 정도로 H는 선진적인 동아리였다.

철부지이기만 하던 나 예의바른 성윤, 욕심 없는 예준 선배, 순종적인 수진 언니는 기라성 같은 중간 기수 선배들을 제치고 커튼 안을 들여다볼 생각조차 못했건만 호연은 달랐다. 그는 항상 이론보다 실재에 목말라 있었다. 선배들의 임상을 눈으로 직접 보고 싶어했다. 그렇게 툭툭 치고 들어가서 미운털이 박힐지언정 일단 문을 두드렸고 그러다 보니 침도 약도 일찌감치 손에 잡았다. 나는 그런 그가 불편하고 싫었다.

찌는 듯한 무더위. 교문 옆에 자그마한 접수대가 놓이고 동기들이 돌아가며 물밀 듯 밀려오는 '할매 할배'들을 접수했다. 거기에서 또

임시진료소가 차려진 학교건물까지는 커다란 운동장을 가로질러 가야 했는데 그 모든 과정에서 시끌벅적 정신이 하나도 없었다. 그 와중에 행여 사고가 나지 않도록 다들 진땀을 빼면서도 정중하고 공손하게 할매 할배들을 모셨다. 하지만 나에게 접수 순번이 돌아왔을 때 한눈매 하던 나는 할매 할배들 기선을 제압해서 접수순 대로 일렬로 세웠다. 그리고 그 행렬 그대로 학교건물까지 하나 둘 하나 둘 구령에 맞추어 걷게 했다. 그 과정에서 그들은 절로 하심下心이 되었다. 봉사를 마치고 뒤풀이를 하는데 이 일이 화제가 되었다. 경직된 동아리 분위기에 폭소유발자가 되어버린 나. 정식 선배는 침 놓다가 창문 너머로 지긋하신 할매 할배들이 침묵 속에 군대처럼 일렬로 흐트러짐 없이 걸어오는 걸 보고 파안대소하다가 하마터면 침을 잘못 놓을 뻔 했다고. 그 이후 나의 별명이 추가되었다. '줄서용.'

어린 왕자처럼 아슬아슬한 감성의 소유자였던 예준 선배는 류시화 시인을 좋아했고 경직된 동아리 분위기에 결국 적응하지 못했다. 예준 선배의 방황이 스터디에 미치는 악영향에 나는 분노했다. 툭하면 빠지고, 찾으러 다니고. 뒤치닥거리에 지쳐가던 어느 날 선배는 이 편지 한 장 달랑 건네고 동아리를 나가버렸다.

"전혀 뜻하지 않은 편지로 얼떨떨해할 너의 모습이 눈에 선하다. '이 사람이 갑작스레 웬 편지지, 죽을 때가 다 되어 늙은이가 노망났나?'라고 생각할 테지. 나도 조금은 쑥스럽다. 매일 보면서 매일 이야기하면서 새삼스레 편지를 보낸다는 것이. 하지만 요 근래 이런저런 일들로 서로가 서먹해지고 어색해짐을 느꼈다. 나는 그것을 서로

가 상대방의 과거의 환영만을 쫓기 때문이라고 생각했다. 자신의 변화는 모른 채 그저 상대의 변하는 모습에 민감한 이기주의일까? 문득 지난 일이 떠오른다. 91년의 어느 겨울날 막 군대를 제대하고 어색하게 자란 머리를 긁적이며 후배들 만난다고 싱글벙글 웃으며 즐거워하는 나와 그 맞은편에 빨간 외투를 입고 부끄러운 듯 고개만 숙이고 있는 서영, '떠오를 때마다 미소짓게 하는 유화.' 매물도 MT에서 겁 없이 잘 놀며 부지런히 등대섬 정상까지 올라가 즐거워하는 서영, '배경이 겨울 아닌 봄이나 가을이었으면 더 좋았을 수채화.' 좋은 것을 추구하고 이야기하는 서영 천사와 나쁜 것이 최고선이고 좋은 것은 감상주의요 비현실이라 얘기하며 천사의 분노를 자아내는 예준 악마, '몇 년 후 다시 생각하면 웃게 될 만화.' 너에게, 우리 기수에게 미안함을 느낀다. 선배라고 오빠라고 형이라고 하나 있는 게 매일 장난만 치고 말썽만 부리니. 아, 나는 언제쯤 철이 들까? 때론 내가 생각하는 나의 모습, 나의 할 일과 다른 사람이 느끼는 그리고 바라는 나의 모습에서 엄청난 틈을 발견하며 부끄러움과 한편 두려움을 느낀다. 나 자신이 어떤 거대한 기계의 한 톱니바퀴가 되어 내 의사가 아닌 다른 톱니바퀴의 맞물림으로 어쩔 수 없이 돌아가고 있는 것 같아 안타까울 때가 많다. 지금까지 내 생각만 얘기해서 미안. 편지의 처음 의도는 너에게 잘 못해줘서 미안하다는 것이었는데. 조만간 자리를 한번 만들자. 답장은 자리 잡았다는 이야기로 해주면 더 좋고. 짧은 밤 긴 얘기 이만 줄일게. 행복해라."

　오랜 세월이 흐른 이제야 비로소 그를 이해할 수 있다. 거대한 기계의 한 톱니바퀴. 그 누구도 강요해선 안 되고 강요당해서도 안 되는 절대적 가치. 그것을 홀로 거부할 수 있었던 그의 용기를.

첩첩산중의 동아리 합숙

채영 선배 소개로 옮겨간 하숙집의 어머니는 고기랑 야채를 다져두셨다가 두툼한 '함박스테이크'를 곧잘 구워주셨다. 식사 후 숭늉까지 깨끗이 비우지 않으면 잔소리를 하시는 통에 배가 불러도 먹고 거기에다 또 하숙집 언니들은 디저트로 설탕이 듬뿍 든 딸기우유를 좋아해 하숙생활을 하면 할수록 가슴도 배도 엉덩이도 점점 커져만 갔다. 거기엔 술독도 한몫 했으리라. 급기야 커다란 박스형 티셔츠가 유일한 패션이 되었다. 별명도 쥬스에서 뚱땡이로 바뀌었다. 한번 뚱땡이가 되자 되돌아갈 수 없었다. 성격도 느긋하게 바뀌었다. 선배들의 한없는 사랑 덕이기도 했다. 그렇게 더 이상 막내가 아닌 어엿한 선배로서 후배들을 맞을 준비가 되어갔다.

해마다 신입생환영회는 동아리별로 물밑작업이 치열하다. 신입생답지 않게 어깨에 힘이 잔뜩 들어간 한 녀석이 자기소개 타임에 연극티켓 두 장을 들어보였다. "저랑 같이 공연 보러 갈 여자 선배 없으신가요?" 환영회 자리에서는 바싹 쫄게 마련인데 큰 키에 탄탄하게 균형잡힌 체격, 다소 차갑지만 스마트한 이미지, 화려한 언변과 시크한 표정 가득 자아도취가 풍겨나오던 녀석은 한의대 정서상 어설픈 코미디일 뿐, 온몸이 프라이드로 똘똘 뭉치다 못해 강직증마저 보이던 녀석은 역시 H를 선택했다. 길을 가다가도 누가 수철아 하고 부르면 몸은 그대로 둔 채 고개만 90도 각으로 돌리는 딱딱한 모습이 영락없는 '로보캅'이었다.

그런 그에게는 치명적인 약점이 있었다. 다른 건 다 멀쩡한데 혀짧은 발음을 약점 잡아서 장난기 많은 동기들이 그 발음 그대로 뚜떨아 뚜떨아 하며 놀리기 시작했다. 한번은 성냥 갖고 장난치다가 불이 확 붙은 적이 있었는데 그게 발음이 되지 않아 녀석 입에서 "부디야 (불이야)." 소리가 튀어나왔고, 두고두고 웃음거리가 되었다. 지리산으로 합숙을 들어갈 때쯤엔 제법 下心이 되었다.

장작 패서 불 때고 밥해 먹는 첩첩산중 작은 암자, 불교 동아리에 속해 있던 호연의 선택이었는데 입산하던 날 몇 번이나 "이 산이 아닌가벼."를 반복하다 가까스로 당도한 그곳은 눈매가 비범한 한 보살님과 그의 어린 손자, 두 사람만 거주하고 있었다. 그 보살님이 나를 보시더니 "서른 전에 시집가면 울 일이 많으니 넘겨서 가라." 하셨는데 마냥 행복했던 그즈음 나는 그냥 웃어넘겼다.

장작 패는 일과 불 때는 일이 만만찮게 시간을 먹었고 제대로 씻을 수조차 없어 다들 얼굴이 허옇게 일었어도 그때 찍은 사진들을 보면 평화로운 미소가 가득 핀다.

아이는 몸집도 작았고 말을 잘 못했다. 그런데 하필 수철이를 졸졸 따라다니며 뚜떨아 뚜떨아 하고 짓궂게 놀려댔다. 한번은 참다 못한 수철이가 혼내주려고 한참을 쫓아가고 아이는 도망가고, 난리.

어느 날 산에서 다 같이 갈비를 줍다가 아이가 발을 헛디뎌 굴러 떨어졌는데 다행히 크게 다치진 않았어도 크게 놀란 것이었다. 그날 밤 잠꼬대를 하는데 양팔을 위로 치켜든 채 "뚜떨아." 하는데 낮에 있었던 일을 재현하는 꿈이었다. 그렇게도 앙숙관계였건만 막상 위기 상황에서 로보캅 같은 수철이가 제일 먼저 생각나 찾은 모양이었다.

합숙 기간 동안 일주일에 한 번꼴로 읍내 목욕탕을 단체로 다녀 오곤 했는데 여태 포경수술을 안 한 녀석이 있어 한동안 놀림 받은 기억도 있다. 아무튼 기억에 '징하게' 남는 합숙이었다.

호연의 불교계 스승들 중 기이했던 한 선승 이야기. 동경대 출신의 아이돌 뺨치게 잘생긴 젊은 스님을 친견코자 비구 및 비구니가 되려 는 이들과 의대생 및 한의대생들이 모여들었던 여름 수련회였다.

호연 말로는 (좀 사악한 표정의) 박진영 닮은 한 학생더러 "너는 아 상을 깨야 된다."라고 일갈하신 스님 앞에 피식 웃어버린 그의 뺨을 있는 힘껏 갈기시는 스님의 갑작스런 행동에 다들 삽시간에 얼어붙 었는데 맞은 당사자가 황당한 표정 지을 새도 없이 연속해서 양쪽 뺨을 번갈아 갈기시더라는. 그렇게 한참을 계속 맞는데 어느 순간 그의 어둡던 낯빛이 점점 환해지며 급기야는 전혀 다른 사람의 얼굴 로 바뀌더니 눈물을 뚝뚝 흘리며 스님 앞에 무릎을 꿇더란다. 곁에 서 쫄고 있던 호연 순서가 되자 스님은 "참 잘생기셨네요." 한 마디만 으로 끝내셨다고. 그 여름 수련회에서 호연은 물색이 너무도 맑아 자 신도 모르게 뛰어든 못의 수심이 생각보다 깊어 그대로 빠져 죽을 뻔 했는데 간신히 세 번째 물 위로 떠오르고 다시 꼬르륵 빠져 들어 갈 때 여태껏 살아왔던 삶이 한 장면 한 장면 파노라마처럼 스치면서 눈물이 또르르 흘렀단다. 바로 그 순간 오랜 동안 몸담았던 기독교에 회의를 느끼고 수련회에 따라온 한 남자가 뛰어들어 호연의 손목을 확 낚아채어 물 밖으로 집어던지는 괴력을 발휘했고 가까스로 목숨을 구했다. 따르는 무리들이 점점 많아지던 어느 날 스님은 폭풍이 휘몰아치는 바닷가에서 돌연 사라지셨는데 호연은 자살로 보았다.

수진 언니도 나 이상으로 H를 사랑했고 H의 선배들을 진심으로 존경했다. 그녀의 할아버지가 당대 최고의 명의셨지만 선배들의 학문에 대한 열정에 끝까지 함께하고 싶어했다. 한동준의 〈너를 사랑해〉를 조심스레 부르던 언니는 그 어느 때보다 예뻤지만 그 모습을 바라보는 나는 슬펐다. 언니가 진정 확신하는 사랑이라면 진심의 축복을 하리라면서도 배신감+야속+사랑+미움+집착+슬픔 같은 복합적인 감정들에 힘겨웠다. '남자 때문에 동기 배신하지 않는다.'던 말은 끝내 복선이 되고 공허한 울림이 되었다. 먼 훗날 언니는 털어놓았다. 선배들이 조용히 나가라고 했었다고. 예준 선배와 수진 언니까지 잃고 본과생이 되었던 그즈음 지우 선배는 군대를 가버렸다. 본과 2학년이 되자 절친이던 성윤조차 독자적인 길을 가고 싶다며 동아리를 탈퇴하는 바람에 호연과 단둘이 회장단을 하게 되었고 자연스레 둘만의 시간이 많아졌다.

쑥뜸과의 만남
경험을 넘어서는 선험이란 없다. 의학은 현장이다. 현장을 넘어서는 이론은 없다. 그럼 현장을 가장 현장답게 인식하고 올바로 대처할 수 있는 한의학적 툴은 무엇인가? 또한 경험의 축적을 어떤 언어로 남기고 물고기 비늘 달듯 자연스레 나아갈 것인가.

주역으로 삼라만상을 판독하듯 생명을 판독하는 법이 한의학에도 있다. 시간과 공간의 범주로 생명을 직관하는 그림이 하도河圖와 낙서洛書이다. 만물에 상象이 있어 이를 보고 괘卦를 긋고, 수數를 가지고 연구하여 원리를 찾아낸다. 의학입문醫學入門의 「선천도설先天圖說」 서두에서도 학역이후가이언의學易以後可以言醫(역을 공부하고야 의학을 말할 수 있다)라 하지 않았는가.

생명은 모순이며 모순 속의 조화이다. 그 혼돈과 질서 속 소우주가 인간인데 시공을 모르고는 깊은 의학이 안 된다. 양방화된 생리, 병리, 진단 등의 학교 커리큘럼 외에 한의학 정통 고수들과의 만남을 집대성했던 H의 방대한 학술자료들은 이렇듯 한의학다운 기초를 다지게 해주었지만 어느덧 회장단이 된 호연과 나는 이론이 아닌 체득에 목말랐고 그런 우리들 앞에 H에서 배울 수 없는 또 다른 공부들의 문이 열리고 있었다.

호연은 참선 도중 유체이탈까지 갔던 예과 1학년 때의 경험 이후 술과 여자들을 가까이 하다 보니 눈동자가 많이 흐려져 있었는데 기공 수련 대가이신 새로운 스승님을 만나고 도로 눈동자가 맑아지기 시작했다. 맑은 것은 끌어당기는 힘이 있다. 나 역시 호연을 통해 스승님을 뵙고 능동적으로 기를 운용할 수 있게 되었다. 마음이 기로 발현되는 과정에 대한 깨달음과 함께. 당시 호연은 기 치료를 결합한 침술로 디스크환자를 한 방에 치료하기도 했고 오래된 나의 우측 난소통을 한 방에 깨끗이 없애주기도 했다.

"우리 서로 좋아하자, 아무도 모르게." 나의 가슴을 비수처럼 파고들었던 말, 순간 난 멍했다. 아무 소리도 들리지 않고 다만 깊디깊은 반향만 가슴속을 맴돌 뿐. 곧이어 알지 못할 어떤 기운이 정수리에서부터 발끝까지 전신을 휘감는 듯했다. '말'이란 이렇게 무서운 게다. 평소 느껴왔던 마음을 모두 합한 것보다 더 크게 나를 감싸고 있었다, 그 한마디가. 두려웠고 전율했다. 고개를 들 수가 없었다. 너무나 부끄러웠다. 그 말이 무엇을 의미하는지 알기에.

사랑하는 사람들이 떠나간 빈자리가 커서였는지 무르익을 대로 무르익은 육체가 그토록 단속했던 이성을 무시하고 질주함인지 나와 호연은 정신없이 서로에게 빠져들었다. 그리고 그것이 사랑이라 스물네 살의 나는 굳게 믿었다.

한번은 새벽에 눈이 떠지며 직감적으로 호연을 떠올렸는데 앰뷸런스 소리가 들렸고 전화가 왔다. "네 하숙집에 신세 좀 져야 할 거 같은데." 자초지종은 이러했다. 호연의 자취방 맞은편 방에 동거하던 남녀가 다툼이 일어나 격분한 남자가 가스호스에 불을 당긴 순간 여자는 초인적인 힘으로 목문을 부수고 알몸으로 도망치고 남자는 새카맣게 타버렸다는 것. 생애 최초로 경험한 텔레파시였다.

당시 한의계는 침술과 약 명의는 많았어도 쑥뜸으로 임상하는 스승은 찾아보기 힘들었고 그나마 민간의학계의 김일훈 옹이 창시한 영구법靈灸法으로 암을 비롯한 각종 난치병들을 치유한 사례들이 있다기에 한의대생 10여 명이 함양의 인산가仁山家를 찾았다. 이미 고인이 되신 인산 선생님의 아드님이 이런저런 재미난 얘기들을 들려주고 나서 나에게만 단전에 쑥뜸을 떠보라고 하셨다. 내 나이 24세, 영원한 흉터로 새겨질 5분 이상 타들어가는 직접구 240장을. 함께 간 동기후배들도 워낙 열정이 강한 이들이라 나에게만 뜨라고 한 것을 함께 떠보겠다고 덤볐고 호연의 커다란 자취방에 모일 모시에 모이기로 했다.

호연의 자취방 문을 벌컥 열었을 때 이미 방 안은 쑥 타는 연기로 자욱했다. 중완혈 혹은 관원혈에 길다란 쑥봉을 태우고 있던 두 눈을 부릅뜬 호연을 비롯한 동기 후배들이 나의 기척에 움찔움찔했다. 아직 상황 파악이 덜 되던 나는 "어? 벌써 뜨고 있네?" 하고 인사를 건넸는데 오른쪽 구석에 누워 있던 재희가 모기만한 소리로 간신히 얘기했다. "서영아, 암말 말고 네 자리 누워서 떠라." 심각한 분위기에 피식 웃음이 나왔다. 중완과 관원에 동시에 쑥봉을 올린 '무대뽀' 호연은 가장 고통스러워 보였고 두루마지 휴지를 발가락으로 쉬지 않고 까딱거렸다.

이윽고 나도 아무 말을 할 수가 없었다. 바스락거리는 소리에도 소스라칠 만큼 쑥뜸이 타들어오는 관원혈에만 집중하기에도 기가 달렸다. 극렬한 고통. 화탕지옥이 따로 없었다. 신기한 것은 타들어갈 때는 죽을 것 같다가 다 타고 나서는 묘한 쾌감이 몰려왔다. 그렇게 천국과 지옥을 오가면서 인생무상을 느꼈다. 무념무상. 누워서 하는 명상이었다.

당시 사상의학을 가장 오래 연구해왔던 교수님이 날랜 눈매와 상실하허上實下虛의 체형인 나를 소양인이라 진단하고 이런저런 처방을 주셨지만 먹는 족족 설사를 했다. 오히려 그 뜨거운 쑥뜸을 뜨고 난 후 상초의 화열증들이 죄다 사라지고 노랗던 안색이 희어지고 뱃살이 쑥 들어갔다. 오랫동안 앓아왔던 이명 두드러기 월경이상도 사라졌다. 음양陰陽을 구분은 하되 분리는 하지 말라는 얘기가 온몸으로 체득되는 순간이었다. 10여 일 밤낮 누워 240장을 뜨는 도중에 알 수 없는 눈물이 흘렀는데 그건 앞날에 슬픈 일이 있을 징조라 했다.

그 후 호연과 나는 서울 노량진에 계신 기문둔갑 스승님을 찾아뵙고 3개월을 기숙하며 천문天文, 지리地理, 인사人事를 배웠다. 동양학 중에 가장 신비롭다는 학문의 정통 스승으로부터 직접 사사할 수 있었음은 쑥뜸으로 몸도 마음도 맑아진 덕분이었다

전쟁과 평화, 그리고 사랑

"가장 가혹한 형벌은 사랑이 가리워진 가슴을 치며 살아감이지만, 그보다 더 가혹한 형벌은 사랑이 가리워짐에도 인지조차 못하는 망각된 삶일 것이다."

그 조그마한 구멍가게에서 갖가지 분식을 좋은 식재료로 정성스레 만들어 파시고, 단 하나의 재산인 낡은 집을 담보로 대출까지 내

셔야 했던 나의 어머니에게 졸업도 하기 전에 임신을 하고 결혼을 하겠다고 폭탄선언을 해버린 나.

그랬다. 스물다섯의 나와 스물여섯의 호연은 그렇게도 대책이 없었다. 임신한 사실을 알았을 때 재희는 병원 가자며 손을 잡아끌었다. "서영아, 어쩌려고. 설마, 낳으려고?" 봉황이 허리를 물었고 나는 무서워서 쳐내는 태몽을 꾸었다.

사랑했고 몰입했고 집착했고 채워지지 않는 허기에 아이를 가졌고 결혼을 했다. 한창 혈기왕성한 호연은 임신한 나만으로 성에 차지 않았는지 슬슬 눈을 돌리기 시작했다. 이 여자 저 여자 참 상냥했지만 임신한 나에게는 관심도 없었고 그렇게 소고기가 먹고 싶다고 해도 통장에 가득 들어 있던 돈을 쓰지 않았다. 나는 점점 말라 들어가면서도 그의 마음을 붙잡기 위해 애썼다. 여럿(주로 여자친구들)이 모여 대화할 땐 내 목소리에 힘이 없어서인지 묵살 당하기 일쑤였다. 한창 알콩달콩 서로의 간극을 좁혀갈 연애도 신혼도 내겐 없었다. 꾸지람은 많이 들었다. 하기야, 공부만 할 줄 알았지 제대로 할 줄 아는 게 없었으니까. 그러면서 점점 자신감을 잃었다.

길을 걸을 때에도 배부른 내가 뒤에 처지면 호연은 다른 여자친구들과 앞서 걸어가며 신나게 대화를 나누다가도 슬쩍 뒤돌아보고는 빨리 안 오고 뭐하냐고 고함을 쳤다. 나는 점점 히스테릭해졌고 호연의 언성도 높아만 갔다. 한번은 말다툼 끝에 계단을 내려오는데 뒤에서 발길로 걷어차는 바람에 꼬리뼈가 엄청 아팠던 일도 있었다.

시아버지는 "여자는 나가서도 일, 들어와서도 일이다. 네 시어머니를 보거라."라며 단단히 교육시키셨다. 임신한 나에게 비닐하우스에서 10킬로짜리 수박 모종을 나르게 하셨고 시할머니는 배가 부른 나를 쪼그리고 앉아서 참깨를 심게 하셨다. 나는 기꺼이 열심히 했다. 참깨 밭에서 참깨를 심고 걸어 나오다 앞으로 넘어졌는데 그때 배에 충격이 컸는지 양가 부모님께 속죄하는 심정으로 쉬지 않고 공부하던 시험 기간 어느 날 아침에 하혈이 비쳤는데 7개월이 못 되던 때였고 점점 하혈이 심해서 병원엘 가니 전치태반에 유산기가 있다고 했다.

어떻게든 아이를 살려보려고 유토파라는 조기진통 억제제를 치사량 수준으로 11일 간 맞으면서 죽을 것 같은 분만진통을 버티고 버티다가 더 큰 병원으로 보내졌다. 입원실에 있던 경험 많은 수간호사가 나를 보더니 바로 분만실로 보냈고 더 이상 못 견디겠다는 내 부탁에도 웃으면서 놀고 있던 간호사들 불찰로 아이는 나오고 탯줄은 놓쳐버렸다.

뒤늦게 달려온 집도의는 있는 대로 화를 내었다. "주서영 씨, 나 골탕 먹이러 온 겁니까." 그녀의 애기에 까딱하면 죽을 수 있는 상황임을 직감했다. 이윽고 칼이 자궁 안으로 깊숙이 들어왔다. 자궁 안으로 달려 들어간 태반조직을 칼로 돌려 긁어낼 때마다 한 바가지씩 피가 쏟아졌다. 사람의 몸에 피가 그리도 많은 것을 실감했다. 그녀의 신경질적으로 박박 긁어내는 소파가 서른 번쯤 진행되자 나의 입에서 "살려주세요."라는 소리가 절로 흘러나왔고 그 순간 그녀도 정신이 돌아왔는지 허탈하게 손을 멈추었다.

그렇게 많은 출혈이 있은 줄 몰랐던 어머니는 입원실로 옮겨진 내게 미역국을 억지로 먹이셨고 그마저 다 토해낸 나는 의식을 잃어갔다. 커다란 문들이 보였다. 본능적으로 저 문을 열면 죽는 것이구나 싶었다. 슬프지는 않았다. 아무런 감정 없이 덤덤했다. 다만, '아무것도 모르고 가네'라는 말 한마디가 가슴 밑바닥에서 떠올랐다. 대체 누구의 말인지. 그렇게 많은 공부를 했건만 아무것도 모르고 간다니? 의아해하는 또 다른 나를 바라보면서.

정확히 7개월, 850그램의 첫아이는 내 품에 안겨보지도 못하고 인큐베이터로 보내졌다. 미숙아에 대한 의학기술이 지금 같지 않았던 시절, 담당의는 생사를 장담 못한다며 실명 내진 기형 우려가 있다 했다. 살더라도 불구가 될 수 있다는 의사 얘기에 겁을 집어먹은 시어머니는 "자식은 또 낳으면 되는데."라며 아이를 그만 꺼내자 하셨고 아이의 눈동자를 본 어머니는 "사돈, 나는 차마 그런 짓 못하겠습니다." 하시고 "내가 널 어떻게든 살려주마." 속으로 다짐하셨다. 어머니의 그 결심 덕에 아이는 무사할 수 있었고 무호흡이 왔다갔다 하던 아이는 다행히 고비를 넘기고 집중치료실을 벗어났다.

11일의 분만진통과 유독한 대증요법으로 기진맥진한 내가 집에 누워 있을 때 시어머니는 남편 밥 굶기겠다며 어서 일어나라고 호통이셨다. "너 때문에 우리 부모님 가슴에 못이 박혔다."며 애통하고 분통한 마음에 호연은 술김에 소주병으로 나를 때리기도 했다. 조금이라도 저항하는 데 힘을 쏟으면 아이가 안 될 것 같아 나는 온 마음을 한데 모아서 그저 묵묵히 기도만 했다. 인큐베이터가 물로 가득하

　　　　　　　　부록 | 한의사는 어떻게 탄생하는가

고 아이를 끄집어내려고 하면 손아귀에서 스르륵 빠져나가는 악몽을 연달아 꾸었다.

어렵사리 인큐베이터에서 나온 이후로 아이 양육은 내 어머니 차지가 되었고 그 지극하신 사랑과 정성 덕분에 아이는 건강하게 잘 자랐다.

호연의 할아버지는 목숨 걸고 독립운동 하셨건만 '보도연맹' 사건으로 학살되셨다. 청상과부가 되신 할머니는 똥장군을 지셨고 시아버지는 일곱 살 때부터 지게를 지셨고 함께 악착같이 사셨다. 낭랑 18세에 시집오신 시어머니는 소처럼 부림을 당하셨고 시아버지께 많이도 맞으셨지만 거의 고아로 크셔서 돌아갈 곳이 없으셨다. 가뜩이나 손이 귀한 집안에 아들이 둘씩이나 병사하자 다들 호연을 금이야 옥이야 키우셨다. 자기밖에 모르는 장손으로. 아내는 사랑의 대상이 아닌 부리는 일꾼이라는 생각과 함께.

둘다 어렸고 서로를 너무 몰랐다. 그리고 가난을 극복하기 위해 앞만 보며 달려와야 했던 세월이었다. 그 사이에 나는 지쳐버렸고 세상 만사 그저 견디는 것만이 능사는 아니구나 깨달았다.

경직된 결혼제도의 모순과 세상의 각종 편견 속에 지금도 고통으로 몸부림치는 이 땅의 남편, 아내들이여. 아버지, 어머니들이여. 당신들의 잘못이 아니다. 아이를 가지고 낳으면 왜 여자는 가여워져야 하는가? 왜 남자는 죽도록 일하여야 하는가? 세상은 표면으로 드러난 것들보다 가리워진 것들이 더 많다. 사람들마다의 사연어린 삶을 함부로 판단하거나 평가하지 않도록 하는 데에 조금이라도 도움되길

환자를 의사로 만들기

바라는 마음으로 이 아픈 글을 썼다.

　남성을 괴물로 만드는 것에, 여성과 아이들을 그 희생양으로 만드는 것에, 전쟁은 참 좋은 도구로 쓰여진다. 결혼 후 몸서리치게 겪었던 남존여비, 유교의 영향만은 아니었다. 이 땅을 지켜내기 위해 많은 사람들이 죽어갔고 남은 사람들도 정상적인 성숙을 못했다. 강자가 약자를 꺾어 누르는 또 다른 전쟁을 막으려면 어떻게 해야 할까. 대한민국은 더 사랑하고 하나가 되어야 한다.

　남자들에게 첫사랑이란 영원한 가슴속의 사랑이며 그 이후의 사랑은 첫사랑으로 회귀하고픈 열망을 자극하는 매개일 뿐이라고 한다. 호연 역시 첫사랑의 상처가 내재되어 있었고 소유에 대한 강박으로 덮여 있었다. 그 사랑이 이루어지지 못했기에 그와 같은 아픔을 다시는 겪지 않으려고 무의식의 방어벽을 치는 것인지 모르지만 가슴 깊은 곳에선 영원한 사랑으로 각인되어지는 첫사랑의 아이러니란.

　누구든 지극히 순수했던 시절 그 누군가를 향해 가슴앓이를 해본 경험이 있을 것이다. "with all my heart." 혼신을 다해서 한 사람을 사랑하게 되면 이미 타버린 냄비가 그 이전으로 돌아갈 수 없듯 다시는 그와 같은 사랑을 못하게 되는 것인가. 게다가 더이상 여자를 여신이 아닌 육체로 대하게 됨인가. 그리도 마음과 몸을 다했건만 호연은 나의 육체만 탐할 뿐 진정으로 내가 원하는 정신적인 교감엔 딴청이었다. 하지만 순수한 사랑에 갈급했던 힘겨웠던 시간들이 아이러니하게도 내 영혼과 가슴의 순결을 지켰다.

부록 | 한의사는 어떻게 탄생하는가

누가 뭐래도 사랑 그 자체는 영원한 것이다. 그와 유사하지만 본 질적으로는 사랑을 가리는 껍데기들이 영원하지 못할 뿐. 우리 모두에게는 이 사랑이 항상 강물처럼 흐르고 있다. 사람과 사람, 그리고 이 세상 모두가 육체적인 관계 없이도 첫사랑 같은 애틋함, 생애 최고의 사랑 같은 강렬함으로 하나 되는 세상, 나는 그것을 꿈꾼다. 그것이 어려워 보이는 이유는 변질된 사랑이 주는 고통을 겪어본 우리네들의 두려움 때문일 것이다. 그 두려움을 걷어내는 순간 바닥 끝까지 사랑뿐이다.

소리에 놀라지 않는 사자처럼 그물에 걸리지 않는 바람처럼 사랑이 아닌 것들에 두려워하거나 노예가 되지 않고 오직 사랑의 여신만이 우리들을 물 흐르듯 관통해 지나가기를. 누구나의 가슴속에 있는 순결한 사랑의 교감만으로 이 세상은 얼마든지 풍요로워질 수 있다. 그것이 나의 믿음이고 소망이다.

추천사

존경하는 주서영 원장님의 책이 나온다고 하니 기대가 큽니다. 여성의 강한 포용력으로 환자들과 의사들을 아우르시는 모습을 보며 여러모로 중심적인 인물이라 생각하였습니다. 한의학에서 쑥뜸이라는 쉽지 않은 분야를 선택하여 오뚝이 같은 추진력으로 날것 같은 신체의 비밀들을 밝혀오신 것은 참으로 대단하십니다. 쑥뜸이란 게 단순해 보이는 열치료 같지만 책에서 소개되듯 다양한 난치병 환자들을 치료하는 것을 보면 놀랍습니다. 그만큼 뜸, 혈자리 등은 많은 신비를 간직하고 있는 것입니다. 더불어 침, 사혈, 약차, 한약에 이르기까지 그녀가 수행하는 의술의 깊이를 가늠케 합니다.

주 원장님은 신체가 면역력을 회복하기 위해 몸살 등의 호전반응이 나타나는 원인을 '복원력'에 있다고 봅니다. 우리의 면역기관은 생사의 절체절명의 순간에도 그것을 전화위복으로 삼아 원상회복의 기회로 삼는 복원력을 갖고 있습니다. 또 쑥뜸을 하면서 과거에 아팠던 부위가 다시 아프거나 각종 나쁜 것들로 인해 쌓였던 것이 다양한 염증으로 나타나는 것을 '리바운드', 즉 되돌아온 것이라고 설명합니다. 양의학적 관점에서 생각하면, 리바운드란 과거에 불완전한 치료와 관리로 치유가 부족했던 부분들이 여전히 약점으로 남아 재차 염증이 발생하며 새로운 치유의 기회를 맞이하는 것입니다. 잘 치유될 수도 있고 비록 그렇지 못한다고 해도 말입니다. 쑥뜸은 잘 치유될 수 있는 좋은 기회인 것입니다.

염증이 나쁜 것이라고 보는 잘못된 인식만 바로잡으면 우리는 그 진실에 근접할 수 있습니다. 일반인들은 코 아플 때 코 치료하고 목 아플 때 목 치료하며, 허리 아프면 수술하고 하는 식의 단순화된 도식을 알고 있는데 실제 의료와 치유과정은 많은 차이가 나는 것입니다. 그녀가 이 모든 걸 발견할 수 있었던 것은 쑥뜸이라고 하는 단순하고 직접적인 방식의 의술을 했기 때문입니다.

의사는 치료할 때 병이 낫는 방향성을 알아야 합니다. 그러자면 기준이 되는 진실이 필요합니다. 그녀의 복원력과 호전반응이 그것이었습니다. 신체에 대한, 이런 식의 근원적 이해는 양의학이 발달하면서 결과적으로 서로 맞닿아 연결되고 있는 상황입니다. 통증과 염증은 치유, 회복될 때도 나타납니다. 모든 염증은 면역적 회복의 시작입니다. 고로 염증으로 신체를 악화시키지 않고 호전되도록 방향을 잡는 건강관리의 중요성은 날로 증대되고 있습니다.

이 책은 또 병 치료 시 인간의 근본에 도달할 것이냐, 아님 손쉽게 완화하는 식으로 치료하고 종전의 삶으로 바삐 돌아갈 것인가의 문제를 우리에게 던져주고 있습니다. 병을 제대로 치료하자면 삶의 근본을 건드려야 합니다. 우리는 아프지 않기 위해 손쉽게 증상에 맞춰 약을 먹거나 수술을 하지만, 약은 병을 다른 쪽으로 돌린 것일 뿐 완전한 치료를 보장하지 않습니다. 수술은 또 언제까지 할 수 있는 것은 아닙니다. 수술한 부위에 굳은살이 생겨 다음 수술 시 부작용, 의료사고의 위험성이 더 커집니다. 힘들어도 제대로 치료하면 많은 질환은 정도대로 호전될 수 있는데 사람들이 그런 진정한 의료를 알기까지는 많은 시간이 걸릴 것 같습니다.

주 원장님의 글은 유려하고 자세하여 인간, 의학, 철학을 아우르며 물처럼 자연스럽게 흐릅니다. 가독성도 좋습니다. '임상에세이'라는 독특한 방식의 글은 의학과 삶이 일치되며 섬세하고 개방적인 성격의 그녀를 잘 대변한다고 생각합니다. 삶에 있어 절제하고 수고를 마다하지 않으며 순수하게 진실을 찾는 그녀의 거친 열정에 찬사를 보내며 추천의 글을 마칩니다.

송현곤(치과의사 『염증과 면역이야기』 저자)

오래 건강하게 잘 살 수 있는 길이 있을까. 현재를 살아가는 우리 모두 찾고 싶은 바람이고, 우리 환자들이 아프지 않고 오래 건강하게 살 수 있게 하려면 어떻게 해야 할지를 찾고 싶은 것은 한의사들의 바람입니다.

저자인 주 원장님은 이 시대의 참 한의사입니다. 주 원장님을 만난 지 벌써 20년이 지났지만 원장님의 쑥뜸 사랑은 한결같습니다. 쑥뜸치료는 다른 치료보다 손이 많이 가는 치료입니다. 남들은 귀찮아하는 치료일 수도 있지만 주 원장님은 한결같습니다.

우리 몸이 가지고 있는 자연 치유력을 키울 수 있는 쑥뜸치료는 가장 근원적인 치료입니다. 존경하는 주 원장님의 글 속에서 묻어나는 성실함과 진실함은 이 시대 모든 의사의 귀감입니다.

김현수(대한한의사협회 명예회장, 한의사)

어느 날 페이스북에서 드라마 같은 생생한 실화를 접했다. 한의대 학생들의 캠퍼스 내에서의 학문의 추구와 만남과 사랑이 시작이었다. 잊고 지냈던 '우리 젊은 날의 초상'이었다. 지나간 우리들의 청춘, 속절없이 가버린 시절 이야기가 있었다. 청춘들의 폭풍 같은 성급함이 함부로 흉내낼 수 없는 용기로 그려져 있었다. 지나간 시절이 복원되고, 비로소 젊은 날의 어설프고 아팠던 청춘이 남긴 오래된 상처가 치유되며 삶이 온전히 제자리를 찾은 듯했다. 나는 그랬다. 그리고 이야기는 끝없이 이어져 결혼과 출산, 고달팠던 애환들과 애증의 갈등이 있었다. 고비고비 위태함 속에서도 복원력의 명의는 삶에서도 여지없이 특유의 복원력으로 위기를 극복하는 지혜를 발휘하며 불성佛性의 이명異名인 능인能忍의 자비를 용현한다.

우리의 지나간 시절을 복원시켜주고 젊은 날 청춘이 남긴 상처를 치유해준 그녀가 다시 환자를 의사로 만든다고 하였다. '환자를 의사로 만들기'라는 한의학 이야기 시리즈에 나는 헌정獻呈의 글을 올리지 않을 수 없었다. 인술을 베푸는 여인은 얼마나 아름다운가! 한의학계의 클레오파트라! 청람靑藍 주서영 선생님의 한의학 대중화의 새 지평을 여는, 쉬운 말로 풀어내는 한의학 이야기인 『환자를 의사로 만들기』 '인체복원력 작동원리' 무한無限 시리즈 대장정 개강을 기대하고 축하드린다.

주 선생님에게는 속 썩고 속상하여 덩어리진 한을 발굴하여 근본적으로 풀어내는 특유의 문진과 치료법이 있는 듯하다. 환자는 대화 속에 자연스레 영육靈肉에 엉킨 실마리를 풀어내어 잡고서는 스스로를 다독이고 치유의 복원력을 작동시킨다.

또한 주 선생님은 스승의 바람 그대로 쑥뜸요법으로 환자의 몸을 치유시키고 복원시킨다. 어떤 제자들도 선뜻 나서지 못하는 험한 길을 지남指南한 스승의 옅은 남藍색의 바람을 더 짙은 청靑색으로 그려낸다.

그녀는 질긴 인연의 굴레에도, 관계된 어떠한 인연조차 모두 좋은 인연(好緣-호연)으로 바꾸어내는 능력이 있다. 의술의 대가일수록 독초毒草를 약초藥草로 바꾼다. 그녀는 어떠한 악연惡緣조차도 선연善緣으로 바꾸는 삶의 명의이기도 하다. 캠퍼스의 커플에서 삶의 커플로, 그외 무수한 인연因緣조차도 모두 좋은 인연(好緣-호연)으로 바꾸어 부르며 하루하루를 지혜롭게 살고 있다.

고온에서 단단하게 결정되는 금강석金剛石(Diamond)같이 수많은 사람들과 함께하며 단단해지고 아름다워진 운명의 여왕 '클레오파트라'는 이제 운명에 번롱당하지 않고 운명을 다부지게 정면 돌파하며 아름다운 노래를 더불어 부르고 부르는 행복의 여왕이다.

추천사

주 선생님이 더욱 더 건강다복하게 발전 또 발전하시기를 응원하고 기원드리며 추천사를 마칩니다. 감사합니다.

육본六本 김인종金仁鍾 화압花押

헝클어진 몸을 풀어놓고 떠나버린 하루를 되돌아보는 시간, 사는 것에는 늘 단순함보다 복잡함이 많았습니다. 어디서부터 시작되었는지 알 수 없는 상처들이 나이를 따라 포개져 오고 있는 때를 만났습니다. 몸 여기저기서 '아이고'라는 타령이 생의 가을을 알리는 꼰대 냄새라는 것을 알았을 무렵, 주서영 선생님의 『환자를 의사로 만들기』를 읽으며 가슴으로 숨어든 멍 자국 하나씩을 지워내는 느낌에 위로를 받았습니다.

누구나 맞이해야 할 생의 가을이 있습니다. 이해하기 어려운 한의학 서적이 아니라 수필 같기도 하고 일기 같기도 한 쉬운 내용으로 병원을 찾지 않고도 위로 받을 수 있는 책이 나온다는 것은 현대를 살아가는 독자들에겐 크나큰 위안이자 행복이기도 합니다.

'다시 태어나면 또 한의사 할 거야.'라고 대답할 것 같은 주서영 선생님의 글이 참 탐이 났던 것 또한 사실이었습니다. 글은 자신의 모든 것을 던져 만들어가는 것이라 했습니다. 주서영 선생님의 글이 그랬습니다. 그녀의 모든 것을 독자들에게 아낌 없이 내던져주는 글이라 더욱 의미 있어 보입니다.

파란 하늘이 꽃보다 아름다운 계절에 독자들을 만날 『환자를 의사로 만들기』가 독자들의 마음을 치유하는 길잡이가 되리라 믿어 의심치 않습니다.

이현수(시인)

저자 후기

감사합니다.

지난했던 지난 22년의 쑥뜸임상에서 나의 스승은 다름 아닌 환우분들이 가진 세계 최고의 의사인 각자의 복원력, 그 소처럼 우직한 행보였지 천편일률적 표준의학이 아니었습니다.

의술의 아름다운 진보란 100퍼센트 유효, 안전하다는 성급한 일반화 및 표준화에 모든 인류를 억지로 끼워맞추는 것이 아니라 방금까지 별 문제 없이 적용했던 룰에 예기치 못한 변수가 발견될 때 그것을 인정하고 해결하려는 임상가들의 매순간 마음가짐에서 이루어집니다.

지금까지 제 첫 임상에세이 『환자를 의사로 만들기』와 함께해주신 여러분들께 깊은 감사를 드립니다.

'Life Is Journey.' 꼭 어딘가로 훌쩍 떠나지 않아도 하루하루 조우하게 되는 일상의 소소한 변화, 그와 교감하는 심경의 다층적인 변화들, 이런 것들이 바로 여행이라고 느껴지는 나날들이에요. 부디 여러분과 저의 일상들이 매순간 깨어 있는 여행이기를……. 기왕이면 점진적으로 풍요로워지는 우리들의 영혼들이기를 바랍니다.

질병과 그의 올바른 치유여정 역시 몸과 마음이 거듭나는 일종의 여행이기도 하지만 부족하나마 저의 글들을 통해 인체와 쑥뜸의 신비로운 복원력의 세계를 이미 여행하신 여러분들은 예방에 만전을 기해 일체의 병고를 겪지 않으시길 바라고 혹시 아프더라도 먼저는 본인의 삶을 찬찬히 돌아볼 수 있는 지혜로운 치유의 여정을 걸으시기를 온 마음 다해 기원합니다. 감사합니다.